全国普通高等医学院校五年制临床医学专业"十三五"规划教材

（供五年制临床医学专业用）

# 临床医学导论

主　编　郑建中

副主编　刘志跃　程景民　陆召军　韩继明

编　者　（以姓氏笔画为序）

王洪奇（山西医科大学）　　　　刘　涛（新疆医科大学）

刘志跃（内蒙古医科大学）　　　刘春玲（牡丹江医学院）

杨　芊（浙江大学医学院）　　　杨廷忠（浙江大学医学院）

李建涛（山西医科大学）　　　　陆召军（徐州医科大学）

郑建中（长治医学院）　　　　　赵文杰（海南医学院）

韩　颖（山西医科大学）　　　　韩继明（延安大学医学院）

程景民（山西医科大学）　　　　瞿书铭（福建医科大学）

中国健康传媒集团

中国医药科技出版社

## 内 容 提 要

本书是全国普通高等医学院校五年制临床医学专业"十三五"规划教材之一，根据临床医学导论教学大纲的基本要求和课程特点编写而成，介绍了临床医学生最终具备岗位胜任力应掌握的知识、能力和素质结构；医患角色、人际关系、医患沟通以及职业伦理与法律等知识；临床工作与科研方法学内容，以及医学教育的特点与规律等。本教材同时配套有"医药大学堂"在线学习平台（包括电子教材、教学大纲、教学指南、视频、课件、题库、图片等），使教材内容立体化、生动化，易教易学。

本书供全国普通高等医学院校基础、临床、预防、口腔医学类专业学生使用。

**图书在版编目（CIP）数据**

临床医学导论/郑建中主编 . —北京：中国医药科技出版社，2016.8

全国普通高等医学院校五年制临床医学专业"十三五"规划教材

ISBN 978 – 7 – 5067 – 8215 – 9

Ⅰ. ①临…　Ⅱ. ①郑…　Ⅲ. ①临床医学 – 医学院校 – 教材　Ⅳ. ①R4

中国版本图书馆 CIP 数据核字（2016）第 084547 号

**美术编辑**　陈君杞
**版式设计**　张　璐

出版　**中国健康传媒集团**｜中国医药科技出版社

地址　北京市海淀区文慧园北路甲 22 号

邮编　100082

电话　发行：010 – 62227427　邮购：010 – 62236938

网址　www. cmstp. com

规格　889 × 1194mm $^1/_{16}$

印张　13

字数　328 千字

版次　2016 年 8 月第 1 版

印次　2022 年 6 月第 5 次印刷

印刷　三河市百盛印装有限公司

经销　全国各地新华书店

书号　ISBN 978 – 7 – 5067 – 8215 – 9

定价　**28. 00 元**

获取新书信息、投稿、为图书纠错，请扫码联系我们。

# 全国普通高等医学院校五年制临床医学专业"十三五"规划教材

# 出 版 说 明

为面向全国省属院校五年制临床医学专业教学实际编写出版一套切实满足培养应用型、复合型、技能型临床医学人才需求和"老师好教、学生好学及学后好用"的五年制临床医学专业教材，在教育部、国家卫生和计划生育委员会、国家食品药品监督管理总局的支持下，根据以"5＋3"为主体的临床医学教育综合改革和国家医药卫生体制改革新精神，依据"强化医学生职业道德、医学人文素养教育""提升临床胜任力""培养学生临床思维能力和临床实践操作能力"等人才培养要求，在中国工程院副院长、第四军医大学原校长、中华医学会消化病学分会原主任委员樊代明院士等专家的悉心指导下，中国医药科技出版社组织全国近100所以省属高等医学院校为主体的具有丰富教学经验和较高学术水平的550余位专家教授历时1年余的编撰，全国普通高等医学院校五年制临床医学专业"十三五"规划教材即将付梓出版。

本套教材包括五年制临床医学专业理论课程主干教材共计40门。将于2016年8月由中国医药科技出版社出版发行。主要供全国普通高等医学院校五年制临床医学专业教学使用，基础课程教材也可供基础医学、预防医学、口腔医学等专业教学使用。

本套教材定位清晰、特色鲜明，主要体现在以下方面：

**1. 切合院校教学实际，突显教材针对性和适应性**

在编写本套教材过程中，编者们始终坚持从全国省属医学院校五年制临床医学专业教学实际出发，并根据培养应用型临床医学人才的需求和基层医疗机构对医学生临床实践操作能力等要求，结合国家执业医师资格考试和住院医师规范化培训新要求，同时适当吸收行业发展的新知识、新技术、新方法，从而保证教材内容具有针对性、适应性和权威性。

**2. 提升临床胜任能力，满足应用型人才培养需求**

本套教材的内容和体系构建以强化医学生职业道德、医学人文素养教育和临床实践能力培养为核心，以提升临床胜任力为导向，体现"早临床、多临床、反复临床"，推进医学基础课程与临床课程相结合，转变重理论而轻临床实践、重医学而轻职业道德、人文素养的传统观念，注重培养学生临床思维能力和临床实践操作能力，满足培养应用型、复合型、技能型临床医学人才的要求。

**3. 体现整合医学理念，强化医德与人文情感教育**

本套教材基础课程与临床课程教材通过临床问题或者典型的案例来实现双向渗透与重组，

各临床课程教材之间考虑了各专科之间的联系和融通，逐步形成立体式模块课程知识体系。基础课程注重临床实践环节的设置，以体现医学特色，医学专业课程注重体现人文关怀，强化学生的人文情感和人际沟通能力的培养。

**4. 创新教材编写模式，增强内容的可读性实用性**

在遵循教材"三基、五性、三特定"的建设规律基础上，创新编写模式，引入"临床讨论"（或"案例讨论"）内容，同时设计"学习要求""知识链接""本章小结"及"练习题"或"思考题"模块，以增强教材内容的可读性和实用性，更好地培养学生学习的自觉性和主动性以及理论联系实践的能力、创新思维能力和综合分析能力。

**5. 搭建在线学习平台，立体化资源促进数字教学**

在编写出版整套纸质教材的同时，编者与出版社为师生均免费搭建了与每门纸质教材相配套的"医药大学堂"在线学习平台（含电子教材、教学课件、图片、微课、视频、动画及练习题等教学资源），使教学内容资源更加丰富和多样化、立体化，更好地满足在线教学信息发布、师生答疑互动及学生在线测试等教学需求，促进学生自主学习，为提高教育教学水平和质量，实现教学形成性评价等、提升教学管理手段和水平提供支撑。

编写出版本套高质量教材，得到了全国知名专家的精心指导和各有关院校领导与编者的大力支持，同时本套教材专门成立了评审委员会，十余位院士和专家教授对教材内容进行了认真审定并提出了宝贵意见，在此一并表示衷心感谢。出版发行本套教材，希望受到广大师生欢迎，并在教学中积极使用本套教材和提出宝贵意见，以便修订完善，共同打造精品教材，为促进我国五年制临床医学专业教育教学改革和人才培养作出积极贡献。

中国医药科技出版社
2016 年 7 月

# 全国普通高等医学院校五年制临床医学专业"十三五"规划教材

# 教材建设指导委员会

罗晓红（成都中医药大学）　金子兵（温州医科大学）

金美玲（复旦大学附属中山医院）　郑　多（深圳大学医学院）

赵小菲（成都中医药大学）　赵幸福（江南大学无锡医学院）

郝岗平（山东第一医科大学）　柳雅玲（山东第一医科大学）

段　斐（河北大学医学院）　费　舟（第四军医大学）

姚应水（皖南医学院）　夏　寅（首都医科大学附属北京天坛医院）

夏超明（苏州大学医学部）　钱睿哲（复旦大学基础医学院）

高凤敏（牡丹江医学院）　郭子健（江南大学无锡医学院）

郭艳芹（牡丹江医学院）　郭晓玲（承德医学院）

郭崇政（长治医学院）　郭嘉泰（长治医学院）

席　彪（河北医科大学）　黄利华（江南大学无锡医学院）

曹颖平（福建医科大学）　彭鸿娟（南方医科大学）

韩光亮（新乡医学院）　游言文（河南中医药大学）

强　华（福建医科大学）　路孝琴（首都医科大学）

窦晓兵（浙江中医药大学）

# 全国普通高等医学院校五年制临床医学专业"十三五"规划教材

# 书　目

| 序号 | 教材名称 | 主编 | ISBN |
|---|---|---|---|
| 1 | 医用高等数学 | 吕　丹　张福良 | 978 - 7 - 5067 - 8193 - 0 |
| 2 | 医学统计学 | 吴学森 | 978 - 7 - 5067 - 8200 - 5 |
| 3 | 医用物理学 | 张　燕　郭嘉泰 | 978 - 7 - 5067 - 8195 - 4 |
| 4 | 有机化学 | 林友文　石秀梅 | 978 - 7 - 5067 - 8196 - 1 |
| 5 | 生物化学与分子生物学 | 郝岗平 | 978 - 7 - 5067 - 8194 - 7 |
| 6 | 系统解剖学 | 付升旗　游言文 | 978 - 7 - 5067 - 8198 - 5 |
| 7 | 局部解剖学 | 李建华　刘学敏 | 978 - 7 - 5067 - 8199 - 2 |
| 8 | 组织学与胚胎学 | 段　斐　任明姬 | 978 - 7 - 5067 - 8217 - 3 |
| 9 | 医学微生物学 | 王桂琴　强　华 | 978 - 7 - 5067 - 8219 - 7 |
| 10 | 医学免疫学 | 张荣波　邹义洲 | 978 - 7 - 5067 - 8221 - 0 |
| 11 | 医学生物学 | 张　闻　郑　多 | 978 - 7 - 5067 - 8197 - 8 |
| 12 | 医学细胞生物学 | 丰慧根　窦晓兵 | 978 - 7 - 5067 - 8201 - 2 |
| 13 | 人体寄生虫学 | 夏超明　彭鸿娟 | 978 - 7 - 5067 - 8220 - 3 |
| 14 | 生理学 | 叶本兰　明海霞 | 978 - 7 - 5067 - 8218 - 0 |
| 15 | 病理学 | 柳雅玲　王金胜 | 978 - 7 - 5067 - 8222 - 7 |
| 16 | 病理生理学 | 钱睿哲　何志巍 | 978 - 7 - 5067 - 8223 - 4 |
| 17 | 药理学 | 邱丽颖　张轩萍 | 978 - 7 - 5067 - 8224 - 1 |
| 18 | 临床医学导论 | 郑建中 | 978 - 7 - 5067 - 8215 - 9 |
| 19 | 诊断学 | 高凤敏　曹颖平 | 978 - 7 - 5067 - 8226 - 5 |
| 20 | 内科学 | 吴开春　金美玲 | 978 - 7 - 5067 - 8231 - 9 |
| 21 | 外科学 | 郭子健　费　舟 | 978 - 7 - 5067 - 8229 - 6 |
| 22 | 妇产科学 | 吕杰强　罗晓红 | 978 - 7 - 5067 - 8230 - 2 |
| 23 | 儿科学 | 孙钰玮　赵小菲 | 978 - 7 - 5067 - 8227 - 2 |
| 24 | 中医学 | 杨　柱 | 978 - 7 - 5067 - 8212 - 8 |
| 25 | 口腔科学 | 王旭霞　杨　征 | 978 - 7 - 5067 - 8205 - 0 |
| 26 | 耳鼻咽喉头颈外科学 | 夏　寅　林　昶 | 978 - 7 - 5067 - 8204 - 3 |
| 27 | 眼科学 | 卢　海　金子兵 | 978 - 7 - 5067 - 8203 - 6 |
| 28 | 神经病学 | 郭艳芹　郭晓玲 | 978 - 7 - 5067 - 8202 - 9 |
| 29 | 精神病学 | 赵幸福　张丽芳 | 978 - 7 - 5067 - 8207 - 4 |
| 30 | 传染病学 | 王勤英　黄利华 | 978 - 7 - 5067 - 8208 - 1 |
| 31 | 医学心理学 | 朱金富　林贤浩 | 978 - 7 - 5067 - 8225 - 8 |
| 32 | 医学影像学 | 邢　健　刘挨师 | 978 - 7 - 5067 - 8228 - 9 |
| 33 | 医学遗传学 | 李永芳 | 978 - 7 - 5067 - 8206 - 7 |
| 34 | 核医学 | 王雪梅 | 978 - 7 - 5067 - 8209 - 8 |
| 35 | 全科医学概论 | 路孝琴　席　彪 | 978 - 7 - 5067 - 8192 - 3 |
| 36 | 临床循证医学 | 韩光亮　郭崇政 | 978 - 7 - 5067 - 8213 - 5 |
| 37 | 流行病学 | 冯向先 | 978 - 7 - 5067 - 8210 - 4 |
| 38 | 预防医学 | 姚应水 | 978 - 7 - 5067 - 8211 - 1 |
| 39 | 康复医学 | 杨少华　张秀花 | 978 - 7 - 5067 - 8214 - 4 |
| 40 | 医学文献检索 | 孙思琴 | 978 - 7 - 5067 - 8216 - 6 |

临床医学导论是一门医学综合性课程，学习本门课程的主要目的是让学生对医学学科的特征有总体把握，以便适应以岗位胜任力为导向的临床医学教育和临床医生的培养。

医学是既有自然属性又有人文社会属性的学科。19世纪德国病理学家魏尔啸（R. L. K. Virchow）指出"医学的本质是社会科学"，并提出"社会医学"的概念。美国罗彻斯特大学医学院精神病学和内科教授恩格尔（Engel. GL）在1977年《科学》杂志上发表了题为"需要新的医学模式：对生物医学的挑战"的文章，指出这个模式不能解释并解决所有的医学问题，为此他提出了生物–心理–社会医学模式。为适应医学学科发展特征，培养具有岗位胜任力的临床医生，特编写了本教材。

本书共13章，第1章至第4章介绍医学学科特征和医学范畴；第5章至第7章，为体现临床医学的自然科学属性，对临床医学生应具备的知识结构、能力特征和素质内涵进行深入阐述；第8章至第10章，为适应临床医学工作实践与医学的人文社会科学属性，介绍了医疗实践活动中的社会角色、社会关系等，如：医生角色、患者角色、医疗活动中的人际关系，医患沟通的重要性和技巧，以及医疗中的伦理与法律等内容；第11章至第13章，针对医学科学的发展性特征和医学知识应用的前沿性要求，临床医学人才的自主学习能力和科研能力培养是非常重要的，教材介绍了临床诊疗思维、现代医学研究方法和医学教育等内容。本书供全国普通高等医学院校基础、临床、预防、口腔医学类专业学生使用。同时，为丰富教学资源，增强教学互动，更好地满足教学需要，本教材免费配套在线学习平台（含电子教材、教学课件、图片、视频和习题集），欢迎广大师生使用。

医疗实践活动过程是体现医学科学性、诊疗艺术性和行为道德性的过程，医学学习是精益求精、永无止境的过程。学完这门课程，可以引发学生对"好医生"标准的思考，对促进临床医生岗位胜任力水平的提高有重要意义。

鉴于编者水平的局限性，书中的疏漏和不当之处实属难免，恳请赐教，以求更正和提高。

编　者

**2016年3月**

# 目录

CONTENTS

# 第一章 绪 论

医学是一门古老的学科，医疗活动是最古老的社会活动形式，也是人类文化中最奇特的现象。随着社会发展和科技进步，医学的概念、范畴、模式、思维方法、体系结构、学科性质等都在发生着巨大变化。医学发展至今人们需要思考"医学究竟是什么？"以及"医学是自然科学还是人文社会科学？"等终极性问题。古老的医学属于神灵医学和经验医学。19 世纪后期以来的生物医学只是针对人体组织、器官在解剖学上的研究，或是针对疾病在病理、病因、治疗方法上的研究和探索，属于自然科学。而现代医学不仅仅局限在自然科学的范畴，而是向社会学、人类学、哲学、心理学、伦理学、美学、生态学等领域渗透，涌现出社会医学、医学人类学、医学哲学、医学心理学、医学伦理学、医学美学等新型交叉学科，医学模式也由生物医学模式转向生理—心理—社会医学模式。现代医学以整个科学知识体系为其基础，几乎任何一个学科领域的思想、理论和方法都可以在医学中找到它们的应用。政治、经济、文化等因素制约着医学科学发展和医疗实践活动，医学也极大地影响着人类文明的步伐。医学越来越体现出它所特有的艺术性、人文性和科学性的综合科学特征。

## 第一节 医学的界定和学科性质

医学是一门古老而又具有活力的科学，人们对于长寿、健康、幸福永无止境的追求，对于疾病、衰弱、死亡永恒的恐惧，使医疗活动的存在具有现实价值和深远意义。

### 一、什么是医学

医学（medicine，来源于拉丁语 *medicus*）是研究人的疾病和健康及其相互转化的科学，是诊断、治疗和预防疾病、协调医患关系的艺术，也是体现医学人道主义精神的社会活动。古希腊医生希波克拉底（Hippocrates）把医学看作是经验知识、行为和艺术。按照 11 世纪初阿拉伯名医阿维森纳（Avincenna）的定义：医学是研究人体的科学，包括①身体的各种状态（健康态、非健康态）；②通过怎样的途径，身体如何失去健康、在失去健康后，又怎样进行康复。换句话说，医学是一门维护和重新恢复健康的艺术（如保持身体的健美——长长的头发，清晰的面容，正常的气味和体形）。沃林斯基（Fredric D. Wolinsky）认为医学可以划分为肉体的医学（针对身体疾病的生物医学）和心理的医学（针对心理和精神疾病的医学）、针对个体的医学（临床医学）以及针对群体的医学（预防和公共卫生）、整体论的医学和还原论的医学，在某些文化中，医学还可以划分为巫医和生物医学。

医学研究、治疗和协调的对象是人，包括患者、某些特殊人群（或社区）以及一般健康人群。人有生理属性、心理属性和社会属性。医学研究对象的多重属性决定了医学目的复杂性。医学目的具有不同的陈述方式:"救死扶伤,实行革命的人道主义"是总的精神和要求,医学目的具体论述有:"防病治病,维护健康,提高生命质量,保证生存年限,适应社会发展。"希波克拉底誓词所表述的医学目的是通过诊治(疾病)以济世;特鲁多的墓志铭是:有时去治疗,常常去救助,总是去安慰。唐代名医孙思邈《大医精诚》所表述的医学目的:凡大医治病,必当安神定志,无欲无求,先发大慈恻隐之心,誓愿普救含灵之苦。可见上述所有有关医学目的论述都涉及医学的人文性。

为了实现上述医学目的,当代医疗实践应用生物医学科学理论和方法、基因技术以及物理学、化学等手段开展诊断、治疗以及预防疾病和伤害,主要通过药物、手术和(或)其他介入方法治疗身体疾患,通过心理治疗、针灸和推拿按摩、装置假肢、生物制品、放射等方式治疗身心疾病,修复伤害。同时也需要提高对医学人文性的认识,在医疗实践中体现医学人道主义。

## 二、医学的学科性质

学科是相对独立的知识体系,学科群是具有某一共同属性的一组学科,每个学科群包含了若干个分支学科。学科一般是依照它的研究对象及其运动形式,以及该学科的研究特征、研究方法,派生来源、研究目标和目的等作为划界标准进行学科划分的。

### (一)医学的性质

关于医学的性质,许多人自然而然地认为它属于自然科学,似乎这是定论,其实不然。医学既不属于自然科学也不属于人文社会科学,医学就是医学,它本身就是一个大的门类。医学是一个综合性的学科群,在医学这个学科群中包含了很多与自然科学、技术科学、人文科学、社会科学等学科门类相互交叉、相互影响的分支学科、交叉学科和边缘学科,把医学看作单纯的自然科学是受到19世纪诞生的生物医学的影响,是一种落后的医学观。医学不仅是科学,这里的"科学"包括了自然科学、技术科学、人文社会科学等;医学也是艺术,是诊断和治疗疾病的艺术,也是人际交往的艺术;医疗实践活动是人与人的交往,因此具有人文性,这里的"人文性"与"人文科学"概念不同,它是指在医疗实践活动的过程中所表现出来的医务工作者与患者及其患者家属之间所存在的"主体际"性,体现的是心的交往、情的沟通,因而医学的人文性不是特指人文科学或者人文知识。

### (二)医学的研究对象

医学研究和作用的对象是人,是人体的健康和疾病。人具有生理、心理和社会属性。人,首先是生物学意义上的人,即肉体(flesh, body, physical)意义上的人,从受精卵开始,这是生物学意义上的人的起点,植物人也是生物学意义上的人,生物学意义上的人伴随一生,直到心肺死亡或者脑死亡。其次,人具有心理属性,具有情感和理性,情感来源于心(heart),理性来源于脑(mind),无论是情感还是理性,都属于心理活动的范畴。再次,人是社会的人,人是社会关系各个方面的综合,人所处的社会经济和社会环境极大地影响着人的生理和心理。因此,以人为研究对象又作用于人的医学就具有了自然科学、人文科学和社会科学的属性,即科学性。值得注意的是,尽管医学可以从不同的视角研究人的某一个方面的属性,但是每一个个体的人所具有的这三种属性都是不可分割地作为整体存在的。

### (三)医学的研究方法

医学的研究方法也是综合性的,其中既包含了自然科学和技术科学常常使用的观察方法、实验方法、数学方法、模型方法、试验方法等定量化的实证研究方法,也使用人文社会科学方法,如:问卷、访谈、田野调查等质性研究方法,以及各门学科普遍使用的统计方法和逻辑方法。临床诊断和治疗方法是自然科学、技术科学和人文社会科学等各个学科方法在临床中的应用。例如生化检验方法借鉴了生物学和化学的分析方法，磁共振、CT 扫描等则采用了物理学的研究方法和手段。在内科治疗中，采用生物制剂、化学合成药物、动植物萃取物、基因药物等药物治疗手段，这些药物也都来源于生物化学、药物化学、基因学等相关学科提供的方法和手段，外科（包括微创等介入治疗）方法则与材料、器械、麻醉方法等学科的方法密切相关。心理治疗也是生物医学和人文社会科学方法的临床应用。至于社会因素相关疾病，临床医生虽然无法直接通过临床方法和手段彻底改变社会环境，但是可以通过公共卫生与预防医学手段加以干预和改变，因此与社会管理方法密切关联。

### （四）医学的起源与发展

医学的起源与人类的起源一样久远，在漫长的历史发展中，从上古时期的巫术进步到现代科学的医学，从中世纪的"脏器治疗"到今天的内分泌学，从希波克拉底的"四体液说"到现代的免疫学，经历了曲折的发展道路。医学的发展经历了本能的医学、经验的医学和科学的医学等几个阶段。

史前时期的医学只在某些岩画中有所显露，公元前 5000 年人类文明初期的医疗活动在两河流域的米索不达米亚、尼罗河流域的古埃及等地区以巫术和僧侣的祭祀活动中体现了出它的价值。这些文明古国的文化中都存在着医神（或女神，甚至不止一位）。公元前 1900 年米索不达米亚制订了人类第一部法典《汉谟拉比法典》（Hammurabi Code），古埃及制订了第一部专门的卫生法规《死者书》，不仅表明这一时期有近乎专职的祭祀（医师），专门为国王治病的人被称为"救命的人"，他们对肺痨、中风、鼠疫、精神等疾病及其诊断和治疗方法做了较为详细的记载，对人们的日常行为进行规范。经过古代犹太、古代波斯和古代印度医学的发展，人类迎来了古希腊文明。在古希腊自然哲学影响下，自然哲学的医学模式在古希腊得以建立，并以希波克拉底学派的自然哲学医学为代表，它的影响一直持续到当代，《希波克拉底誓词》被每一位医学生和医生所熟记。

中国具有悠久的历史文化传统，是四大文明古国之一，其医疗活动的历史同样非常悠久，"医"字在古文中有很多种变形和写法，反映了中国古代社会医疗活动的多样性，其中最为熟知的繁体字"醫"和"毉"，从一个侧面反映了古代医疗活动的两种类型。这两种类型分别是：喝某种液体和举行与巫术相关的活动。医疗活动存在的客观条件是疾病的存在，以及人们对于治疗疾病的需要，医疗活动的悠久历史说明了疾病史的悠久。疾病几乎与地球上的生命一样的悠久，具有寄生性和致病性的细菌本身就是地球上最早的生物之一。

从哲学的层面看，古希腊占主导地位的医学模式是自然哲学。古希腊关于病因的"四体液说"，认为人体内具有血液、黏液、黄胆液和黑胆液，这些体液决定了人的体质。"当这些要素的量和能足够，并且充分混合时，人体便处于完全健康状态。当这些要素之一太少或过多，或分离出来不与其他要素结合时，人体便感到痛苦"。

希波克拉底还认为，诊断和治疗过程要重视客观事实："假如一个人想在医学艺术方面永远不犯错误，就必须牢牢抓住事实，而且亲自持续地占有事实。"希波克拉底所说的事实，包括了临床症状、疾病本身以及导致疾病的原因。他认为导致疾病的内部原因是身体的"四体液"失衡，此外，疾病的产生还有外部的原因。两者的关系是外部原因的影响，导致体内四体液失衡，从而产生疾病。他认为导致疾病的原因不是邪气或者恶魔的影响而是自然现象，应从自然界寻找原因并从自然界寻找治疗方案，因此古希腊的自然哲学医学模式是朴素唯物主义的。

中世纪欧洲占主导地位的医学模式是基督教医学模式。中世纪创立了医院（hospital）和避难所（hospice），后者类似于"疗养中心"，为无家可归者和患者提供治疗和关怀。医院不仅仅关怀人的肉体，也关怀人的精神（灵魂），因此中世纪的医学并没有导致灵与肉的分离。

灵与肉分离这种状况出现于启蒙运动（enlightenment）时期。自然科学出现在这一时期，科学的医学也诞生于这一时期。科学的医学属于机械论和还原论的医学。这种医学的哲学根源可以一直追溯到笛卡尔灵与肉分离的所谓身心二元论。笛卡尔的二元论给后来的医学发展指出了一条错误的道路，即医学仅仅关注人的肉体，灵魂（心理）问题则留给教会去考虑。在笛卡尔之后，出现了伟大的物理学家牛顿，主要研究机械运动，他在力学（专门研究物体机械运动的形式及其规律的学科）领域的伟大成就，对于物理学其他学科，对医学和自然科学各个领域，乃至对后来的人文社会科学都产生的很大的影响。他的研究方法成为各个学科争相效仿的方法。因此所形成的机械论观点对其他学科产生了不良的影响。18世纪机械论和还原论在医学领域的代表人物是法国医生拉美特利（Julien Offroy de La Mettrie），其代表作是1748年匿名出版的《人是机器》一书。18世纪中期的医学建立在力学（机械论）基础之上，没有划分开有生命的世界（生理学的研究领域）与无生命的物理世界（物理学研究领域）的本质区别。随着生命科学的发展，19世纪后半叶，医学的基础发生了根本性的变化。医学的基础或者"范式"（paradigm）从力学拓展和转移到以生命科学为主，包括化学、物理学等学科在内的整个自然科学，形成了生物医学模式。但是，由于还原论和机械论是一切自然科学最基本的本体论、认识论和方法论思想基础，因此生物医学的还原论和机械论特征一直保持了下来。在19世纪医学的发展进入生物医学模式阶段，医学的科学性逐渐体现了出来。

# 第二节　医学的学科特点

医学研究对象的特殊性、医学研究和临床实践的系统性、医学目的复杂性，决定了医学学科具有艺术性、科学性和人文性三大特点，这是医学学科的特点。

## 一、医学的艺术性

艺术（art）泛指人类的一切行为以及由这些行为所产生的结果，特指具有创造性（creative）或技巧性（techne）的行为及其成果。医学的艺术性，是指在医疗实践行为中所表现出的诊断和治疗方法的艺术性，以及在医患沟通过程中所体现出的人际交流的艺术性。医疗活动具有技巧性，是艺术的一种表现形式。因此可以认为，医学的艺术性是指医疗实践所具有的博学多才的技能或技艺意义上的艺术。

按照桑德斯（J. Saunders）的理解，"将现代医疗实践看作是应用科学这种观念具有客观的价值中立性。但实际情况并非如此：在不同的民族医学的团体之间以及在其内部医疗实践存在着很大的差异。在特殊情况下，医疗实践既不根据随机控制的临床试验证据而实施，也不听从观察方法的指导。他们的结论被价值判断所左右，因此将医疗活动归为所谓的'病灶的特异性'（focal particulars）是不可能的。医疗实践中存在着艺术性，医疗活动的艺术性如同应用科学一样整合进了医疗实践之中。"医疗活动的艺术性包括了解患者的心理、行为、社会因素以及生活方式和条件，并且估计这些因素在患者疾病中的作用，在医学实践中使用没有什么理论根据的所谓的经验方法（rules of thumb）。《希氏内科手册》如同其他大型的教科书一样是从医学所具有的艺术性讲起。它把患者放在中心地位，将患者看作寻求医生帮助的伙伴，他们共同面对疾病。从这个视角看，医学的艺术性，其主要的和特有的实用性才是它所具有的人文性，体现在对于患者的关怀（care）中，它所期望达到的目标是患者的安康（well-being）。

### （一）医学艺术性的来源与发展

医学的艺术性及其价值早在古希腊就被医生所认识，希波克拉底曾说过："我们来考察一下公认的医学艺术，它在治疗疾病中被发现，被称作医学和艺术。它与其他艺术一样，具有相同的对象。"这里所指出的医学的艺术性是指医学的技艺或方法。医学的技艺在诊断和治疗过程中、在医患沟通的过程中、在疾病预防和健康教育的过程中以技能的方式体现出来。

希波克拉底考察了医学艺术的来源，他认为医学的艺术性来源于治疗方法和手段的个体性："假如同一种生活方式对患者和健康人都合适，便没有人去寻求医学"。关于治疗方法，"他们发现这种疗法对某些患者显然有益，却不适用于所有的人，仅在个别场合有效"。医学的艺术性就表现在这种因时、因地、因人、因病的个体化的差异性治疗过程中。这是医学的艺术性所特有的特征，"医学艺术因其本性而自豪，它靠良好的艺术装备抵御疾病，靠教育而得来的智慧表现其力量"

在医学发展的漫长历史长河中，医学的基本表现形式是其所具有的艺术性。医疗实践活动这种艺术形式在人类社会的早期是以原始宗教仪式（cult）的形式出现，在此基础上产生出人类的文化（culture），医学是人类文化的重要组成部分。医学长期以来一直与宗教祭祀活动以及与哲学密切相关。四大文明古国最古老的医疗活动都与原始的宗教仪式有内在联系。中国从古代开始就有一种说法，叫做"医巫一家"，医疗活动的"毉"字，就是这种医疗活动的体现。甚至到了古希腊时期，虽然自然哲学的医学模式占据了主导地位，但是巫医依然存在。神对于医的影响可以从《希波克拉底誓词》中体现出来。《誓词》的第一句话"我谨向阿波罗神、医神、健康女神、药神及在天诸神起誓"，《誓词》的最后一句是"倘违此誓或此时言不由衷，诸神明鉴，敬祈严惩。"便是体现。《希波克拉底誓词》划分为三个层次，第一层次便是医生与神祇的关系，第二层次是医生与医生关系，第三层次是医生与患者的关系。在希波克拉底医学中，神祇并不直接参与疾病的诊断和治疗过程，但是最终的权柄依然归于神祇。

### （二）医患沟通

医疗活动本质上是人与人的交往，医疗实践注重医患沟通（doctor – patient communication），医患沟通是艺术。医患沟通是医务工作者和患者及其家属之间在诊断和治疗过程中以症状描述、疾病特征、诊断方案、治疗措施和预期治疗效果为核心内容的信息交流过程。沟通过程涉及医生护士等医务人员与患者及其家属、待定代理人等患方人员之间进行的以患者疾病情况为核心内容的各种相关信息的交流和理解过程。

注重医患沟通、处理好医患关系具有重大现实意义。医生治病需要了解患者情况，患者找医生看病必然向医生诉说病情，医患之间必然要相互沟通，而且这种沟通会影响到疾病诊断与治疗的效果。医患沟通的目的是医患之间建立信任关系，使双方了解疾病状况、诊断和治疗措施，并对预期的治疗效果达成基本共识。

好的医患沟通，不仅是好的医患关系的必要条件，更是争取良好诊疗效果的前提条件。首先，医患沟通是构建和谐医患关系的必要条件。问诊时间短，医患沟通不充分是造成医患纠纷的重要原因。医患之间缺乏充分的沟通，便不能够建立起双方的信任关系；没有信任关系作为基础，便不能建立和谐的医患关系。因此良好的医患沟通是和谐医患关系的基础和最基本的条件。

其次，医患沟通也是正确诊断和有效治疗的前提。疾病不是完全能够通过物理扫描方法和生化检验手段就能够充分反映出来的，现代医学模式表明，要充分把握患者的情况，必须从生理、心理和社会等各个方面做全面的诊断，患者的生理感受，以及心理和社会状况都需要通过交流获得，只有全面把握患者的身心情况才能够正确诊断疾病，避免误诊。而正确的诊断又是采取有效治疗措施的前提。因此没有医患之间的充分沟通，对于患者的特殊性就很难全面把握，对于疾病的诊断和治疗就会造成不利影响。

很多医患纠纷往往产生于医患沟通环节的缺失或不完善。医患双方的信任是减少医患纠纷的重要条件，信任关系不是建立在文本或者签字的基础之上，也不是建立在医院宏伟建筑规模或者医生高高在上的威严之上，而是建立在通过医患沟通获得相互理解的基础之上，建立在患者群体的认可基础之上。要想打消患者的顾虑，获得患者的信任，就应该重视医患沟通。对于非急诊患者，要通过充分沟通，将疾病情况以及诊断和治疗措施以及预期疗效如实告知患方，尊重患者本人的自主性，按照知情同意的原则，做到信息的充分告知、信息的真正理解，在此基础上，让具有自主能力的患者在身体和意志完全自由的情况下做出理性决定。对于不具有自主能力的患者，在充分沟通的基础上，尊重其法定代理人的意见，并权衡其代理意见的合理性，在此基础上实施诊疗。医患纠纷很多情况因患方的预期与实际疗效之间的落差引起，只要建立在充分沟通基础之上，我们相信，作为理性人和道德人的患方是不会因此而产生这一类型的医患纠纷。

医患沟通是艺术，是技巧，也是学问，医患沟通的开展有一些特殊的方法，因而医患沟通应该是医生的必修课程。沟通能力是医师能力的重要方面，不善于进行医患沟通的医生，很难说是一个合格的医生。

语言是医患沟通能力的重要表现形式。良好的医患关系建立在医患沟通的基础上，语言是沟通的桥梁。医患沟通能力应当从医生职业用语及其规范性，从词汇选用、语音语调调控、语境把握等各个层面体现出来。沟通能力强的医生，医患沟通所使用的语言一般具有以下特征：明确性与艺术性相结合、慎用外来语及专业术语、不使用歧视性语言、尊重患者的人权和尊严（包括其宗教信仰）、谨慎使用语言的暗示功能、不使用禁忌语（taboo）。

诊断过程中，医患沟通所使用的语言是最为原始的语言，也是单次交流持续时间最长的语言。在这里，言语、文本语言、体语、环境语言（environment language）都在发挥着极其重要的作用。包括诊室的布置、桌子凳子摆放的位置、医生的坐姿、年龄、外貌、体格、甚至面部表情、桌子上摆放的图书和有关诊断仪器设备等，都可能对患者的内心产生直接地影响。

在医患沟通过程中，患者的语言也会对医生的思维产生直接影响。实际上，任何语言所造成的影响都是双向甚至是多向的，它可以控制听众，同时也对语言主体的内心世界施加着影响。因此，语言可以用一种震撼心灵的特殊方式来影响整个世界。有些患者由于某种原因而故意隐瞒或者夸大某一方面的症状或者病因，并会在实际的行动中有所表现，语言学中称为"描述对意识"（presentation to consciousness）的作用。临床中常见的原因是：为了引起医生的重视而夸大病情，或者由于某种晦涩而无法启齿的原因而掩饰病情。有经验的医生是绝对不会仅仅依据患者的主述而轻易地做出诊断结论的。

医患沟通是诊断和治疗的始点。通过医患沟通，减少了诊断和治疗过程中的不确定性，为进一步诊断和治疗奠定了基础，并密切了医患关系。疾病规定了医患关系的特殊性，医患关系以医患沟通方式反映出来。不同的医患关系对应着不同的医患沟通方式。例如急诊科室的医患关系主要是主动 - 被动型，多存在于危重疾病或者是急诊处置情况中，由于在这种情况下，患者由于处于孤独无助、恐惧甚至是失去意识的状态，既需要医务工作者具有极高的专业技术和处置能力来稳定患者的病情。在这种情况下，由于没有时间同患者及其家属具体协商，因此决定权很大程度上掌握在医生的手中，医生是绝对的权威，适用的肢体语言表明，患者"必须"这样而"不能"那样，患者只能是被动地参与。医患之间的沟通被实际救治行动所代替，或者认为，医生的救治行动本身体现出了医患之间无言的心灵沟通。然而对于糖尿病或者高血压之类慢性疾病的患者，医患关系模式显然不同，他们之间的沟通方式则以协商为主，通过医患双方细致地讨论来分享决策（shared decision）。

医患沟通应遵循的基本准则包括：尊重隐私、保密、知情同意、沟通的能力。尊重患者的隐私以及为患者保密是医患交流应遵守的基本准则，它是有利/不伤害这一基本伦理原则的具体体现，也是医患关系的最重要方面。尊重患者的隐私以及为患者保守秘密早在古希腊时期的《希波克拉底誓词》中就有具体要求：无论所见所闻何事，无论职业或私人之事，都应不予泄漏，我将严守秘密，不予外传。医患沟通过程涉及的隐私包括了（但不局限于）衣服所包裹的身体部分、可识别的遗传信息、特殊的疾病和身体特征、患者与他人的特殊关系、服用的药物和接受的特殊治疗等的历史和现状的信息。隐私属于为患者保密的重要内容。但是，当且仅当继续保护患者隐私将必然会给患者本人、给他人或者给社会带来更大的危害，这种危害明显大于放弃隐私给患者带来的损失，并且这是医生的职责规定必须要履行时，可以放弃对于患者隐私权的保护。例如，经检测新发现 HIV 感染者，医生必须经正规途径实名制上报，并必须告知其性伴侣，都属于这种情况。但是在电梯里或其他非正规场合谈论患者的疾病和健康状况，或者同其他无关人员（包括患者单位的领导人、保险公司的雇员等）谈论患者的身体状况，都是不尊重患者隐私的表现。

知情同意是尊重患者人权及其尊严的具体体现，也是医患沟通所要达到的基本目标之一。知情同意包括信息的告知、信息的理解、自由的同意、同意的能力四个方面。前两个为知情要素，后两个为同意要素。知情同意不仅仅是一个文件（即：知情同意书）而且更重要的，它是一个过程——如何获取患者的知情同意。包括医生在医患沟通过程中所使用的语言一定要使用义务教育合格毕业生能够读懂的语言沟通，因此不能过多使用专业术语。知情同意原则需要建立在：①患者有自由选择的权利，患者的这种自由选择权不受其他因素的干扰；②患者具有做出同意选择的合法权利，不能自主做出同意的弱势群体，其同意必须由其法定的监护人做出；③患者做出同意的前提是对医生提供的治疗或人体实验的相关情况要有充分的理解；④患者要具备做出决定的充分的认识能力。

医患沟通，各自尽到自己的责任和义务就必须做到尊医爱患。患者并非必须听从医生的建议并且自觉地采纳医生的处置措施和治疗方案。有相当一部分患者会怀疑甚至对医生的建议采取抵制态度。并非所有的患者都愿意与医生交流并遵从医生的建议。另外，对于受教育程度较低的患者，在同医生沟通的过程中也会出现一些障碍和困难。社会地位越低，沟通的能力也越差，越倾向于被动接受和遵从医生的治疗方案。性别也是影响医患沟通的一个重要因素，主要是不同性别的医患沟通障碍问题。

"医疗实践是一门艺术不是一种交易，行医是一种使命而不是一种生意。这项使命要求医生要用心（情感）如同用脑（智慧）"。比"沟通术"更重要的是医患沟通要体现医患双方的相互尊重和爱心，体现出医务工作者在诊治疾病过程中对于社会正义的追求，否则一个医生只注意在"术"的层面糊弄患者，而不重点考虑对于疾病本身的有效治疗方法，对于疑难杂症的患者或者对于预期疗效不佳的患者，采用"话疗"方法打发走，用恶的心态对待患者，戴着一副假面具，即使做出了一副世界上最灿烂的笑脸，即使使用了世界上最甜美的语言，即使是在"术"的层面达到了完美和无懈可击，如果没有爱心动力，没有对社会正义事业的追求，这样的"术"只会让人变得更恶，距离道德人的要求将会更远。

## 二、医学的科学性

医学的科学性是近代以来医学和科学技术发展到一定阶段才逐渐表现出来的性质。科学是系统化理论化的知识体系，医学是关于人体疾病和健康等生命现象和事实的系统化理论化的知识体系；医学也是方法的体系，包括医学在内的科学中包含着方法，基于这些研究方法所获得和构造的系统化理论化的知识体系，以及根据这一理论解释已发生的现象、预测未出现现象。医学的科学性是指"建立在科学基础上的医学"（sciences – based medicine），科学包括自然科学和人文社会科学，但是这里的科学特指自然科学。医学的科学性发端于 15～16 世纪，从达·芬奇（Leonardo de Vinci）、维萨里（Vesalius）解剖学的发展，到 17 世纪哈维（William Harvey）发现血液循环——这一发现标志着生理学的起始，一直到 19 世纪后期形成系统的生物医学。此时的医学在解剖学的基础上大量借鉴和采用了生理、生化等生命科学理论对疾病和症状加以科学解释，药物化学和微生物学（提供消毒技术）的发展以及乙醚的临床使用使内科和外科治疗技术获得极大地提高，临床所遵循的循证医学（evidence - based medicine）是其科学性的具体表现形式。

科学划分为基础科学和应用科学，相应地，医学划分为基础医学和作为应用科学的临床医学。在基础医学领域，又可以划分为自然科学基础和医学专业基础。医学主要是以生命科学为其基础，这里所说的生命科学包括解剖学、生物学、生理学、生物化学、病理学、细菌学、微生物学等生命科学学科，医学的自然科学基础包括物理学、化学、数学、统计学、计算机科学技术等自然科学和技术科学，还包括边缘学科和跨学科（interdisciplinary sciences），例如：生物化学、病理生理、生物物理学、医学统计学，以及临床医学、法医学、军事医学、预防医学与公共卫生等应用医学科学。从医学的科学性角度看，医学是一个复杂的学科群。医学由于研究对象及其运动形式的复杂性，使医学学科成为一个复杂的学科群。现代医学划分为两大部分，一是医学科学（medical science），二是医疗实践（practical medicine）。

### （一）生物医学

医学的科学性从19世纪后半期开始逐渐被人们认识和接受，生物医学逐渐成为主流，西方医学走向了一条科学主义的道路。西方医学从19世纪后期到20世纪70年代这一时期主要是生物医学模式。生物医学的最大问题是医学开始越来越明显地走向科学主义的道路，即医学的科学化（scientism，又翻译为科学主义）。科学主义者认为，采用科学方法就可以解决任何的所有一切的人类问题。在医学领域的表现，科学主义者的信念是人的肉体、患者的心理以及社会环境，处于其中的患者遭遇疾病、病痛和衰弱的痛苦和折磨，所有这一切问题都可以通过科学方法很好地解释。生物医学的缺陷是只看到躯体（body）、器官、组织、细胞、基因，而没有看到患者这个独一无二的、完整的人（person）。

生物医学发展到20世纪60年代，生物医学的缺陷越来越明显地表露出来。特别是当医生面对身心疾病的患者时，往往表现出生物医学的冷酷、非人性化、独断和机械特征。针对生物医学模式的缺陷，发起第一次改革运动的是生命伦理学（bioethics）的诞生。主要由三位学者弗莱彻（Joseph Fletcher），拉姆斯（Paul Ramsey）和麦克考密克（Richard McCormick）主导。他们分别从各自的立场出发，批判了生物医学技术滥用和非人性特征，试图通过引入生命伦理学把医学的人文性再次引入医学领域，解决医学终极问题，挽救医学，不使其继续迷失终极目标和意义。

如果说20世纪60年代生命伦理学的诞生是对生物医学的第一次变革的话，那么第二次变革则是70年代的生理－心理－社会医学模式，其标志是1977年临床精神疾病医生恩格尔（George L. Engel）发表在《科学》杂志上的论文"需要一种新的医学模式：对生物医学的挑战"。这是一篇划时代的论文，它不仅极大地动摇了生物医学的统治地位，并为后来的生理—心理—社会—灵性医学模式的诞生奠定了基础。

正如人们所认识到的，生物医学归于"科学"（指机械论和还原论），过于看重患者的机体，忽视心理和社会等因素的影响，导致生物医学危机。身心二元论来源于笛卡尔哲学，是近代机械论的产物。恩格尔将生物医学模式拓展为生理—心理—社会医学模式，将心理和社会两大因素考虑进来。在具体实践过程中，恩格尔将心理和社会因素"科学化"，心理转变成了心理学，社会则是社会科学（包括社会与经济、社会与环境），因此将人文社会科学引入医学。在方法论方面，心理和社会因素进行量化处理（即对抽象概念做操作化处置），采用量表和问卷收集数据，采用数理统计方法对数据进行分析和处理，因此生理—心理—社会医学模式依然是科学化的。受恩格尔思想的影响，后来的生理—心理—社会—灵性医学模式依然遵循这一思路发展了下去。生理—心理—社会—灵性医学模式将人文关怀引入生物医学，医学的人文性越来越受到人们的重视。

### （二）科学精神

医学的科学性还表现在医学所具有的科学精神方面。科学精神的基本含义是求真务实、开拓创新以及理性的怀疑和批判精神。医学领域的求真务实精神表现在无论是实验室所进行的动物实验、人体标本实验，还是临床所开展的床边观察或人体试验，还是流行病学所开展的人群研究，都遵循着共同的标准，就是实事求是。要求医务工作者如实地记载所发生的现象，不能篡改或者捏造数据。还要求医务工作者将自己的发现及时准确地发表或上报，做到信息公开，经验分享，为其他医务工作者实施循证医疗提供帮助。医学领域的开拓创新精神要求医务工作者要不断学习进取，积极探索新的诊断和治疗方法，不断总结医疗经验，探索新途径，研发新药物、新设备、新材料、新诊疗方法，扩展旧药的适应证范围，积极发现并总结不良反应，完善临床路径，积极引入新的医疗技术，积极开展临床新工作，不断完善管理制度，在基础和临床领域不断吸收其他学科的最新成果。医学领域的理性怀疑和批判精神体现在要敢于怀疑权威、书本的论述，要善于提出问题并寻找解决问题的新途径，要有不唯书、不唯上的精神，用科学理性、人文理性和批判理性武装头脑，本着对患者负责的态度，设计和制定最佳诊断治疗方案。

## 三、医学的人文性

### （一）人文医学

医学的人文性不仅是指医学中包括人文社会学科知识，更主要的是医学本身具有人文精神，后者又称为人文医学（humanistic medicine），它所体现的是医学中的人道主义精神。人文医学是指在医学研究与医疗实践中将患者看作全人（whole person）而不只是着眼于器官、组织、细胞、基因或者疾病。人文医学并不排斥生物医学，而是扩展了它的眼界，包括了患者的心理和社会维度。正如达维斯－弗洛伊德（Davis－Floyd）和约翰（St. John）所指出的，这种人文医学模式体现了"人文学者希望改变纯技术性的生物医学模式，使医学体现出它所具有的人文性——更加关注医患关系，以参与者为本（partnership－oriented），实施个体化的治疗方案，以及富有同情心"。生物医学与人文医学相互补充，构成完整的医学科学和医疗实践。

医学本身就具有人文性。医学的人文性主要来源于医学的研究对象是人，从恩格尔所提供的生理－心理－社会医学模式的视角看，人不仅仅具有生物属性，也具有心理和社会属性，因此以人为研究对象的医学也必然具有人文和社会科学的属性。此外，从疾病的视角看，疾病是人的疾病。人是否患有疾病也是一个文化概念。例如，同性恋曾经被看作是疾病，但是目前已经不再看作疾病。精神异常的人曾被看作是能够与上帝对话的人，曾被人们尊称为先知，但是在当代文化背景下，他们显然是患者。

人文医学的一个基本特征是把患者当一个完整的人来看待，与生物医学所强调的循证医学（evidence－based medicine）相对应，人文医学强调以患者为中心的医学（patient－centered medicine）以及作为其具体表现形式的叙事医学（narrative－based medicine）。

人文医学的另外一个基本特征是与生物医学相比，人文医学更加关注医患关系（physician－patient relationship）。现代医患关系最基本的形式是以诚信为基础具有契约性质的信托关系。医患双方以诚信为基础，从法律层面看医患关系具有契约关系性质，从伦理层面看医患关系具有信托关系的性质。这一点看，现代社会不同于传统的熟人社会条件下的亲属和友谊关系，也不同于传统的家长主义父权模式（paternalism model）的医患关系模式。

### （二）医患关系模式

自希波克拉底以来，传统的医患关系模式都是属于家长主义的。家长模式认为医生具有医学的专业知识，因此医生具有治疗方案的最终决定权。医生也是卫生保健的提供者，是患者的监护人。医生与患者的关系如同家长与孩子的关系。家长主义的医患关系模式更加侧重于（按照医生自己所认为的对患者利益的保护方式）对患者的利益加以保护并避免造成伤害，而忽略了患者本人的自主性。

**1. 契约模式（contract model）** 是在批判传统的家长主义医患关系模式的基础上提出的一种新的医患关系模式。它将患者和医务工作者之间的关系看作是一种基于尊重与平等的交流与协商的关系。通过建构一种契约机制将双方的特殊权利和义务表达出来。在医患双方协商有关契约的条款时，内容明确包含双方的权利和义务。契约模式中隐含了这样一种信念，即患者与医务工作者通过双方交互性的协商而充分理解双方的愿意，并愿意为对方提供必要的支持和帮助，患者自愿将诊断和治疗的任务托付给医生，以达到预期目标。知情同意在这种协商和讨论中处于核心位置。医务人员为患者尽量提供有关患者个人的疾病情况、可选择的诊断和治疗措施、相关的风险和受益、费用和预期目标等方面的真实而又充分的信息。通过协商和交流，确保患者对于信息的真正理解，为此，可能需要借助模型、多媒体等手段，而不仅仅是语言交流。在知情的基础上，契约模式还必须关注患者自由同意的能力和意志，患者的同意能力包括一个"理性人"能够理性地推断由此导致的后果并对此负责的能力。同意的意志必须建立在身体和精神自由的基础之上，不受胁迫或者诱导，这种胁迫和诱导或许来自于社会、患者家庭或者医务工作者。过分渲染医疗的效能就是诱导之一。

**2. 信托模式（trust model）** 医生和患者建立在信任的基础上，信任是纽带和桥梁，将医生和患者联系起来，信任也是进一步开展医疗活动的前提和基础。患者由于知识和能力的缺陷，产生了信托的需要；由于信任，而将自己的生命安全和治愈疾病的希望寄托给医生。在信托关系中可以明显看出，患者处于弱势的地位。处于信托关系的双方，委托人的权益更容易受到受托人的侵害。医患关系的信托模式，患者将自己的生命和健康寄托于医生，如何确保患者的生命和健康权益不受到伤害，它的最基本要求是处于信托关系的医患双方不能存在利益冲突。

**3. 合作模式（cooperation model）** 患者就医过程中，在医生的诊断、治疗以及帮助患者恢复健康的过程中，医生和患者之间建立起一种相互信任、相互依赖的友谊关系，实现医疗目的。①医生与患者是同事，他们具有相同的目标。②医生和患者平等地参与解决健康问题。③医生与患者的关系建立在相互信任的基础上。可见，合作模式的核心是分享决策（shared decision）的平等关系。

**4. 主导–合作型模式（guide–cooperation model）** 适用于诸如普通流感和麻疹之类感染型疾病的诊断和治疗过程中。在这种类型的疾病诊断治疗中，患者了解相关疾病的一般情况，并能够与医生合作并遵从医生提供的诊断和治疗方案，医生是决策的制定者，因此医患沟通所适用的语言是建议性的，同时又具有一定的权威性，其语言形式中隐含着"应该"、"建议"或者"不必"等词汇所表达的意思。

**5. 互动–参与模式（interaction–participant model）** 多用于治疗诸如高血压和糖尿病之类的慢性疾病过程中。医患交流过程中所使用的语言包含了很多"我们""是否可以"等词汇，充分表达了医患双方互为主体的特征，患者充分参与了对于疾病的控制和治疗过程。医生和患者根据患者的个体情况经过协商提出具体的干预措施和治疗方案，患者通过戒烟限酒、控制饮食、适当运动等行为和生活方式的改变以及通过适当的药物治疗而控制疾病的发展。

# 第三节 医学的体系结构

作为科学的医学，其理论体系结构是逐渐形成和发展变化的。19世纪以来西方医学虽然都称为生物医学，但是各个国家的医学体系结构也不完全一致，也都存在着不断发展和完善的过程。

## 一、20 世纪初期的医学体系结构

1905 年美国医学院协会（Association of American Medical Colleges，AAMC）公布了四年制医学课程的建议标准，确立了现代医学课程体系。

这一课程体系体现了德国、英国和法国的传统。德国医学课程体系的特点是重视前两年的基础课程以及实验课程，德国人认为主动开展科学实验要比被动的进行临床观察更具有科学价值。而英国人更侧重于临床，因此美国的课程体系在后两年的学习阶段更体现了英国医学课程体系"床边教学"的风格。20 世纪初美国的课程体系改变了以往那种师徒相传的医学教育方式，体现了"以学科为基础的学习"（discipline – based medicine learning，DBL）的课程模式。该教学模式的教学目标有四个方面：①培养学生主动学习的热情，而不是被动地接受知识；②教给学生观察和分析问题的方法，而不是死记硬背；③提升学生自主学习的能力，以应对医学新发展的挑战；④发展学生解决问题的能力，使医学生能够尽快适应临床要求。

从上述课程结构可以看出，当时的医学教育缺乏人文课程的内容。由于 20 世纪 50～80 年代科学技术以及生物医学新知识新理论新方法的迅猛发展，人们对于健康服务的新需要，疾病谱的新变化，人们发现上述课程体系结构已经不能适应新时代发展的要求，在医学教育教学改革的过程中出现了新的课程体系。

50 年代出现了"以器官为基础的学习"（organ system – based learning，OSBL），70 年代北美地区出现了"以问题为基础的学习"（problem – based learning，PBL），以及"加强社会和人文科学教育"的医学课程模式，并不断得到发展。PBL 课程模式体现了以学生为中心、以问题为导向、主动学习、提升能力的教育教学理念，它的提出对全世界的医学科学教育产生的积极的影响。

## 二、医学体系结构的新发展

80 年代以来，以美国哈佛医学院为代表提出了新的医学课程体系改革，称为医学课程改革"新路径"。2006 年进一步完善为新整合教学大纲（new integrated curriculum，NIC），主要针对三四年级临床阶段课程进行调整，从课程体系设置上进一步整合基础医学与临床医学，增强课程的合理性，提出了新的医学课程模式。同时，医学人文教育也进行了相应调整，与医学专业教育相融合，形成人文科学与医学相融合的模式。

新课程体系结构注重学科整合，提倡以问题为基础的案例教学和师生互动的小组讨论式教学，更重视医学的人文性，更关注医患关系问题。它的基本的教学原则体现了：态度、技术和知识教育并重；精选教材，避免重复；注意医学教育的整体性，避免分割医学课程，小组为主的教学和研究形式，密切师生协作；临床与基础医学教育相互交织；加强自学能力培养，培养学生终生学习能力等。

## 三、我国的医学体系结构

我们国家的医学学科体系正在不断地改革和完善。按照《中华人民共和国学科分类与代码国家标准》（GB/T13745 – 2009），医学包含了基础医学、临床医学、预防医学与公共卫生学、军事医学与特种医学、药学、中医学与中药学等一级学科。教育部 2012 年制订的《普通高等学校本科专业目录》将医学划分为：基础医学、临床医学、口腔医学、公共卫生与预防医学、中医学、中西医结合、药学、中药学、法医学、医学技术、护理学等学科。

基础医学包括：生理学、细胞生物学、病原生物学、组织学、胚胎学、解剖学、病理解剖学。临床基础包括：生物化学、病理生理学、药理学、分子生物学、医学遗传学、免疫学、肿瘤学、医学生物学、医学一般科学（包括医学物理学、医学化学、医学数学等）。临床医学包括：诊断学、心电学、医学影像学、内科学、外科学、急诊学、妇产科学、儿科学、危重病学、眼科学、耳鼻喉科学、口腔科学、皮肤病学、性科学、生殖医学等。

这些学科又可以进一步划分，例如病原生物学可以进一步划分为：医学微生物学和人体寄生虫学；医学微生物学又进一步划分为：细菌学、真菌学、病毒学以及衣原体、支原体、立克次体、螺旋体等。生理学可以进一步划分为：细胞生理学、循环生理学、神经生理学、消化生理学、生殖生理学等。内科学又可以划分为：呼吸、循环、消化、泌尿、血液、内分泌、神经等系统，以及精神疾病和传染病。

人文医学可以划分为医学哲学、医学史、医学伦理学、医学心理学、医学社会学、医学法学、医学经济学、医学人类学、医学信息学、医患沟通等。

医学课程体系结构是医学体系结构的集中体现，医学课程改革是医学教育改革的核心，国外医学体系结构为我们的医学教育改革提供了参考。我们国家的医学教育体系改革并不能完全照搬国外的成功经验，应该结合我们国家的实际，在医学教育改革的过程中体现中国传统文化的传承，在传承中体现创新。

## 本章小结

医学是研究人的疾病和健康及其相互转化的科学，是诊断、治疗和预防疾病、保障人体健康、协调医患关系的艺术，是体现医学人道主义精神的社会活动。医学划分为生物医学和人文医学。医学的研究对象是人，人具有生理心理和社会多重属性，医学研究对象在属性方面的多重性决定了医学具有艺术性、科学性和人文性特点。人文医学的一个基本特征是把患者当完整的人来看待，与生物医学所强调的循证医学相对应，人文医学强调以患者为中心的医学以及作为其具体表现形式的叙事医学。人文医学的另外一个基本特征是与生物医学相比，人文医学更加关注医患关系。医学是一个复杂的学科体系，内部存在着一定的逻辑结构，各个国家的医学学科体系结构都存在着不断完善的发展过程。我们国家的医学教育体系改革并不能完全照搬国外的成功经验，应该结合我们国家的实际，在医学教育改革的过程中体现中国传统文化的传承，在传承中体现创新。在新的医学体系结构中充分体现医学人道主义精神。

## 思考题

1. 试述医学的学科性质与学科特点。
2. 试述目前的医学教育体系。

（王洪奇　郑建中）

# 第二章　医学的起源与发展

## 第一节　古代经验医学

### 一、史前医学

医药知识的起源是随着火的使用和手工工具的发明，在人类集体生活生产经验有所积累、以及在与疾病斗争中对自身和环境有所认识的基础上逐渐产生的。母系社会中，人类在没有使用火之前，主要靠采集植物的果实和根茎充饥，这样就诞生了植物药；父系社会中，狩猎和畜牧业得到发展，同时人们也逐渐认识到动物的营养价值，动物药也就随之出现；后来由于人们多次在矿泉中沐浴，发现了矿泉的疗效，便逐渐产生了矿物药；随后陶器和黏土器的出现，便使煮饭和炮制药物有了可能……

史前期，早已出现疾病征兆，但是由于当时生产力低下，人们还难以认识到它的存在和危害。由于生产生活的需要，最早的外科应运而生，如早期人类一定程度上会"环钻术"，大量的考古资料还显示，史前时期可能就已经存在了类似于当今的"美容整形术"。此外，纹身和包皮环切也是常见的。

所有原始医学形式的显著特征是一种对超自然力量的崇拜，一种对巫术的崇拜。在这里巫术并非一个平常概念，"巫术"比"科学"或"理性"的思想模式更深入广泛地影响并塑造着人类的行为。巫术在许多文化中都起着重要作用，它为一些不能用现有"逻辑"或"理性"的知识来回答的问题提供了答案。

### 二、古代医学

#### （一）两河流域的医学

两河文明亦称为美索不达米亚文明，是世界上最早的文明之一。这里的人们创造了世界上的第一种文字（楔形文字），建造了世界上第一座城市，编制了世界上第一本法典《汉谟拉比法典》，发明了第一个制陶器的陶轮，并制定了第一个以七天为一周的周期。他们还第一个阐述了上帝以七天创造世界和大洪水的神话，同时也为世界留下了大量的远古文字记载材料（泥板）等。他们重视肝脏，推崇古老的医神，有一套相对完善的诊断、治疗方法体系，医学发展也达到了一定水平。

根据目前出土的泥板记载，属于医学的楔形文字文本可以分为三类：关于治疗的称为医疗文本、关于症状的收集叫做症状文本还有偶尔记录一些关于疾病和医学实践内容的文本。在这些文字中已有风湿病、心脏病、肿瘤、脓肿、皮肤病及各种性病的记载，对肺结核等病的描述尤为详细："患者常咳嗽，有稠痰，痰有时带血，呼吸有笛音，皮肤发凉，两脚发热，出汗，心烦乱。病重时常有腹泻……"。

作为流传至今的楔形文字法中最为完整的一部法典，《汉谟拉比法典》记载医药的条文有四十余款，约占整个条文的七分之一，是研究古巴比伦医学的重要史料。其中一些法律条文对医学有特别的意义。例如其中有九个段落便规定了医疗费的管理以及关于患者地位、适当的收费和处罚的规则。其中对治疗失败的重罚，提醒医生在接受患者时要格外小心并要避免那些治愈无望或有可能引来官司的患者。据法典所记，古巴比伦医生用青铜刀实施难度较大的手术，涉及法律方面的主要是外科手术、整骨、眼科手术等的成败所引起的纠纷。在医疗事故处理上，对发生在统治者身上的医疗事故处理严厉，而对发生在奴隶身上的医疗事故处理则很轻。

### （二）古埃及的医学

古埃及文明最早可以追溯到公元前4000年，在漫长的生产及生活实践中，古埃及人逐渐形成了自己独特的医学体系。生活在约公元前3000年的伊姆霍泰普是当时埃及人尊奉的最主要的医神，在孟菲斯的许多地方都供奉着他的神像。文字记录方面，较著名的且与医学有关系的纸草文有主要介绍妇科的卡忽恩（Kahun）纸草文、介绍外科的史密斯（Smith）纸草文和介绍一般医学理论的埃伯斯（Ebert）纸草文。在这些纸草文中，除了记载一些病例、处理方法和药物外，还记载了许多带有浓重迷信色彩的咒文和魔术，巫术与医学结合以期达到治疗的最大效果是古埃及医学的一大特点。

我们今天对古埃及医学的认识主要来自一些医学文稿，埃伯斯（Ebert）、史密斯（Smith）和卡忽恩（Kahun）是其中三部最著名的文稿，它们记载了关于治疗方法以及病例等，使人们能更深入地了解埃及人关于健康和疾病、解剖和病理、巫术和医学的理论。在埃伯斯文稿中发现大约700种药物，可组合成800多种药方。药物被制成丸剂、油膏、糊药、熏药、吸入剂、漱口剂、悬液、肠灌液等。史密斯文稿按疾病严重程度系统地编排保存了人体从头到脚的48个病例，每个病例包括名称、医生的指示、可能的诊断和适当的治疗。卡忽恩文稿大约编于公元前1900年，由有关妇产科和兽医方面的文献碎片组成，包括检测是否怀孕、预测胎儿性别和避孕的方法等。

### （三）古印度的医学

在古印度的历史长河中，印度各族人民创造并传承了传统的医药文化，其中大约生于公元前5世纪的妙闻被誉为印度外科的鼻祖，公元1世纪左右的阇罗迦则是印度最负盛名的内科医学家，并且作为婆罗门教和现代印度教最重要和最根本的经典吠陀经中也有许多有关医学的记载。

古印度雅利安化及其医学的来源是四部《吠陀》。第一部是《梨俱吠陀》或译作《赞诵明论》，大约于公元前1500年到公元前900年间陆续写成，是印度医学的起源，其中提到了药用植物，而且提及了麻风病、结核病、外伤等多种疾病。第二部和第三部是《沙摩吠陀》和《耶柔吠陀》。第四部被称为《阿闼婆吠陀》，或译作《禳灾明论》，约著于公元前7世纪，书中除讲述禳除灾害的礼仪外，还记载了77种病名和创伤毒蛇虫的病例，以及治疗这些疾病的草药，还提到了妇人病和保健术，此外还记载了兽医学，以及解剖等内容。

关于健康和疾病，印度有一种"三体液学说"的说法。三体液学说是在《阿输吠陀》一书中提出的，是印度《阿输吠陀》医学的基础。这三种体液（prabhava）或叫做"三大"，分别是位于脚与脐之间的"气"、位于脐与心之间的"胆"和位于心与头之间的"痰"。印度人认为,这三者必须达到均衡才能保持人体的健康,体液太过或不足,平衡即破坏,疾病也就由之产生。后来人们又将这三者称为原素(doshas)。

### (四)中国先秦两汉时期的医学

**1. 诊治与药物学方面的成就**  自黄帝时代开始,华夏文明便在五千年的历史中彰显了独特的魅力。中国上古医学起源较早,殷商甲骨文中即包含有对人体首、面、耳、舌、齿、身、腹、臀、足、膝、趾、心等大量的象形和会意字。

夏商时期医药卫生积累了有关人体、疾病、诊治、卫生及药物方面的大量经验,并已能运用按摩、针刺、砭法、熨法、简单的外科手术、药物、食疗等多种方法对疾病进行治疗。西周时期对人体和疾病的认识则更为深入,单在《诗经》中就涉及某些心身医学病的内容:如忧思之病、疲惫困苦之病;《周礼》记载了春、夏、秋、冬分别有痟首、痒疥、疟寒、嗽上气等疾病;《山海经》中还载有38种疾病,记有瘕、瘿、疟、疫、腹痛、呕、聋等。

在药物学知识方面,在甲骨文中有"鬯其酒(香味药酒)"的记载。《诗经》也有很多关于可入药的动、植物和矿物的描述。用药实践的发展,带来了药物理论的升华。《周礼》对药学的论述在理论上达到了相当的高度,著有"以五味、五谷、五药养其病"的理论。五味是醯(味酸)、酒(味苦)、饴蜜(味甘)、姜(味辛)、盐(味咸),五谷是麻、黍、稷、麦、豆,五药是指草、木、虫、石、谷五类药物。

**2. 中医基本理论与主要医学著作**  早在春秋战国时代至三国时期,在这一时期许多职业医师相继出现,如扁鹊、医和、医缓等,《内经》、《难经》、《神农本草经》和《伤寒杂病论》等中医名著相继问世,对人体的解剖、生理、病理以及疾病的诊断、防治等作了阐述,标志着中医理论体系初步形成。西汉时期,人们开始运用五行解释生理,出现了"医工""金针""铜钥匙"等,东汉医学家张仲景的伤寒杂病论确立了"辨证论治"的原则,标志着中医理论大厦的建成。

经络学说是中医学理论的重要组成部分,对阐明人体的生理,病理以及指导临床的诊断与治疗均有重要意义。《灵枢·经别》中指出:"夫十二经脉者,人之所以生,病之所以成,人之所以治,病之所以起,学之所始,工之所止也,粗之所易,上之所难也。"经络系统主要由十二经脉,十二经别,十二经筋,奇经八脉,十五络,十二皮部等组成。中医学认为通行气血,联系人体内外表里,脏腑器官和各种组织,调节平衡,对抗外邪,保护机体等作用。

阴阳学说起源于夏,商,西周时期。这三代巫教流行,在这神秘的文化氛围中出现了朴素的"三世医学"(即针灸,药物,脉学)理论。阴阳五行学说认为世界统一于物质,世界的本原是物质性的元气,元气分为阴气和阳气两大类,阴气和阳气的相互作用产生了万事万物,但是阴阳并不代表某种具体的事物,只是一种属性概念。阴阳学说是讲立统一,阴阳交感,发展变化的。五行相生的次序是木、火、土、金、水,相克次序为木、土、水、火、金。中医阴阳学说既遵循阴阳理论共同的基本规律,又保持自己独特的形式——三阴三阳。五行学说将所有事物及生命活动归纳为五种基本元素,并通过"生克制化"的原理,组成一个动态平衡的模式,用以解释生理及疾病的各种现象。

《神农本草经》简称《本草经》或者《本经》,是我国现存最早的药物学专著,这部书成书于东汉,是经秦汉时期众多医学家总结,搜集,整理当时药物学经验成果的专著,是对我国第一次中草药的系统总结。《神农本草经》对每一味药的产地、性质、采集时间、入药部位和主治病症都有详细记载。对各种药物怎样相互配合应用,以及其简单的制剂,都做了概述。早在两千年前,我们的祖先通过大量的治疗实践,就已经发现了许多特效药物,如麻黄可以治疗哮喘,大黄可以泻火,常山可以治疗疟疾等。这些都已用现代科学分析的方法得到证实。

### （五）古希腊－古罗马的医学

古希腊文明是西方历史的开源，从公元前800年至公元前146年，持续了约650年。公元前5、6世纪，特别是希波战争以后，希腊的经济生活高度繁荣，产生了光辉灿烂的希腊文化，并对后世有深远的影响。

古罗马文明通常认为是从公元前9世纪初在意大利半岛中部兴起的，经历了罗马王政时代、罗马共和国时代，于1世纪前后扩张成为横跨欧洲、亚洲、非洲称霸地中海的庞大罗马帝国。到395年，罗马帝国分裂为东西两部。西罗马帝国亡于476年，而东罗马帝国即拜占庭帝国则在1453年被奥斯曼帝国所灭。

**1. 自然哲学与医学**　医学最初是哲学的一部分，生活在约公元前639到公元前544年的泰勒斯（Thalas）创建了最古老的爱奥尼亚学派，被尊为哲学的鼻祖，他认为"万物皆由水所生，并终结于水"。这句简短的陈诉标志了欧洲哲学的开端。

泰勒斯对事物作了进一步的反思，日常经验教会他懂得：万物皆有因，于是，他便得出结论：这个世界也必定有一个因，因此他不断寻找对世界的解释。他看待事物的时候，并不简单地认为它们理所当然，而是带着不断更新的惊奇去观察去认识，他的解释不再像前人们所做的神话式的解释。在游历中，他注意到，一切有生命的事物都是湿的，比如动物的精液是湿的，没有水的地方必有沙漠，并且他见过尼罗河洪水带来的土地的肥沃。他得出结论：水分是万物的主因。他的这种研究大自然的方法，也就是希腊人所谓的思辨。

古希腊的这些哲学思想逐渐被引用到医学领域，一些医师学校也逐渐发展起来了，在希腊各殖民地，在意大利南部、西西里和小亚细亚，特别是柯斯岛和克尼多斯，一些医师学校发展繁荣。

**2. 希波克拉底**　作为西方医学之父，我们学到的很多学科的起源都可以追溯到希波克拉底（Hippocrates，公元前460－前370年）。约公元前460年，希波克拉底出生在小亚细亚科斯岛的一个医生世家，希波克拉底从小就跟随父亲学医。数年后，父亲治病的260多种药方，他已经能运用自如，那时，古希腊医学受到宗教迷信的禁锢。巫师们只会用念咒文，施魔法，以祈祷的办法为人治病。这自然是不会有什么疗效的，患者不仅被骗去大量钱财，而且往往因耽误病情而死去。

为了抵制"人赐疾病"的学说，希波克拉底积极探讨人的肌体特征和疾病的成因，提出了著名的"体液学说"。四体液理论不仅是一种病理学说，而且是最早的气质与体质理论。希波克拉底认为复杂的人体是由血液、黏液、黄胆、黑胆这四种体液组成的，四种体液在人体内的比例不同，便形成了人的不同气质：性情急躁、动作迅猛的胆汁质；性情活跃、动作灵敏的多血质；性情沉静、动作迟缓的黏液质；性情脆弱、动作迟钝的抑郁质。每一个人，生理特点以哪一种液体为主，就对应哪一种气质。先天性格表现，会随着后天的客观环境变化而发生调整，性格也会随之发生变化。这为后世的医学心理疗法提供了一定指导基础。这一学说认为人所以会得病，就是由于四种液体不平衡造成的。而液体失调又是外界因素影响的结果。所以希波克拉底认为一个医生进入某个城市首先要注意这个城市的方向、土壤、气候、风向、水源、水、饮食习惯、生活方式等等这些与人的健康和疾病有密切关系的自然环境。

希波克拉底对临床医学的贡献是多方面的，更可贵的是他提倡医学道德修养，在他的著作如《誓词》《操行论》《规律》《箴言》等多篇文章中广泛论述了医师的职业道德。其道德规范的基本要求是：客观、体谅、谦逊、端庄、仁慈、果断、有判断力、知识渊博、厌恶一切邪恶行为、绝不迷信、不骄傲等。

**3. 亚里士多德**　亚里士多德（Aristotle，公元前384－前322年）是一位思想家，也是一位博学之士。亚里士多德一生勤奋治学，从事的学术研究涉及逻辑学、修辞学、物理学、生物学、教育学、心理学、政治学、经济学、美学、博物学等,写下了大量的著作,他的著作是古代的百科全书,主要有《工具论》《形而上学》《物理学》《伦理学》《政治学》《诗学》等。他的思想对人类产生了深远的影响。他所创立的形式逻辑学,丰富和发展了哲学的各个分支学科,对科学等做出了巨大的贡献。而他的《自然的阶梯》一书,以现在的观点来看,内容涉及了进化论、发生学、遗传学等科学思想。通过对动物进行解剖来比较研究人体,亚里士多德认为心脏是人重要思想器官,并从动物身上仔细地观察研究生命发生现象,其学说对古代的医学产生了重要影响。

**4. 盖伦** 盖伦(Claudius Galenus of Pergamum, 129 – 199),盖伦是当时最著名的解剖学家,他一生专心致力于医疗实践解剖研究、写作和各类学术活动,是古罗马时期最著名最有影响力的医学大师,被认为是仅次于希波克拉底的第二个医学权威。盖伦最重要的成就是建立了血液的运动理论和对三种灵魂学说的发展。通过对猪、山羊、猴子和猿类等活体动物实验,盖伦在解剖学、生理学、病理学及医疗学方面有许多新发现。他考察了心脏的作用,并且对脑和脊髓进行了研究,认识到神经起源于脊髓,认识到人体有消化、呼吸和神经等系统,对骨骼肌肉作了细致的观察。他看到猴子和猿类的身体结构与人很相似,因而把在动物实验中获得的知识应用到人体中。但是由于他所进行的解剖对象是动物而不是人,因此他的许多解剖学和生理学都是建立在错误的结论基础之上的,他的生理描述往往脱离实际,屈从于宗教神学的需要。

盖伦一生写了131部著作,其中《论解剖过程》《论身体各部器官功能》两书阐述了他自己在人体解剖生理上的许多发现,他最主要的著作是17卷的《人体各部位的作用》,此外他的著作还涉及哲学和语言学。这些著作既反映了他的学术成就,也反应映了他敏锐的观察能力和实践能力。盖伦的著作也是中世纪波斯学者如阿维森纳等的主要学术来源。

## 三、中世纪医学

### (一)拜占庭的医学

拜占庭是欧洲大陆上历经蛮族入侵而幸存下来、并从古典时代一直毫不间断地发展到近代的少数几个传统文明之一。拜占庭医学是希腊医学的一个支流,公元5~8世纪这三百多年,拜占庭已经出现了医学校、医院和药房。拜占庭的医学家多是医学百科全书的编纂者,他们收集了古代医学的丰富的遗产,并加以系统化,通过医学编纂的手段,从理论上总结了前人医学理论,并在具体医学上有所发展,建立了医学系统的雏形和基本教育体系,也把欧洲残存的"草药学专著"给保留了下来;拜占庭医学继承了古希腊和古罗马的医学,后来又由景教徒将这些医学传入小亚细亚,以后发展为阿拉伯医学的基础。由于常年饱受战乱,拜占庭的医学较之阿拉伯世界,同时期中国甚至欧洲的其他时期的医学可谓乏善可陈。尽管如此,就像其在文化领域领先于西方一样,拜占庭帝国的医疗服务水平仍远远领先于同时期的西方国家,并对希腊和罗马世界中的一些语言、文化及文献教科书的保存起到了重要的作用。

### (二)阿拉伯医学

中世纪的阿拉伯医学和他们的文明一样灿烂。早先的阿拉伯医学一方面是阿拉伯民族和《古兰经》内基本的古代传统,另一方面是借着译文深入到各学派与学院内的希腊医学。之后是阿拉伯医学最光荣的阶段,这一时期的作者显示出一些不同于古代医学的独立性。从他们的著作中可以看出独立的观察精神,甚至明智的批评以及向新途径发展的倾向,治疗方面的创新性尤为突出。阿拉伯医学的主要贡献包括:保存和发扬古代医学成就、沟通了欧亚医学、发展了药物化学。

多源的阿拉伯医学,保存了西方古代医学,翻译了许多古代希腊、罗马的医书并保存下来。著名的阿拉伯医学家代表如累塞斯（Rhazes，公元860-922）的《万国医典》和阿维森纳（Avicenna，980-1037）的《医典》的医学书广为流传，为日后的医学发展做出了突出贡献。

### （三）中世纪西欧医学

中世纪西欧医学的发展受到了宗教的限制和战乱的破坏，但随着社会的不断变革，医学也曲折地不断前进。黑死病给欧洲带来了巨大的灾难，但也促进了公共卫生、预防和护理的进步。医学院校的出现使医学教育登上了一个新的平台。十字军东征为西欧带回了古希腊-罗马医学的遗产。新兴民主国家的出现更是为医学的解放奠定了基础。

在宗教势力的统治下，医学的发展停滞不前，卫生状况恶化，加上城市化进程的加快，人口聚集，很多地方没有很好的排水、给水系统。在贫民窟，疾病流行的情况十分严重；商业活动的频繁，加快了人们之间的交流，同时也为疾病的流行开辟了道路；战争也是导致瘟疫流行的重要原因。在瘟疫流行的时候，人员大量死亡，社会充满了恐怖气氛，瘟疫在当时造成严重的经济衰退与社会混乱。当时的传染病包括霍乱、鼠疫、伤寒等多种烈性传染病，统称黑死病。

### （四）同时期的中国医学

在这一时期中国医学教育初步形成，与朝鲜、越南、日本、阿拉伯国家等的医学交流也极为繁荣；方剂学和针灸在唐宋时期得到了长足的发展；宋慈开创了法医鉴定学的先河；金元四大家的出现，使当时的中医开始从多个角度对更加全面的认识到对疾病的辨证论治。

公元433年北魏时期，朝廷开设医学教育机构，为宫廷贵族培养医生。公元624年，唐继隋制设立了既是国家最高医疗机构，又是医学教育机构的太医署。

在唐代经济文化高度发达的影响下，从公元前开始的中外交流在唐朝时期达到高峰。同时，唐代医学成就也居世界前列，医药学的对外交流也极为繁荣，朝鲜、越南、日本、阿拉伯国家等都派学生到中国学习医药。唐代的中国医学中也广泛地反映着外来医药的影响。医书方面，译为中文的印度医书有《龙树论》《婆罗门药方》等，印度医学的"四大说"在《外台秘要》《千金方》中也有记载。药物方面，我国由阿拉伯输入乳香、没药、血竭、木香等，由朝鲜输入有五味子、芜荑、昆布以及朝鲜品种的白附子、延胡索、新罗人参等，由越南输入的有薏苡、沉香等。

# 第二节　近代实验医学

## 一、文艺复兴时期的西方医学

中世纪后期，随着社会生产力的发展以及国内外市场的形成及商品需求量的急剧增加，那时在城市手工业分化的基础上，产生了最早的资产阶级分子和无产者，形成早期的雇佣关系。

文艺复兴时期以来，一项伟大的革新就是地理上的大发现。它不仅为资产阶级开拓了市场，促进了资本主义的发展，还扩大了人们的地理知识，开阔了眼界。为文艺复兴提供了巨大的精神动力。文艺复兴时代人文主义的思想，对各种文化都起了重要的作用，对医学的影响则更为远大和深远。人文主义者总的口号是："我是人，人的一切我应该了解"。在此影响下，西方医学朝着以疾病为中心的方向发展起来。

### （一）巴拉赛尔苏斯与医学教育

在文艺复兴时期的医生中首先应提到瑞士的巴拉塞尔苏斯（Paracelsus，1493-1541），他是文艺复兴时期最有代表性的医学改革家之一。在定居费拉拉期间，巴拉赛尔苏斯受到菲锡钠斯（Ficinas M.）新柏拉图主义的影响而成为最早攻击盖仑思想的人。巴拉赛尔苏斯在教学时不是在课堂上授课，而是把学生聚集在患者床边传授知识，此外他还利用在各地旅行的机会观察工人、农民和商人的疾病，这使他成为一位名副其实的临床医学家。并且，他又研究了肺病和癫痫。17世纪的化学医学派学者视他为本派的鼻祖。但他还是受时代的局限，没有真正突破宗教的束缚。

### （二）达·芬奇与解剖

随着文艺复兴运动的兴起，使得人体解剖学的发展在很大程度上与艺术联系在一起。达·芬奇（L. da Vinci，1452 – 1519）是第一个用流水和石灰水洗涤器官，并且创造性地应用蜡液注入身体其他各种体腔，以查明血管的走向和体腔的形态的人。他从各种不同的方向来表示人体的结构与形态，向世人展示了真正的人体结构。后代的学者称他是"文艺复兴时代最完美的代表"，是"第一流的学者"，是一位"旷世奇才"。

### （三）维萨里与人体解剖学

中世纪的欧洲，在教会的封建统治下，是反对进行人体解剖的。所以盖仑的著作一直被奉为经典，解剖学也长期处于停滞状态。解剖学之父维萨里（A. Vesalius，1514 – 1564）不但是真正人体解剖学的奠基人，也可以说是现代医学科学的创始人之一。他29岁时发表的《人体的结构》是第一部完整的人体解剖教科书，具有划时代的意义。

### （四）巴累与外科

中世纪时内、外科医生法律地位有显著区别，穿的服装也有很大不同，这种严格的等级制在文艺复兴时仍然保持着。不过，战争为外科医生们提供了实践与发展的机会。理发师兼军医的巴累（A. Paré，1510 – 1590）就是杰出代表。他改革了传统的外伤疗法，用软膏处理火器伤，用结扎法止血，促进了外科学的发展。

### （五）弗拉卡斯特罗与传染病

文艺复兴时期内科并没有太大的发展，但是对传染病有了进一步的认识。1546年弗拉卡斯特罗（G. Fracastoro）在《论传染与传染病》中将传染途径分为三种，即：单纯接触，间接接触，远距离接触。此外，他第一个把梅毒命名为Syphilis，并一直沿用至今。

## 二、17世纪的西方医学

17世纪，英国的资产阶级革命标志着西方开始进入近代史，为欧洲社会带来了全新的科学理论、全新的世界观和全新的思维方式。解剖学和生理学的进步使医学逐渐走上科学的轨道，实验观察与数量分析方法的引入促进了基础医学的发展。人们开始运用科学手段研究医学问题。

### （一）代表人物与其贡献

**1. 桑克托留斯与定量医学**　量度的概念在医学领域是非常重要的，例如我们见到的血生化指标、各级高血压的划定等等，这些都离不开量度。桑克托留斯（Sanctorius，1561 – 1636）就是定量医学研究的创始人，他受伽利略科学观的影响，首次将量度观念应用到医学中，为实验医学开辟了道路。桑克托留斯还在长达30年里花费了大量的时间在自己制造的一个像小屋似的大秤中生活、睡眠、运动、进食。在饮食和排泄前后以及睡眠、休息、活动和患病期间他都定量记录自己的体重，总结和观察其变化规律，同时他还用自己根据伽利略的发明设计的温度计、比较脉搏快慢的脉搏仪等，测定不同状态下的身体指标。

**2. 哈维与血液循环**　17世纪医学最大的成就是血液循环的确定和生理学的建立，哈维

（Harvey，1578－1657）则是其代表人物。他在伽利略所倡导的实验科学思想的影响下，认识到实验在科学研究中的重要性。

哈维首先用活体解剖的方法，并应用度量衡的概念，精确地计算出每分钟心搏出血量和每小时心搏出血量。经过反复的动物实验和计算指出："生物体内的血液是循环地推动而且不息运动地，心脏及其搏动造成运动和功用，推动血液循环是心脏收缩和运动的唯一目的。"并于1628年发表了《心血运动论》，标志着血液循环的建立。血液循环由此给人类的精确知识的新部门动物生理学奠定了基础。

**3. 西登哈姆与临床医学** 在西登哈姆（Thomas Sydenham，1624－1689）看来，"与医生最有直接关系的既非解剖学之实习，也非生理学之实验，乃是被疾病所苦之患者。"所以，医生的任务首先是要正确探明痛苦的本质，也就是应多观察同样病患者的情况，然后再研究解剖、生理等知识，最后推导出疾病的解释和疗法。其呼吁得到了人们的支持，医生开始回到患者身边，从事临床观察与研究。因此他也被称作近代临床医学之父。

**（二）显微镜的应用**

随着实验科学的兴起，出现了许多科学仪器。其中，显微镜尤其突出。最早使用显微镜的人，应该说是伽利略。最早给显微镜（microscope）命名的是德国罗马教皇的医生杰布（Johann Faber，1574－1629），使显微镜流行开来的则是胡克（R. Hooke，1635－1703）。透过显微镜，马尔皮基（Malpighi，1628－1694）在1661年证实了毛细血管的存在，填补了血液循环理论的空白。此外，他还发现了马尔皮基小体，观察了脏器的组织结构，研究生物体内的红细胞。因此马尔皮基被称为组织学的创始人。

显微镜使生物学知识的范围在17世纪里大大扩展，为19世纪细胞学的建立打下良好的基础

**（三）医学的三个流派**

古代的一些医学理论在物理学、化学和生物学发展进步后，开始为科学家们所发展或摒弃，形成新的医学学说。17世纪的医学领域中逐渐出现了新的医学流派，活力论、化学派和物理医学派是最著名的三大流派。

**1. 活力论** 这一学派认为生命现象不能受物理或化学的支配，主张支配生物体是某种特殊的非物质的、超自然的因素，是生命特有的生命力——活力。生命力减少导致疾病，消失就是死亡。

**2. 物理学派** 物理医学派也叫自然科学派，主张用物理学原理解释一切生命现象和病理现象。物理学派的代表人物波累利（Borelli，1608－1679）是数学家，他认为人体的心脏搏动，胃肠蠕动都符合力学原理，他甚至认为胃的消化功能就是摩擦力作用的结果。

**3. 化学流派** 化学派把生命现象完全解释为化学变化，企图用化学观点来解释人体的生理、病理现象。他们认为血液是中枢，一切病理过程都由血液产生，所有疾病都可以用化学原理进行解释和治疗。化学派在17世纪的医学中占有一定地位，在解释人体生理现象方面做出了一定贡献，特别是在消化生理的研究中，用化学变化解释唾液、胃液、胰液的功能是很正确的。

**（四）医学期刊与交流**

印刷术传入西方，使得15～17世纪陆续出现了有文字及图片的药用植物书籍，医学者把自己的发现和猜想用印刷的形式表达出来。从当时发表的期刊可以看出医学家致力于发现实验科学上的理论，主要伴随物理学和化学的发展。

17世纪是真正医学国际间交流的开始，各国关系密切，新发明、新发现很快传到国外。国际间医学交流为后来的医学快速发展奠定了基础，这不仅使欧洲几百年来接二连三的各类

疫病得到有效控制，更带来了医学界的新纪元。

## 三、18 世纪的西方医学

18 世纪大部分欧洲国家建立了资本主义制度。法国的启蒙运动、美国革命给西方带来了全新的思想。同时，机械唯物主义思想的形成，对医学的发展的产生了深刻的影响。至此，近代医学开始走向更加科学、合理的发展轨迹，医学体系的大厦即将兴起。

### （一）代表人物与其贡献

**1. 莫甘尼与病理解剖学**  18 世纪，医学家已经解剖了无数尸体，对人体的正常构造已有了清晰的认识，因此病理解剖开始出现了。病理解剖最杰出的代表人物是意大利人莫干尼（Morgagni. G. B.，1682－1771），他认为疾病的原因，不是黏液的改变，而是脏器上的变化。大量的事实和理性的思考后，莫甘尼得出结论：只有脏器变化才是疾病的真正原因。莫甘尼之后，18 世纪还有几位著名的病理解剖学家。奥地利维也纳的罗基坦斯基（Rokitansky. K.，1804－1878）将病理解剖学充实地完善起来。比沙（Bichat. F. I.，1771－1802）开始把显微镜引入解剖学。

**2. 奥恩布鲁格与叩诊法**  奥恩布鲁格（Auenbrugge，1722－1809）幼年时在父亲的酒店里做学徒，看到父亲经常用手指敲击盛酒的木桶，根据声音推测桶内的酒还剩多少，这个方法他一直记忆犹新。1761 年奥恩布鲁格发表了《由叩诊胸部而发现的不明疾病的新考察》。具体方法就是用四指末端轻轻叩击脚壁，仔细辨别声音的高低、轻重变化，以判断疾病的有无。不过，当时叩诊法并没有引起足够重视，近 19 世纪时，临床上才普遍接纳了他的方法，叩诊法与其后发明的听诊法几乎同时应用于临床。

**3. 贞纳与牛痘接种法**  17 世纪时欧洲流行病盛行，尤其是天花，死亡人数之多使人们陷入恐慌。在中国最晚到 16 世纪时就有种人痘的办法，后来传到阿拉伯，又传到土耳其。在这种情况下预防医学史上出现了一位贡献卓著的人物——贞纳（E. Jenner，1749－1823）1796年 5 月 14 日，他进行了人体上种牛痘的实验，1798 年，他发表了著名的论文《关于牛痘的原因及其结果的研究》介绍了牛痘接种法预防天花的成功经验。

1980 年第 33 届世界卫生大会宣告，天花已被完全消灭，人类终于彻底征服了这一病魔。

### （二）各类学科的发展

**1. 生理学的发展**  17 世纪时哈维发现血液循环，奠定了生理学的基础，到了 18 世纪，生理学开始向更深层次发展。被称为"近代生理学之父"的哈勒（Haller，1708－1777）认为一切神经集中于脑，大脑是神经的中枢所在。与此同时，他还认为脑皮质是完成大脑功能的主要物质基础，而脑髓质是灵魂所在。可见，18 世纪的医学研究依然弥漫着迷信色彩。进一步推动生理学发展的医学家，还有苏格兰外科学家贝尔（Bell C.，1744－1842），英国人斯特芬（Stephen，1677－1761），还有对消化研究做出过重要贡献的生理学家：列奥弥尔（Reaumur，1683－1757）。

**2. 临床医学教育的发展**  如果说西登哈姆是 17 世纪最伟大的临床医学家，那么 18 世纪的布尔哈维（Boerhaave，1668～1738）无疑是该领域最优秀的继承者。布尔哈维不仅是一位临床内科学家，而且是一位化学家、解剖学家，他将这些知识与临床相结合，成为一名出色的临床医学家。他充分利用病床教学，在病理解剖之前，尽量给学生提出临床的症候与病理变化的关系，这就是以后临床病理讨论会（C. P. C）的先驱。

**3. 产科的发展**  18 世纪初，产钳的出现，标志产科的一大进步。同时男子也可以参与接生，这都是产科学的进步，也就是从那时起，产科开始逐渐从妇科中独立了起来。

**4. 预防医学的萌芽**  预防疾病的思想和措施可以追溯到古希腊、罗马、阿拉伯以及中国的医学中。16 世纪以后，资本主义的兴起和思想上的变革，引起了人们对预防医学的关注。预防医学的重视首先是开始于海军和陆军内。因为当时只有在军队范围内，才有可能为受伤和生病的士兵进行监督、观察和疾病的统计，所以 18 世纪预防医学的发展开始于各国陆海军的军医。

**5. 精神病学的萌芽** 皮尼尔（P. Pinel，1745 – 1826）是 18 世纪治疗精神病的重要改革家，是第一个对各种精神病做有完整病案记录的人。1774 年利鲍德（I. Leopold）创办了一家精神病院，1793 年皮尼尔被任命为这家精神病院的负责人。1796 年他得到国会批准，解除精神病院中 49 位精神病患者的枷锁。皮尼尔认为治疗精神患者最重要的方式是让每个能够工作的住院患者都能有工作，这是现代所谓职能治疗的先驱。

## 四、19 世纪的西方医学

19 世纪的资本主义国家在生产领域和科学技术方面取得了前所未有的巨大进步，出现了第二次技术革命。19 世纪自然科学的三大发现：能量守恒定律、细胞学说、进化论的确立，对于哲学思想的发展产生了深刻的影响。自然科学摆脱了形而上学的思想方法，逐步建立起自己的新概念和理论体系。自然科学新理论的建立、技术领域里的革新促进了医学的发展。

### （一）代表人物与其贡献

**1. 南丁格尔与护理学** 南丁格尔（Nightingale F.，1820 – 1910）出生在意大利，是英国一个贵族家庭的女孩。长大后对护理工作非常感兴趣，1850 年在德国莱茵河附近的小医院学习有关的护理知识，1854 年克里米亚战争爆发时，率领 32 名护士开赴前线救护。1860 年她设立南丁格尔基金，成立护士学校正式培养护士。1873 年美国设立了第一个护士学校。开创了护理学的新篇章。

**2. 杜南与国际红十字会** 受南丁格尔的影响，1864 年瑞士银行家兼慈善家杜南（Dunant H.，1828 – 1910）在瑞士成立了国际红十字会。因为瑞士的国旗是红底白十字，于是他挑选白底红十字作为标志，以后这个标志就成为国际红十字会的统一标志。

### （二）各类学科的发展

**1. 医院医学与实验室医学** 法国大革命以后，医院逐渐成为医学教育和研究的中心、医疗体制的最重要机构以及医学权威的象征。启蒙运动时期，医院作为一种慈善机构得到了迅速的发展。

19 世纪中叶，实验室成为医学知识创造的中心。科学实验成为医学知识创造的重要源泉。

**2. 细胞学和细胞病理学** 施莱登（Schleiden，1804 – 1881）和施旺（Schwann，1810 – 1882）是细胞学的开山鼻祖。施旺 1839 年发表《在显微镜下研究动植物的构造及其发育的结果》，正式提出了细胞学说。19 世纪德国病理学家微尔啸（Virchow，1821 – 1902）提出了细胞病理学，这是形态病理学发展史上的重大进步。

**3. 细微解剖学与大体解剖学** 捷克人普肯野（Purkinje）在歌德的资助下，建立了第一个公立生理学实验室，于 1837 年和 1839 年相继发现了小脑和心脏中的普肯野纤维。大体解剖学在英国的代表人物是查尔斯·贝尔爵士（Charles Bell，1774 – 1842）。诺克斯（Robert Knox）是爱丁堡的解剖学教授，他创立了新型解剖学教学法。除此之外，美国解剖学的创始人之一威斯塔（C. Wistar）、法国的解剖学家有郎飞、意大利解剖学家帕尼扎（Bartolomeo Panizza）等都在大体解剖学中取得了成绩。

**4. 胚胎学与比较解剖学** 比较解剖学是 19 世纪一门刚刚起步的新学科。法国的曲维尔（G. Cuvier，1779 – 1832）阐明了异体同工是功能上的相似，异体同源是构造上和发育上的相似。在曲维尔之后，贝肯包尔（C. Begenbaur，1826－1903）是有一位杰出的比较解剖学家，他曾是海得堡大学的教授，教育出大批比较解剖学者。赫胥黎（T. Huxley，1825－1895）是英国著名的生物学家、比较解剖学者。代表作是《人类在自然界的位置》。直至19世纪胚胎学才成为一门明确的科学，其中，德国人贝尔（K. Baer，1792－1876）为胚胎学的发展做出很大贡献。他发表胚胎学著作《动物的发育》这本书囊括了他在胚胎学方面的成绩。由于他的努力，胚胎学才得以巩固和发展。

**5. 生理学与生物化学**　19世纪以前，对人体机能的认识限于解剖学水平，随着化学学科的发展，19世纪的生理、生化开启了对人体研究的崭新一页。由于李比希（Liebig，1803－1873）将化学知识应用到生理学，极大的丰富了生理学内容。在生理学发展中，还有一位喜欢发明实验器械的科学家，他就是路易（K. Ludwig，1816－1895）。他设计了计振器，可以观察呼吸运动，测定动脉血压的变化，成为后来生理学研究不可缺少的仪器。

**6. 细菌学**　细菌学领域最著名的两位科学家是巴斯德和科赫。巴斯德（L. Pasteur，1822－1895）不仅是位细菌学家，而且是法国著名的自然科学家。他用巴氏消毒法挽救了法国的酿酒业和丝织业。巴斯德曾有一句名言："科学是无祖国的，但科学家却是有祖国的"。直至今天，这句话都是许多爱国者的座右铭。

1876年，科赫（R. Koch，1843－1910）科赫开始研究炭疽杆菌的生活条件，以及与牛羊和人类的关系，揭示出在动物体外培养几代的炭疽杆菌，仍然可以在动物体内引起炭疽病。1882年，科赫发现了困扰人类的结核杆菌，同时他又公布了细菌学三定律，即 Koch 法则。1883年科赫被推选为德国霍乱委员会的会长，访问了埃及和印度，调查了霍乱流行情况，并发现了人的霍乱弧菌，同时发现了人的结膜杆菌。由于科赫在细菌学领域的卓越贡献，他获得了1905年的诺贝尔医学和生理学奖。

**7. 药理学的发展**　19世纪由于化学的进步，可以提出生物碱和植物的有效成分，出现药理学这门科学。一系列生物碱有效成分的提取和药物合成之后，人类开始研究药物的性质和功能，这样便产生了实验药理学。

马让迪（Magendie，1783－1855）对箭毒的研究被称为实验药理学的开端，他写的《处方书》（Formulaire）给医界介绍了许多经过科学研究的有效药物。另一位先驱者是马让迪的学生伯纳德（C. Bernard，1813－1878），他对美洲箭毒及一氧化碳中毒进行了实验研究。布克海姆（R. Buchheim，1820－1879）则首先把药理学从传统的治疗学中解脱出来，他在第一所专门研究药理学的实验室里，用实验的方法将药理学发展成为生理学的一个独立部门。

**8. 诊断学的进步**　19世纪初期，临床医学在诊断方面主要成果是叩诊法的推广和应用及听诊法的发明。19世纪初，高尔维沙尔（Corrisart，1755－1821）对叩诊法加以推广，促进了叩诊法在临床上的应用。发明听诊的是雷奈克（R. Laennec，1781－1826）。临床医学利用化学分析方法，补充了物理诊断方法的不足。此外，显微镜学的不断进步，促进形态诊断学在临床逐步取得重要地位。

**9. 免疫学研究**　免疫学的发展过程中，首先应提贝林（Behring，1854－1917）和北里柴三郎（Beili Chaisanlang，1852－1931）在1890年完成白喉抗毒素的研究。贝林和北里柴三郎在科赫的研究所里，将成倍注射白喉毒素实验动物的血清注射在其他动物体中，被注射的动物内毒素中和可以被治愈或者预防白喉的发生，两年以后，这种抗毒素被世界公认，成为治疗白喉的一种重要药品，使白喉死亡率大大降低，这是最早的被动免疫。梅契尼柯夫（E. Metchnikoff，1845－1916）也是这一时期著名免疫学家，1908年梅契尼柯夫因发现白细胞的吞噬现象而获得诺贝尔生理学和医学奖。

**10. 内科与外科的发展**　内科的发展是长期实践积累的结果。19世纪的内科学在疾病的描述、记录、诊断方法等诸多领域的进步，也正是自文艺复兴以来医学数百年的积淀才促成了内科学的巨大发展，为我们今天医学的发展打下了坚实的基础，内科这座医学领域中的大厦已然兴起。疼痛、感染、失血这三大难关被相继突破外科学才有了突飞猛进的发展。麻醉法是由一氧化二氮（即笑气）过渡到乙醚以及三氯甲烷。塞麦尔韦斯通过消毒降低了产褥热的死亡率，外科消毒法的创始人是英国人李斯特（Lister，1827 - 1912）。他借鉴巴斯德的消毒方法，试用了石碳酸并获得了成功。1886 年德国人别格曼（Bergmann，1836 - 1907）采用高压消毒气进行外科消毒，人类真正进入无菌外科手术时代。同时，止血的方法也有改进。19 世纪初期，医务人员开始输血实验。尽管 19 世纪的麻醉、消毒和输血还是初级的、不安全的，但它们的出现，直接改变了外科学在医学中过去一贯低下的地位，为今后外科学的发展铺平了道路。

**11. 法医学的建立** 欧洲的法医学在 19 世纪中叶以后才建立起来，1901 年关于缢死、绞死、窒息、溺死、婴儿被杀的材料逐渐增多，19 世纪中叶有了较好的法医学著作出版，柏林的卡斯帕（Caspar. J）写出一部《实用法医学》，奥地利的霍夫曼（von Hofmann. E，1837 - 1897）写了《法医学教科书》。此外，克拉夫持（von Kraft - Ebing. R）和默塞尔（Mercier）对于精神异常的疾病进行法医学的观察和论述。

**12. 预防医学与精神病学的进一步发展** 18 世纪时预防医学已有某些改进，但实施范围很有限。到 19 世纪预防医学和保障健康的医学对策已逐渐成为立法和行政的问题。1856 年在英国大学第一次开设了公共卫生课程，使预防医学从医学中独立出来，公共卫生成为一门新兴的学科。德国公共卫生学家皮腾科费尔（Pettenkofer，1818 - 1901）卫生学成为一门精确学科。他将物理和化学方法应用到卫生学方面，用实验方法研究卫生学，研究空气、水、土壤对人体的影响，测定大气中二氧化碳对呼吸的意义，并发明了测定空气中二氧化碳含量的方法和住宅的通气及暖气设备，并于 1882 年发表了《卫生学指南》一书。

进入 19 世纪后，1838 年埃斯基罗尔（Esquirol. J，1772 - 1840）开始对精神病进行考察，写出《根据卫生、医学、法律的观点考察精神病》。英国人图克（Tuke. W，1832 - 1881）建议禁止在癫狂病院对患者实行残酷的处置。柏林大学的教授格里辛（Griesinger，W）也提倡宽容对待精神患者，1845 年他出版《精神异常之病理及其治疗法》，详细记述精神患者的症状及精神病与病理解剖学的关系。从此以后，法国一些学者在人道主义精神的影响下，继续从事精神病学的研究。

# 第三节 现代医学发展

自 20 世纪起人类进入科学的世纪，人们科学地认识世界，运用科学技术改造世界的世纪。它以遗传定律的再发现为开始，以人类基因组图谱绘制完成而画上完美的句号，凸现出生命和现代医学发展的强劲趋势。

从 20 世纪 40 年代开始，以原子能、电子和航天技术等为代表的一系列高科技技术先后问世，形成了第三次科技革命，是世界经济飞速发展。在第三次科技革命的带动下，20 世纪的医学技术也发生了三次革命。第一次发生在 30 年代到 50 年代。1935 年，磺胺被证实具有杀菌作用，在 40 年代又实现了人工合成磺胺类药物，促进了医药化工技术的快速发展；第二次世界大战期间，发明了带有通气和搅拌装置的大型发酵罐，打开了大规模生产青霉素的局面。这次医学技术革命使人类第一次获得了特效治疗细菌感染性疾病的手段和方法，开辟了抗生素化学治疗的新时代。第二次医学技术革命发生在 20 世纪 70 年代。最重要的标志是电子计算机 X 线断层扫描仪（CT）和磁共振诊断技术的发明和应用，能快速、准确地检测出早期肿瘤和许多早期的病变。这是一次诊断学技术的革命，开创了无创性诊断的新路子。第三次革命发生在 20 世纪 70 年代后期，科学家运用遗传工程技术先后生产出生长抑制素、人胰岛素、人体生长素、干扰素、乙型肝炎疫苗等多种生物制品，使传统的药物治疗法面临"蛋白质类药物"的有力挑战，开拓了生物学治疗的新概念。

由于现代科学技术的推动，现代医学已经发展为精密、定量、高度分化与综合的庞大科学知识技术体系。随着自然科学和社会科学的发展，医学学科之间互相促进、互相渗透的趋势增强，医学与其他科学之间的互相交叉、互相渗透、互相联系增多，从而形成了现代医学比较完整的科学体系。

## 一、药物学与治疗学

1910 年，化学家埃尔利希（Ehrlich P.，1854 - 1915）与日本人秦佐八郎（1873 - 1938）研制出毒性很小的抗梅毒药物，叫做914。914 的研制成功，使长期流行的梅毒得到较有效的控制，开创了化学疗法，推进了化学药物的研究。

1928 年，弗莱明（Fleming，1881 - 1955）在他的培养基上意外地发现青霉素。之后弗莱明研究证实青霉素有杀死链球菌等细菌的功能。1935 年，英国牛津大学病理学家弗洛里（HW. Florey，1898 - 1968）与德国生物化学家钱恩（EB. Chain 1906 - 1979）合作，解决了青霉素的浓缩问题，使大量生产青霉素成为可能。1943 年青霉素第一次成功地用于治疗患者，临床证实青霉素对猩红热、梅毒、白喉、脑膜炎、淋病等传染病都有明显的治疗效果。第二次世界大战中，青霉素起到了不容忽视的作用。青霉素诞生以后，各种其他抗生素陆续被研制成功。抗生素的发现、应用和发展是 20 世纪药物学和治疗学的重大进步。

## 二、医学影像学

1895 年物理学家伦琴（W. Rontgen，1845 - 1923）发现了 X 射线，并指出这种射线的穿透能力强于其他光线。X 射线从发现至今，已有 100 年，在 20 世纪前半期很多科学家和技术工作者献身于这一领域。传统的 X 射线装置的出现，尽管在形态学诊断方面意义重大，但是，随着时间的推移，X 射线在用于探测人体疾病时所暴露出来的问题，也越来越明显。随着问题的出现，许多科学家寻找新的方法，以弥补 X 射线技术的不足，CT 与 MRI 正是在此大环境下产生的。由于 X 射线、CT 应用范围有限，本身还有很强的辐射；MRI 虽然避免了辐射，但反应速度较慢，对患者也有较高的要求，这些都限制了它们在医学中的使用，而超声、放射性同位素的使用，使得医学物理诊断愈加完善。另一方面，单光子发射计算机化断层显像和正电子发射断层显像（PET）在放射核医学上的应用大大促进了放射核医学的发展。

## 三、免疫学

1907 年，多纳特（Donath）和兰德茨坦纳（Landsteiner）在阵发性血红蛋白尿患者身上发现了抗自身红细胞的抗体。1938 年，多梅什克（Domeshek）发现自身溶血性贫血时，提出自身免疫可能是极为平常的现象。1942 年，孔斯（Coons）发明了免疫荧光技术之后，可以证明患者血清内自身抗体的存在。1945 年欧文（Owen）发现免疫耐受现象，自此免疫学逐渐从抗感染免疫的经典概念中解脱出来。

1965 年，克莱因（Klein）和怀特（White）发现 T 淋巴细胞和 B 淋巴细胞。1966 年，克莱曼（H. Claman）和他的同事证明必须借助这两种细胞的合作才能产生抗体，细胞免疫和体液免疫（产生 IgG，IgA，IgM，IgD，IgE 五类抗体）共同构成抗体的免疫系统。

1975 年，英国剑桥大学的科赫尔（Kohher）和米勒斯特（Milstein）发明了制备单克隆抗体的方法，制出的单克隆抗体被称为"生物导弹"，可以理想化地导向攻击目标，为免疫学开辟了广泛的前景。

## 四、分子生物学

美国学者沃森（Watson）和克里克（Crick）在解释英国物理学家威尔金斯（Wilkins）X射线衍射结果时，发现了DNA分子双股螺旋结构的三维模型，并于1953年4月发表了题为《核酸的分子结构——脱氧核糖核酸的一个模型》的论文，他们的科学结论被以后的科学实验所证实，他们三人也因此共同获得1962年诺贝尔生理学或医学奖。

此后的1955年，格谋（G. Gomow）提出了遗传密码假说。1956年，科伯格（A. Kornberg）等首次在试管中成功地把游离的核苷酸合成为 φ×174 的 DNA。1962年，何莱（RW. Holley）等人破译了遗传密码阐明了蛋白质的合成机制。70年代发表了反转录酶和限制性内切酶的作用。80年代基因工程开始用于治疗疾病，如：美、日等国用单克隆技术治疗癌症；加州大学从患有特殊贫血症的患者体内，抽取出少量骨髓，将正常基因输入骨髓细胞后，再送回患者体内，取得良好效果。

近20年来，分子生物学的影响已逐渐渗透到生物学和医学的各个领域，产生了一些新兴学科，如神经分子生物学、发育分子生物学、免疫系统分子生物学、分子药理学、分子遗传学、分子病理学等。

目前，对人类基因组的研究，破译人类全部遗传信息的研究已取得巨大进展。为了提高人类素质、延年益寿，攻克肿瘤和遗传性疾病等重大难题，对疾病基因和功能基因的研究将成为今后研究的重点。

## 五、器官移植与人造器官

早在1913年法国的卡列尔医师（Carrel A. 1873 – 1944）就曾提出把器官取下培养移植的观点。1933年异体角膜移植成功。1954年美国的医师们将一卵双生兄弟之间的肾移植首次成功。50年代后期，由于免疫学和分子生物学的进展，外科学界在总结以往经验教训的基础上，酝酿着新的突破。60年代以后，由于血管吻合技术的进步，特别是显微外科技术的突破，离体器官保存方法的改进，运用免疫移植法控制排除反应成功，以及人体组织移植规律的发现使器官移植术取得了显著的进展。1963年肝移植（Starzl）、肺移植（Hardy）成功，1966年胰腺移植（Lillehei）成功。

此外，人工心肺机、人工低温术在临床的应用，使体外循环心内直视手术得以开展；人工关节、人工股骨、人工感官的研制与应用也取得较大的进步。

在生物医用材料和内置体方面，特别是医用高分子材料有了飞速的发展。近10年来，心脏瓣膜、心脏起搏器、人工乳房、美容生物材料等的研制日臻完善，并得到广泛应用。

## 六、医学遗传学

1906年"遗传学"这个名词被提出。在遗传学产生和发展的同时，医学遗传学也开始萌芽。早在1901年，兰德茨坦纳就发现了人类ABO血型是按孟德尔规律遗传的。1924年玻恩斯坦（Bernstein）研究了ABO血型遗传规律，提出了复等位基因遗传学说。

20世纪初，摩尔根（T. Morgan, 1866 – 1945）利用果蝇研究了遗传性状，提出了染色体遗传理论。40年代中期，确定了人体染色体数目。50年代中至70年代初逐条完成染色体的鉴别。DNA双股螺旋结构确立后，DNA与遗传的研究更深入。60年代科学家阐明了整个生物世界遗传信息的统一密码，提出了原核细胞基因活动的操纵子学说。70年代在分子遗传学基础上发展了体细胞遗传学。体细胞遗传学和重组DNA技术相结合，对基因组结构和功能，基因定位，肿瘤发生，产前诊断，基因治疗等提供了重要的理论根据。同时在分子遗传学基础上又发展了一门新兴的学科：遗传工程学。

进入 80 年代后，应用重组 DNA 技术，对单基因病的基因进行分析和检测，从而开展了基因诊断学研究，为遗传病的防治和优生工作开辟了新途径。这一系列重大理论问题的提出和解决使遗传工程逐步变为现实。

目前，遗传工程已扩大为生物工程。1996 年英国克隆羊成功，克隆羊多利的诞生揭开了世界迈向生命科学时代的序幕。

近年，医学遗传学是最重要的成果之一就是在人的基因组中发现了癌基因和抑癌基因。当体内的抑癌基因或癌基因发生突变，缺失等遗传学缺陷，便会引起细胞分化机制紊乱，形成肿瘤，这为开展肿瘤基因治疗提供了重要的理论依据。人们可以从基因分子水平上调控细胞中缺陷基因的表达，或以正常基因来代替缺失基因等方式治疗肿瘤。基因治疗还可应用于遗传病、免疫缺陷等疾病的治疗。

总之，医学遗传学的这些重大突破，不但推动分子生物学的发展，而且为遗传病和一些严重疾病的防治以及优生优育开辟了新途径。目前，利用基因工程技术生产的药物，如细胞因子、新型乙肝疫苗、胰岛素等在临床治疗上起到了重要的作用。

## 七、医学模式的转变

从理论上说，医学产生后医学模式也随之产生。从近代医学时期到 20 世纪 70 年代以前，占统治地位的医学模式是生物医学模式，是由神灵医学模式和自然哲学医学模式演变成机械论医学模式后，再由后者发展而形成的。

在生物医学模式的推动下，近代医学进入了实验医学时代。在形态学方面，促进了器官、组织、细胞和分子水平上对人体结构和生理、病理过程的深入研究；在功能学方面，从定性研究发展到精确的定量研究；在应用自然科学研究成果方面，加强了医学与现代科学新技术（特别是计算机、电子学、光学技术等方面）的紧密结合，促进了医学技术的进步，大大地提高了临床诊断和治疗水平。

尽管生物学医学模式极大地推动近代医学的发展，是近代医学研究的一个重要标志，但是随着社会的进步，科学技术的飞速发展，当疾病谱、死因谱和病因等都发生了很大变化的时候，生物医学模式忽视人的社会属性、心理因素、行为因素以及忽视整体的变化等内在缺陷却妨碍了现代医学的发展。

1972 年，美国医师恩格尔（Engle）首先提出生物医学模式的缺陷，指出生物医学模式应向"生物—心理—社会"医学模式（bio - psycho - social medical model）转变的论述，客观地反映了医学发展规律，受到世界各国医学家的注意。

当前心身疾病已日益严重地威胁着人类生命健康，由生活方式和生活行为所致的疾病和环境因素，社会制度造成的疾病已占 70%，因而医学家们从"生物—心理—社会"三个方面提出综合防治的新概念。这种医学模式的转变，标志着以健康为中心的医学科学已迈进一个崭新的发展时期，促进了社会医学、医学社会学和整体医学的建立和发展。

社会医学的形成是医学科学的一次革命。社会医学立足于生物 - 心理 - 社会医学模式，主要研究社会因素与健康的保持和增进的关系；研究社会因素与疾病的产生发展、治疗、康复和医学教育的各个环节。

## 八、传染病的新动态

20 世纪，由于对急性传染病的防治取得了重大进展，使城乡的疾病谱和死因谱发生了明显的改变。虽然传染病的发病率与死亡率已明显下降，但是对国内外传染病的新动向不可掉以轻心，其主要表现在下述几个方面。

**1. 新的严重的传染病时有发生** 目前正在全球迅速蔓延的艾滋病就是一个典型的例子。

艾滋病全称为"获得性免疫缺陷综合征"，该病是由人类免疫缺陷病毒引起，导致被感染者的免疫功能部分或完全丧失，继而发生感染、恶性肿瘤等，最终使机体极度衰竭而死亡。因此，艾滋病对人类威胁极大，成为全球性的极其严重的问题。

**2. 一些老的传染病又在全球呈发展势头** 结核病（TB）是由结核杆菌引起的传染病，原已被控制，近年来又在五大洲蔓延，其中最重要的发病区是在南亚和东南亚。世界卫生组织1994年度报告指出："结核病正威胁着世界三分之一人口的健康，如果不采取预防措施，将在今后的10年内，夺去3000万人的生命。"这份报告还警告说，未来数年各国将出现多种耐药型结核病，每治一例要花费25万美元。专家们还发现，艾滋病毒对人体抑制结核病菌的细胞有杀伤作用，是结核病得以滋生、蔓延的重要原因。

**3. 传染病菌对抗生素产生耐药性** 由于抗生素被广泛应用于临床，因此传染病菌逐渐对抗产生耐药性，给治疗带来了很大的困难。虽然医药学家们又研制了新型抗生素，再次杀灭耐药菌，但是细菌又产生能抵抗最新药物的突变体。如今每一种致病的细菌都有几种突变体，能够对多种抗生素产生耐药性。有些细菌除对一种药物敏感外，对其他所有的药物都有耐药性。现在由耐药节杆菌株引起的结核病占新病例的七分之一。由于一种抗生素对细菌不起杀灭作用，只好联合应用几种，从而使世界各国的医疗保健费增加了数倍。

**4. 一些人畜共患传染病严重威胁人类** 20世纪80年代至今，全世界都被一种叫做疯牛病的人畜共患传染性疾病所困扰。这种传染病不仅造就世界上大量的牛群病死或被屠杀，而且对于人类的自身安全构成了极大的威胁。人食用病牛的肉或以其脑组织等为原料制作的食品也会被感染，发生新变异性克雅病，患者因脑组织遭到破坏而痴呆、精神错乱、瘫痪，最终导致死亡。此外，还有诸如非典型性肺炎、禽流感等一些传染病也在威胁人类，值得高度重视。

## 本章小结

人类早期的医学缺乏主动实践的意识，随着古埃及、古印度和古中国等文明的逐渐兴起，医学的发展进入了一个崭新的阶段，医学理论的逐渐建立，专业的医生开始出现，外科、内科、妇科等最初的医学分科也随之出现。古希腊医学家继承了部分古埃及、古巴比伦的医学知识，经过思考与观察，剔除神怪与迷信，整理出了理性的希腊式医学系统。

拜占庭医学是希腊医学的一个支流，这时的医学家多是医学百科全书的编纂者。阿拉伯医学的主要贡献包括：保存和发扬古代医学成就、沟通了欧亚医学、发展了药物化学。中世纪西欧医学是在曲折中不断前进的，黑死病给欧洲带来了巨大的灾难，但也促进了公共卫生、预防和护理的进步。医学院校的出现使医学教育登上了一个新的平台。

文艺复兴时期，在核心思想"人文主义"的影响之下，近代西方医学也随着人体解剖学的建立取得了革命性变革并逐渐发展兴盛。

17世纪，解剖学和生理学的进步使医学逐渐走上科学的轨道，实验观察与数量分析方法的引入促进了基础医学的发展。人们开始运用科学手段研究医学问题，哈维的血液循环理论是17世纪生命科学最突出的成就，打开了近代生理学的大门。

18世纪自然科学的进步促使产业革命的胜利，机械唯物主义思想的形成对医学的发展产生了深刻的影响。生理学再次取得突破，病理解剖学建立，公共卫生和社会医学引起了人们的重视。至此，近代医学开始走向更加科学、合理的发展轨迹。

19世纪是生物医学体系的确立和发展时期。工业化和社会民主运动促进了各国科学技术的迅速发展，随着物理学、化学、生物学的巨大进步，医学的基础从依赖经验的推理和形而上学的思辨转变为凭借物理、化学实验研究和对疾病实体的客观、细致观察。

在 20 世纪,医学科学取得了比以往任何一个时代都多的成果。由于现代科学技术的推动,现代医学已经发展为精密、定量、高度分化与综合的庞大科学知识技术体系。随着自然科学和社会科学的发展,医学学科之间互相促进、互相渗透的趋势增强,医学与其他学科之间的相互交叉、互相联系增多,形成了现代医学比较完整的科学体系。

**思考题**

1. 试述 18 世纪医学发展的代表人物与其贡献。
2. 试述 20 世纪现代医学技术的三次革命。

（程景民）

# 第三章　医学的范畴

学习要求

1. **掌握**　死亡的标准；疾病的自然进程；急救的基本原则和方法；康复的基本原则。
2. **熟悉**　死亡的过程；健康的标准；康复医学疗效评价方法；疾病的三级预防。
3. **了解**　安乐死与临终关怀；疾病过程的共同规律；临床治疗标准；康复医学的对象；疾病的三级预防；初级卫生保健。

　　人体在致病因素作用下，健康机体的形态结构、功能与代谢发生改变，使机体内外环境相对平衡的状态受到破坏，随之产生疾病，最终走向死亡。医学不仅要在个体、系统、器官、组织、细胞、分子等微观层面上，还要从家庭、社区、社会、生物界、地球、宇宙等宏观系统，揭示生命、健康、疾病、衰老和死亡等现象的本质和相互联系，从而能够有效地预防和治疗疾病，延长生存时间，提高生命质量。

## 第一节　生命与死亡

　　对生命的认识关系到医学的根本目的。医学的本质不仅是生物学问题，也是重要的社会学问题。从生物大系统和社会大环境两个层面来探讨生命问题，对于学好医学知识有着重要意义。

### 一、生命概述

#### （一）生命的标准

　　人的生命究竟从什么时候开始？当前，计划生育和提高人口质量已经成为世界性的重要任务，在生殖与生育控制技术高度发展的今天，人的生命从何时算起，个体人权从何时算起的问题就变得十分迫切，成为具有法律意义和道德意义的问题。关于生命开始时间这一问题有以下观点和学说。

　　**1. 个体/生物学标准**　认为从受精卵着床那一刻起，或者从38周孕龄胎儿离开母体并具有存活能力时起，生命就开始了。这一标准只承认生物学存在，否认社会学存在。

　　**2. 承认/授权标准**　认为生命的开始必须以胚胎发育到可以离开母体而存活为前提，强调胎儿必须得到父母和社会的接受，生命才算开始，人的社会性是人区别于其他动物的本质特征。

　　**3. 复合标准**　既非片面强调生物学存也非片面强调社会学存在。Calahan 认为，人的生命开始要根据生物学的、生理学的和文化因素。把生物学生命与社会生命统一起来的生命开始标准有多方面的优点：为控制人口奠定基础；避免了亲属标准中杀婴的危险性；方便妇女人工流产的要求；避免生物学研究的片面性。

在法律上认可的"人的生命"开始的时限，不同的国家是有所不同的。例如，美国1973年作出妊娠在三个月前终止为合法的决定。1981年，一些反对人工终止妊娠的团体试图以"生命法案"的形式规定："人的生命从受精卵的瞬间开始，从这时起的胚胎就具有人权。"对此，哈佛大学、麻省理工学院等大学的1300名学者以及美国医学联合会等都极力反对"生命法案"。由此可见，关于"生命开始"这一问题，至今没有得到解决，更因宗教和道德观念的影响而变得复杂。

### （二）生命的价值

人的生命是一个渐进、持久并逐渐衰亡的过程，生命的价值融于这一过程之中，因此，生命价值具有大小、高低之分。判断生命价值的大小或高低可从两个方面考虑：①生命的内在价值，它是由生命的质量所决定的，是判断生命价值的前提和基础；②生命的外在价值，即某一生命对他人、对社会和人类的意义。

生命的内在价值与外在价值不一定呈现出正比例发展的趋势。人的生命的外在价值的实现是一个渐进发展的过程。在现代社会，我们应该强调人类生命的物质价值、精神价值和人性价值的统一。生命的物质价值认为：人是创造物质和精神财富的主体，维系一个人的生命能产生很高的价值。生命的精神价值及生命的心理学价值认为：生命的保持是某些个体的心灵慰藉和精神寄托。生命的人性价值或称生命的道德价值，强调从人道主义出发善待所有的生命。全部医疗活动，都应完整体现生命的物质价值、精神价值和人性价值。

### （三）生命的质量

正常的个体生命质量是个体能够正常进行生命活动的前提，并有利于人类群体生命质量的提高。异常的个体生命质量，由于其生理状态和心理状态不健全或不同程度受损，从而不能适应个体生命活动的要求，其中一些个体生命还可能通过血缘关系对其后代的生命质量产生遗传学意义上的不良影响。因此，应该从这个高度来认识生命的质量。生命的质量，不仅关系到个体生命健康存在，而且关系到人类群体生命质量的提高和人类文明的发展。从个体生命质量水平的变化过程来看，个体生命质量的水平是一个动态过程，即生命的诞生——生命的健康存在——生命的结束，在这一过程中，生命质量不可抗拒地从无到有、从高质量向低质量转化。

### （四）生育的控制

生育控制是生殖优生领域的一个特定概念，是指对人生育权利的限制，包括对正常人生育权利的限制和对异常特定人生育权利的限制。前者往往是国家为控制人口数量而制定的一种普遍的政策和法令（如计划生育政策）；后者往往是从优生（即从提高出生人口质量、提高未来人口素质）角度考虑，对一些严重影响后代生命质量的特定育龄夫妇（如严重精神分裂症患者、各类智力低下的人、严重遗传性疾病及其他患有医学上认为不宜生育的疾病的人）实行生育的社会限制和医学限制。生育控制方法主要包括避孕、节育、绝育、流产等。

## 二、死亡

生命过程就是生长、发育向衰老、死亡转化的过程。科学辩证地看待死亡问题，无论对医学工作者还是普通民众，都具有十分重要的意义。

### （一）死亡的定义

生命的本质是机体运动演化的过程，死亡则是这一运动的终止。单细胞动物的细胞死亡即是个体死亡，而多细胞动物个体死亡时，并不是所有细胞都同时停止活动。如人心跳停止后，气管上皮细胞还可以进行纤毛摆动，表皮细胞可再存活120小时以上。活体内细胞也并非全部生存，血细胞、上皮细胞和生殖细胞都在不停地衰老死亡。

### （二）死亡的标准

脑死亡是指包括大脑、间脑，特别是脑干各部分在内的全脑功能不可逆性丧失。判断脑死亡的依据如下。

（1）出现不可逆性昏迷和对外界刺激完全失去反映。

（2）颅神经反射消失，如瞳孔反射、角膜反射、吞咽反射等。

（3）无自主呼吸，施行人工呼吸15分钟后自主呼吸仍未恢复。

（4）脑电波包括诱发电位消失，出现等电位或零电位脑电图，即大脑电沉默。

（5）脑血管造影证明脑血液循环停止。

一般认为后两项是判断脑死亡最可靠的指标。脑死亡的提出，突破了关于死亡认定的传统概念。也就是说，一旦大脑和脑干功能终结，不管是否仍有心的跳动或肺的呼吸，其作为人的生命本质已经不复存在。脑死亡既是生物学死亡，也是社会学死亡，因而具有人类个体生命终结的全部含义。脑死亡概念对于准确判断个体死亡的发生，确立终止复苏抢救时间，特别对将仍存活的器官用作移植供体，具有十分重要的医疗、法律和伦理学意义。要注意的是，脑死亡这个术语不应被滥用或混淆。如大脑皮质死亡、不可逆昏迷和永久性植物状态等，均与脑死亡有本质的区别。因此，将植物人或长期昏迷者知觉和意识的恢复看成是脑死亡的复苏是不正确的。

### （三）死亡的原因

死亡从性质上分为生理性死亡和病理性死亡两种。生理性死亡是由于机体的自然老化所致，又称自然死亡、衰老死亡。据估测，人类自然寿命大约120~160岁，因此人的生理性死亡并不常见。病理性死亡原因有：①重要生命脏器如脑、心、肝、肾等严重不可逆性功能损伤；②慢性消耗性疾病，如恶性肿瘤晚期、严重肺结核、重度营养不良等引起的机体极度衰竭；③由于中毒、窒息、出血等意外事故所引起的严重急性功能失调。

### （四）死亡的过程

死亡是人体生理机能逐渐衰减以至完全停止的过程，并非瞬间即逝的现象，而是一个逐渐发展的过程。机体内各组织、细胞并非在同一时间进入死亡，多数临床情况下，死亡的发生是一个从健康的"活"的状态过渡到"死"的状态的渐进过程，可以分为以下几个阶段。

**1. 濒死期** 也称临终状态。此时脑干以上的中枢神经系统处于深度抑制。临床上表现为面色苍白，角膜失去光泽，反射迟钝或减弱，意识模糊或丧失，血压降低，脉搏难以触及，心音非常微弱，心动过速或徐缓，心律不规则，部分患者经抢救可延续生命。

**2. 临床死亡期** 主要标志是自主呼吸和心跳停止，瞳孔散大固定，对光反射消失。此时延髓处于极度抑制状态，但整体生命并没有真正结束，若采取恰当的措施，尚有复苏的可能。临床死亡期的时限通常为5~6分钟，在低温或耗氧量低的情况下，临床死亡期可延长至1小时或更久。

**3. 生物学死亡期** 是指全身各组织、细胞的死亡，故又称细胞性死亡。此时重要生命器官及所有人体组织细胞死亡，是死亡过程的最终不可逆阶段。此期各器官系统的新陈代谢相继停止，虽然在一定时间内某些组织仍有不同程度的代谢功能，但整个机体已经不能复活。

### （五）安乐死与临终关怀

**1. 安乐死** 安乐死源于希腊文，原意指无痛苦的死亡，现在是指因为疾病或其他原因已无救治希望的患者在危重濒死状态时，由于精神和躯体的极端痛苦，在自己或家属的要求下，经过医生的鉴定和法律的认可，用医学的方法使患者在无痛苦状态下度过死亡阶段而结束生命的全过程。

其中因停止人工抢救措施以缩短其生命过程者，称为消极安乐死（听任死亡）；使用加速死亡的药物和方法者，称为积极安乐死（主动死亡）。需要澄清的是：①安乐死是优化的死亡状态；②安乐死不是使人死亡的原因；③安乐死不具有杀人目的；④安乐死适用于"存在痛苦的求死者"。

安乐死的提出已有多年，但迄今仍有许多医学、社会学和伦理学问题尚未得到解决，包括我国在内的绝大多数国家尚未对安乐死进行立法。2000 年荷兰议会正式通过安乐死法案，使其成为世界上第一个为安乐死立法的国家，目前该国每年有约 4000 人接受安乐死。在我国实行安乐死条件尚不成熟的情况下，医生应对要求安乐死的患者和家属持十分慎重的态度，避免引起医疗纠纷。

**2. 临终关怀**　从广义上讲，安乐死属于临终关怀的特殊形式。临终关怀又称为善终服务、安宁照顾等，意在使临终患者在较为舒适安逸的状态中走完人生最后旅途，这与安乐死的本质即终止痛苦而不是终止生命的理念是一致的。

临终关怀的对象既包括临终患者也包括患者家属。临终关怀应遵循以下基本原则：

（1）注重于人而不是病，采取综合性措施，解除患者在躯体、心理、社会、经济等方面经受的痛苦。

（2）尊重临终患者的生命价值和权利，使其尽可能在临终时保持安详、平静和庄重。

（3）重视生命的质量胜过重视生命的数量，临终关怀的目的在于改善临终者的生命质量，而不是盲目地延长生命。医患双方都应像正视出生、正视疾病那样正视死亡，帮助患者安详、平静地接纳死亡。

# 第二节　疾病与健康

## 一、疾病

研究疾病的基本特征、发生原因（病因）、发生发展过程（机制），结构、功能、代谢变化（病变）以及相应症状、体征和行为异常（临床表现）等的规律与本质，是疾病预防、诊断、治疗、康复的基础。

### （一）疾病的定义

人类对疾病的认识经历了漫长的过程。目前认为，疾病是机体在外界和体内某些致病因素作用下，因自稳态调节紊乱而发生的生命活动障碍。在此过程中，机体组织、细胞产生病理变化，出现各种症状、体征及社会行为的异常。病理变化（简称病变）是指不同疾病中机体发生的功能、代谢和形态结构的异常改变，如炎症、损伤、休克、心力衰竭等。症状是指患者主观上的异常感觉和病态改变，如头痛、恶心、畏寒、不适等。体征是疾病的客观表现，如肝脾肿大、心脏杂音、神经反射异常等。广义的症状可以包括体征。社会行为是指人际交往、劳动等作为社会成员的活动。疾病一旦发生，机体内环境稳定性及对自然与社会环境的适应性就会受到破坏，机体便进入了与健康状态完全不同的失衡运动态势。

### （二）疾病的自然进程

疾病的自然进程（自然史）大致可分为以下几个阶段。

**1. 易感期**　易感期指尚未发病，但是已具备发病基础和条件的时期。一旦致病因素齐备并达到一定强度，或机体防御功能低下处于亚健康状态，构成充分病因便可发病。例如血清胆固醇增高会导致冠心病，有高血压家族史的青年容易患高血压。易感期是疾病预防的最佳时期。

**2. 发病前期（潜伏期）**　从病因开始产生作用到出现最早临床症状、体征前这段时期称为发病前期。此期在传染病称为潜伏期。不同疾病甚或同一疾病不同个体的发病前期长短差别很大,少则数小时,如食物中毒;多则数十年,如艾滋病、麻风。本期是早期发现和诊断疾病的良好时机。此期虽无明显疾病临床表现,但可借助生物化学、影像等检查方法和手段,找到疾病发生的早期征兆。

**3. 发病期(临床期)** 发病机体在形态、功能、代谢等方面已经出现明显的病理改变和相关的临床症状、体征。此期由于疾病处于高潮时期,特别需要及时的治疗与护理。如急性阑尾炎有发热、呕吐和转移性右下腹痛等典型临床症状和体征,周围血检查可见中性粒细胞数量增多,显微镜下可见阑尾充血、黏膜坏死等。对传染病而言,此期是最重要的传染源,应该实施严格隔离措施。

**4. 发病后期(转归期)** 发病后期可有以下几种表现形式和转归走向。

(1)完全恢复健康 完全恢复健康又称为痊愈,是指疾病的症状和体征完全消失,各系统器官代谢、结构和功能均恢复正常,人的躯体、精神和心理状态与自然环境和社会环境重新达到平衡某些传染病痊愈后还使机体获得一定免疫力。

(2)不完全恢复健康 不完全恢复健康是指疾病发病期的主要症状和体征已经基本消失,但功能、代谢和结构并未恢复正常。在存在某些病变的情况下,通过代偿康复来维持相对正常的生命过程。如烧伤后产生的瘢痕,脊髓灰质炎或脑血管意外引起的肢体运动障碍等。发病后期有时也成为残障期。

(3)迁延不愈或转为慢性当致病因素持续作用,或因治疗不彻底时,可使某些急性疾病迁延不愈,最后转为慢性。如急性肝炎转变为慢性肝炎,急性肾炎转变为慢性肾炎。当致病因素减弱或抵抗力增强时,慢性病可向痊愈发展。慢性病也可有急性发作,如慢性阑尾炎急性发作等。急性发作常常使慢性疾病的病情恶化。

(4)蔓延扩散 在在致病因素较强,机体免疫力、抵抗力较差的情况下,某些疾病的致病因子可经血管、淋巴管、组织间隙等由局部向临近组织蔓延或向全身播散,这些致病因子包括细菌、病毒、肿瘤细胞、化学毒物等。例如结核分枝杆菌在肺内形成结核病灶,可沿淋巴管蔓延,引起肺门淋巴结结核。肿瘤细胞也可侵入局部血管随血流运行至他处,形成远隔器官转移性肿瘤。疾病的蔓延扩散还易于导致疾病合并症和继发症。

(5)合并症、继发症和后遗症 合并症又称并发症,是指在某一疾病基础上,同时患有另一独立疾病;继发症则是指某一疾病自然进程结束后继而发生新的疾病。而后遗症系某一疾病结束后所遗留的相对永久性的结构与功能障碍。例如大叶性肺炎可伴有纤维素性胸膜炎等合并症,也可在纤维素性炎症基础上继发肺脓肿,或在败血症基础上继发感染性休克。

(6)死亡 由于病情未能得到有效控制,疾病有可能恶化造成患者死亡。死亡不一定都是疾病恶化的结果,也可以由衰老和意外伤害事故引起。

**(三)疾病过程的共同规律**

疾病过程的共同规律是指疾病发生、发展、转化过程中,疾病病因、发病机制、机体代谢、结构和功能改变极其临床表现之间的相互关系,是从生物学、医学和哲学角度来分析健康与疾病矛盾运动的性质、特点与规律。

**1. 自稳与紊乱动态平衡** 通过神经和体液的调节作用,机体各系统及机体与外界环境之间保持适应关系,这种状态称为自稳调节下的自稳态。疾病时,自稳调节的某一方面先发生紊乱,进而通过连锁反应使自稳调节的其他方面也相继发生紊乱。例如碘摄入不足首先引起甲状腺分泌甲状腺素减少,通过反馈机制,垂体促甲状腺素分泌增多,促使甲状腺滤泡增生、肥大。如缺碘时间过长,滤泡上皮细胞因功能过度而衰竭,以至滤泡腔内储满不能碘化的甲状腺球蛋白胶质,于是体现甲状腺自稳态失衡的甲状腺肿也就随之发生了。

**2. 损伤与抗损伤贯穿始终** 致病因素可引起机体的损伤,同时机体也动员各种防卫功能对抗所受到的损伤。当损伤占据优势时，疾病趋于恶化，甚至造成死亡。反之，当抗损伤占据优势时，疾病就缓解，乃至回复健康。例如大叶性肺炎时，一方面患者出现高热缺氧、肺泡腔纤维蛋白渗出等损伤性变化，另一方面机体也产生周围血白细胞增多、特异性抗体形成等一系列抗损伤反应。

在疾病发生发展过程中，损伤与抗损伤反应在一定条件下也可向各自相反的方向转化。例如急性喉炎时，喉头黏膜的水肿充血本是机体的防御措施，但喉头黏膜高度水肿，又可成为导致喉头狭窄甚至窒息死亡的原因。因此，在临床实践中应周密观察损伤与抗损伤矛盾的相互转化，采取正确的诊断和治疗措施。

**3. 因果关系交替转化** 因果关系交替转化是疾病发生发展的基本规律之一。因果关系中的每一环节既可是前一种变化的结果，又可是后一个变化的原因，称为"病因网"。例如外伤性出血时，急性大量出血做为"因"，可引起有效循环血量减少这个"果"。有效循环血量减少又可作为"因"，产生重要器官缺氧和血压下降这个"果"。如能及早采取措施在疾病发展的主导环节上打断因果转化的恶性循环，也就掌握了疾病发展的主动权。

**4. 局部与整体相互影响** 疾病的表现形式既可以局部病变为主，也可以全身反应为主。局部病变可以通过神经和体液的途径影响整体功能。机体全身状态也可以通过这些途径影响局部病变。以疖（毛囊炎）为例，它在局部引起充血、水肿等炎症反应，严重时可以引起白细胞增多、发热、寒战等全身性反应。有时疖给予局部治疗效果不佳，发现原来其是全身代谢性疾病——糖尿病的局部表现，只有治疗糖尿病后局部毛囊炎病变才会得到控制。全面分析疾病的全身和局部病变的内在联系，是医疗实践中必须把握的基本原则之一。

**5. 外因和内因共同作用** 引起疾病发生发展的外部因素和内部因素可相互影响，共同决定疾病的产生、发展和结局。如没有脑膜炎双球菌感染，机体就不会发生流行性脑脊髓膜炎。但在该病的流行期间尽管许多人体内部都会有该菌的存在，却只有少数抵抗力薄弱的个体才会发生该病，而且即使发病也有轻有重。辩证地认识外因和内因在疾病中的作用，对具体疾病进行具体分析，才能全面正确地认识和防治疾病。

**6. 本质与表象对立统一** 疾病时必有代谢、功能或结构上的异常，并表现为症状、体征或其他化学物理检查所能观察到的变化。例如病毒性肝炎时，如果没有乙肝病毒引起的一系列肝细胞变性坏死变化，临床上恶心、黄疸、乙型肝炎病毒抗原极其抗体阳性等相应的症状、体征、理化检查结果都成了无本之源。如果没有上述临床症状、体征或理化检查阳性的外在显露，我们也无法察觉和判断体内乙型肝炎的存在和程度。对疾病做出准确、科学的概括是医学界长期追求的目标。对于疾病现象、本质和发生发展规律的进一步认识，还有赖现代科学技术的发展和不断进步。

**（四）疾病发生的一般机制**

疾病发生的一般机制是指疾病形成的共同机制，它是个别疾病特殊机制的总和。随着医学基础理论的飞速发展，各种新方法新技术的广泛应用，不同学科间的交叉融合，人们对于疾病有了更新的认识。

**1. 神经体液机制** 正常机体维持内环境的自稳定是通过神经体液调节来实现的。如原发性高血压时，大脑皮质和皮质下中枢功能紊乱，使调节血压的血管运动中枢反应性增强，交感神经兴奋，去甲肾上腺素释放增加，小动脉收缩。同时副交感神经活动亢奋，释放肾上腺素，使心率加快。由于肾小动脉收缩，肾素－血管紧张素－醛固酮系统激活，血压升高。另外，溃疡病、休克等许多疾病，也都有神经体液因素的参与。

**2. 细胞机制** 致病因素作用于机体后导致组织细胞代谢、功能和结构障碍，从而引起疾病。某些病因非选择性地直接损伤组织细胞，如机械力可引起细胞破裂，低温可引起冻伤。另一些病因则对组织细胞产生选择性直接损伤，如四氯化碳中毒主要引起肝细胞变性坏死，乙型脑炎病毒则损伤中枢神经细胞。致病因素还可引起细胞膜和细胞器功能障碍。当细胞膜离子主动转运功能失调时，细胞内 $Na^+$、$Ca^{2+}$ 大量积聚，导致细胞水肿甚至死亡。线粒体功能障碍时，氧化还原电位下降，辅酶Ⅱ不能再生，各种酶系统受到抑制，同时使依赖 cAMP 做为第二信使的激素不能发挥其调节作用，细胞最终死亡。

**3. 分子机制** 从分子水平研究疾病发生机制，使人类对于疾病本质的认识进入了新的阶段。如镰状细胞贫血，就是由于血红蛋白（珠蛋白）分子中 β 肽链氨基端第六位的谷氨酸被缬氨酸异常取代，造成红细胞扭曲变形破坏。此外，一些蛋白质、酶、受体等的缺失也是基因异常所造成的。近年发现细胞内癌基因、抑癌基因等在细胞增殖、分化乃至肿瘤激发、演进中发挥重要作用。例如，在结肠癌的形成过程中，从正常上皮到增生上皮的演变可能与 *apc* 抑癌基因的丢失有关。早期腺瘤发展为中期腺瘤及晚期腺瘤，则分别涉及 *k - ras* 癌基因突变和 *dcc* 抑癌基因丢失。而晚期发生的 *dcc* 和 *p53* 两抑癌基因丢失，则促使肿瘤从良性转向恶性。胃癌、前列腺癌、食管癌等的演进过程，也有类似的基因谱变化。2000 年和 2003 年，美、英、日、德、法、中等多国科学家先后公布了人类基因组框架草图和人类基因组序列图。人类基因组学和人类蛋白组学研究对阐述疾病发生的分子机制，将起到极大的推动作用。但是也应该指出，过分强调基因作用的基因决定论是不可取的。

**4. 疾病的分类** 为了有利于疾病的预防、治疗和预后，有必要对疾病进行分类。综合分类法将病因学、病理学、解剖学、遗传学、心理学、生理学、社会学等因素统筹考虑，较能全面准确反映出各类疾病的特点、性质、归属，从而成为应用范围最广的分类方法。世界卫生组织"疾病和有关健康问题的国际分类（ICD—10）"中的一级分类大致为：①某些传染病和寄生虫病；②肿瘤；③血液及造血器官疾病和某些涉及免疫机制的疾患；④内分泌、营养和代谢疾病；⑤精神和行为障碍；⑥神经系统疾病；⑦眼和附器疾患；⑧耳和乳突疾病；⑨循环系统疾病；⑩呼吸系统疾病；⑪消化系统疾病；⑫皮肤和皮下组织疾病；⑬肌肉骨骼系统和结缔组织疾病；⑭泌尿生殖系统疾病；⑮妊娠、分娩和产褥期；⑯起源于围生期的某些情况；⑰先天性畸形和染色体异常；⑱症状、体征和临床与实验室异常所见，不可归类在他处者；⑲损伤、中毒和外因的某些其他后果；⑳疾病和死亡的外因；㉑影响健康状态和保健机构接触的因素。

疾病在人群中有较高发病率时成为常见病或多发病，如一些慢性病、传染病、寄生虫病、地方病和职业病等。慢性病即慢性非传染性疾病，包括心脑血管病、肿瘤、糖尿病、精神病患等。传染病是指由各种致病微生物或其他病原体所引起的具有传播、流行特性的疾病。根据《中华人民共和国传染病防治法》，有甲、乙、丙三类共35种疾病实行分类管理。如鼠疫、霍乱（甲类）；病毒性肝炎、艾滋病（乙类）；结核病、血吸虫病、流行性感冒（丙类）等。2003 年 4 月，卫生部又将当年爆发流行的传染性非典型肺炎纳入传染病防治法管理的范畴。寄生虫并是由寄生虫引起的疾病，常见的有阿米巴病、疟疾、丝虫病、蛔虫病等。地方病是宿主长期暴露于当地特定自然和社会致病因素而形成的地方性流行疾病，如克山病、碘缺乏病、血吸虫病等。职业病是指劳动者在生产劳动及其他职业活动中因接触职业性有害因素引起的疾病，如尘肺等。有的疾病可兼有上述多类疾病的特点，如血吸虫病同时属于寄生虫病、地方病、传染病和流行病。此外，有较明确病理形态学损害的疾病称为器质性疾病，而那些以功能调节紊乱为主的疾病则称为功能性疾病，由思想、情感障碍引发的器质性疾病特称为心身疾病。

**5. 疾病谱变化** 疾病在不同时期不同人群中的发病率、死亡率有时会发生较大变化，这种变化称为疾病谱变化。例如重度营养不良、传染病和寄生虫病常伴随饥饿、贫穷现象存在，随着人民生活水平特别是医疗技术水平的提高，这些疾病的发病率明显下降。而恶性肿瘤、心脑血管病、精神疾患等与环境社会状况相关的慢性病，则有所增加。如 1957 年我国城市人群死亡顺位前五位疾病是：呼吸系统疾病、传染病、消化系统疾病、心脏病和脑血管疾病，到 2002 年则演变为恶性肿瘤、脑血管病、心脏病、呼吸系统疾病及损伤与中毒疾病。我们要科学、动态、全面地掌握疾病谱的变化及其规律，提供预防疾病与战胜疾病的能力。

## 二、健康

### （一）健康的定义

世界卫生组织把健康定义为："健康是身体、心理和社会适应的完好状态，而不仅仅是没有疾病或虚弱"。"健康是日常生活的资源，而不是生活的目标。健康是一个积极的概念，它不仅是个人身体素质的体现，也是社会和个人的资源"。这个定义指出了健康是什么（健康的组成）和健康是做什么的（健康的作用）两个方面。

### （二）健康的组成

可由 3 个维度组成，它们以相互作用的方式建立相互的联系，使得我们能够参与到广泛的生活经历中。

**1. 身体** 是指我们身体所构成的生理和结构的特征，包括体重、视力、力量、协调性、耐力、对疾病的易感性和恢复力等，可帮助我们完成一系列的生理功能去处理每天的事情。所以身体是健康的最重要部分。

**2. 心理包括智力、情绪和精神** 智力指人们接收和处理信息的能力；情绪往往表现为生气、快乐、害怕、同情、罪恶、爱和恨等。包括人们看待现实社会、处理压力、并能灵活和妥善地处理冲突的能力。我们常常都会被情绪状态所影响，但那些一直努力促进情绪健康的人，会让生活充满愉快，而不是让情感满是伤痕或生活没有快乐；精神包括人们对整个宇宙的认识、人类行为的本性、还有服务他人的愿望。

**3. 人际交往和社会适应** 健康的第三个维度是社交能力。良好的人际关系取决于是否真正地欣赏和接纳他人，很好地化解人际冲突，在交往中获得乐趣，以提高社会适应能力。

### （三）健康的标准

健康标准可分为躯体健康标准和社会心理健康标准两类。

**1. 躯体健康标准** 躯体健康标准包括：精力充沛，善于休息，睡眠好，能从容担负日常的繁重工作；身体应变能力强，适应外界环境的变化；能抵抗普通感冒和传染病；体重适当，身体匀称。站立时，头、肩、臂、腿位置协调；眼睛明亮，反应敏锐，眼睑不发炎；无龋齿，牙齿无疼痛，牙龈颜色正常、无出血；头发有光泽，无头屑；肌肉结实，皮肤有弹性，脏器结构功能正常。

**2. 社会心理健康标准** 社会心理健康标准包括：生活目标明确，态度积极，追求和理想切合实际；人格完整，情绪稳定，自我感觉真实；充分了解自己的优缺点，对自己的能力有恰当的估计；在所处环境有充分的安全感，能保持良好的人际关系；能适度发泄自己的情绪，并有较强的自我控制能力；在不违背集体意志的前提下，最大限度地发挥个性；在符合社会道德规范的情况下，适当地满足个人的欲望要求；乐善好施，对弱者充满同情心；嫉恶如仇，对损害社会的现象表示愤慨。

### （四）健康的作用

健康可以使我们完成所需的活动，选择性地把我们带入和经历与人们相关的生活中，从而使人们的每个阶段经历丰富多彩的生活，并随着时间的推移，在日复一日的人生经历中积极地扮演不同生命阶段所需要的角色。在这一过程中，人们是否对生活满意，是否快乐和幸福，则是判断健康的主观感受。

### （五）健康的决定因素

**1. 社会环境** 包括个人收入和社会地位；文化背景和社会支持网络；教育；就业和工作条件。

**2. 物质环境** 包括在生活和职业环境中的物理、化学和生物因素，以及住房、工作场所的安全，社区和道路的设计，绿化等，都是影响人们健康的重要因素。

**3. 个人因素** 包括健康的婴幼儿发育状态及家庭环境；个人的卫生习惯；个人的能力和技能；人类生物学特征和遗传因素。

**4. 卫生服务** 包括拥有维持健康、预防治疗和康复等服务健全的卫生机构，一定的经济投入，合理的卫生资源配置等。

健康与疾病是相对立而存在的，但没有疾病并不等于健康。健康和疾病之间存在既不健康也无疾病的状态，成为亚健康状态。每个人都在疾病——健康连续体的两端之间占有一个位置，并可随时间推移和机体状态、环境变化而处于变动之中；健康不仅是身体上的完好，还包括精神心理上和社会适应上的完好状态，后两者对于人类尤为重要。心理和社会上长期不健康状态，也会引起躯体疾病，如酒精中毒、性病、精神疾病等。因此，全面健康必须以生理健康为基础，心理健康为条件，环境健康作保障；健康是人类生存的基本权利。维护人类个体和群体的健康，是社会组织和每个社会成员的义务。社会有责任优质、公正地为社会成员提供使其保持健康的必要条件；社会成员也应增强健康意识，自觉参与到保障社会大众健康的工作中去。

### （六）亚健康状态

亚健康状态是指介于健康和疾病之间的中间状态，即指非病非健康状态。除了少数意外损伤可以使人体在瞬间从健康状态进入疾病状态外，人体的代谢、功能、形态从健康到疾病大都有一个从量变到质变的或长或短的过程。在这个过程中，机体各系统的生理功能和代谢过程活力降低，适应力呈不同程度减退，往往自觉全身疲乏无力，情绪低落，肌肉关节酸痛，消化功能减退等。有资料显示，由于生活节奏快、竞争激烈、心理压力大，再加上生活活动单一，亚健康状态的比例呈上升趋势。我国亚健康人群约占全国人口的70%，衰老、慢性疲劳综合征、经前期综合征、更年期综合征等均属于亚健康状态。

人体亚健康状态具有动态性和两重性，或回归于健康或转向疾病。医生的责任就是自觉地研究人体亚健康状态问题，积极促进前一种转化。个体也应该通过自我调节和自我控制，调整生活方式、饮食习惯、心理状态、体质情况。此外，亚健康状态需要与疾病的无症状现象（亚临床疾病）相鉴别。后者本质上为疾病，虽临床上不体现疾病的症状和体征，但存在生理性代偿或病理性改变的临床检测证据，如"无症状性（隐匿性）缺血性心脏病"。从某种意义上说，人体亚健康状态可能是疾病无症状现象的更早期形式。

亚健康状态作为一个新的研讨领域，会得到越来越多的关注。但是，由于人们对亚健康的认识还不够深入，对其范围的界定、评判的标准和综合对策尚待进一步完善。

## 第三节 治疗与康复

## 一、治疗

### （一）治愈疾病的基本因素

常听到患者这样说："我的病是某某医生治好的"，"某某药真好使"。这些看法实际上并不准确，因为战胜疾病的决定性因素既不是医生也不是药物。被称为医学之父的希波克拉底曾经提出这样一个观点："疾病治愈主要依靠机体内部的抗御疾病的能力，医生和药物只是起到帮助的作用，是机体内部抗御疾病能力的补充"。这个观点阐明了治愈疾病的基本因素，以及内外因素之间的辩证关系。

所谓疾病，是指来自外界刺激造成的身心损害，与机体对损害的自然防御力量相互作用的一种状态。机体的主要自然防御力量包括组织屏障（如血－脑屏障、胎盘屏障、气－血屏障）、白细胞的吞噬作用、组织修复和免疫（体液免疫、细胞免疫）等，这些防御力量是战胜疾病的主要力量。例如细菌性肺炎，如果我们体内没有白细胞的吞噬作用，只靠药物，即便是特效的抗生素，也不能治愈疾病。因为药物只是起到阻止病原菌在体内繁殖，对病原菌造成不利的影响而已。

我国传统医学讲"扶正祛邪"是很有道理的。医护人员的任务就是指导和护理患者，使其充分发挥出体内的自然防御能力，并恰当选择和运用各种治疗方法，辅助患者用所具有的自然治愈力去战胜疾病。

### （二）治疗学的起源与发展

治疗学是研究治疗的起源与发展规律、治疗方法和专门技术及其分类、作用机制、适应范围及禁忌证等内容的一门学科，是临床医学科学的一个分支。它起源于原始的经验疗法，发展为现今的科学疗法，经历了漫长的发展过程。

汉语"医"的含义是治疗。如果把医学分为实用和学术两个方面，那么治疗疾病就是实用医学。人类出现在地球上的同时，实用医学也随之诞生了。

### （三）临床治疗准则

临床治疗既是科学，又是艺术，既有规律，也有准则。

**1. 实行革命的人道主义** 我国自古就有"医乃仁术"的说法。历代医家都强调医者要有"仁爱救人"的精神，同情、关心和爱护患者，尊重患者的人格和生命价值，帮助患者解除疾病之苦。希波克拉底在其著名的《誓言》中说："无论置于何处，遇男或女贵人及奴婢，我之唯一目的，为病家谋幸福。"这种"仁爱救人""为病谋幸福"的精神，实际上就是医学的人道主义。人命至重，贵于千金。医生不仅仅是一种职业，而是一种天职。医生的使命是治病救人。因此，医生应在救治过程中尊重患者的人格与尊严，不问尊卑贫富，一视同仁，始终保持实事求是的科学态度，团结协作，不谋私利。

**2. 重视心理治疗** 医学模式从最初的神灵主义医学模式开始，历经自然哲学的医学模式、机械论医学模式、生物医学模式，在实践活动中逐步完善到今天的生物－心理－社会医学模式，心理因素在疾病发生发展中的作用日益受到关注。世界卫生组织提出："人体健康的一半是心理健康"，可见心理治疗之重要。人的心理平衡与生理健康两者可相互影响，互为因果。因此，每个医生都要学会从精神上、心灵上为患者解除病痛，调节心理平衡，治疗效果比单纯进行生物治疗要好得多。

**3. 整体、综合治疗** 人是由生理－心理－社会构成的统一的整体，内、外因素是相互作用和依存的。因此，治疗方案也应该是多层次的整体治疗，包括自身治疗、家庭治疗、医院治疗和社会治疗等。疾病的发生、发展往往是多因素的，因而，治疗也常需采取多种途径综合治疗。如中医与西医，全身与局部，心理与躯体，手术与非手术，放疗与化疗，护理与治疗的配合或联合，以期获得最佳疗效和最少并发症。中医讲治病求本，标本兼治，缓则治本，这是一项重要治则。在急性期，首先要把握住生命体征（血压、脉搏、呼吸、体温）及神志，其次要控制严重症状如大出血、剧烈疼痛等。在急性危急症状得到控制、病情缓解后或同时，应寻找病因加以去除，使得治疗获得根本、持久的效果。

**4. 个体化治疗** 人有个体差异，相同疾病于不同个体可表现各异，不同患者对同样治疗的反应与效果也并非相同。如何使每个患者的疗效最佳，副作用最小，是临床治疗的艺术所在。医生在施治时，不仅要掌握疾病和治疗的普遍规律，还应考虑每个人的个性特点。临床治疗手段、药物剂量、给药途径、疗程等均应个体化，切不可千篇一律，教条施治。

**5. 最优化治疗** 临床治疗应选择对人体损伤及带来的痛苦最轻，风险最小，并发症最少而效果又最好的手段或方法。如疗效大致相同，则尽可能以非手术治疗替代手术。在手术治疗中力求采取损伤轻、并发症少的方法，如经内镜治疗。选择药物治疗时，取同类药中最有效，毒副作用最小者。要避免医源性疾病的发生。还要考虑医疗费用问题，以付出最低代价而获得最高疗效为理想做到质高价廉。

**6. 预防为主** 我国元代朱震亨在《丹溪心法》中说："与其救疗于有疾之后，不若摄养于无疾之先；盖疾成而后药者，徒劳而已……"，"圣人不治已病治未病"。唐代孙思邈在《千金要方》中说："上医医未病之病，中医医欲病之病，下医医已病之病。"这些古训都强调了预防为主的重要性。因此，医生应防病于未然，防患于微。对复发性病变，在控制急性发作后应告知预防措施，或进行抗复发治疗。要注意的是，预防性治疗，尤其使用抗生素的预防性治疗，要严格掌握适应证，以免浪费药物及发生毒副作用和耐药等不良后果。

### （四）治疗方法与分类

**1. 按目的分类** 分为支持疗法；病因疗法；对症疗法。

**2. 按手段分类** 分为物理疗法；化学疗法；手术疗法；免疫疗法；心理疗法；饮食疗法；自然疗法；作业疗法；血液净化疗法；介入疗法；中医疗法。

### （五）急救的基本原则与方法

**1. 急救的基本原则** 立即恢复和维持有效的循环和呼吸功能；处理严重症状，如脏器衰竭、创伤、出血、高热、剧痛等；保护脑、肝、肾等重要脏器的功能，防治并发症；急性危重症状得到控制、病情缓解后或同时，积极寻找病因并加以去除。

**2. 急救的基本方法** 包括以下几方面。

（1）心搏骤停 是指由各种原因（如触电、溺水、严重心脏病变、药物中毒等）引起的心脏突然终止有效收缩和排血功能，是临床上最为紧急的情况，主要表现为心音消失，呼吸停止，脉搏及血压测不到，意识丧失，抽搐，发绀，瞳孔散大及反射消失等。如不及时抢救，可以在一次发作后心搏不再恢复而死亡也可在发作 3～5 分钟后自动恢复，以后又反复发作。这种情况要争分夺秒地进行现场抢救。主要方法与步骤是：①畅通呼吸道；②人工呼吸；③人工循环。

（2）急腹症 急腹症即是急性腹痛，是由于腹内脏器或腹外脏器的器质性病变及其功能障碍而表现出的一种严重症状，是机体的防御反应和遭受侵袭的警告信号。临床根据发病特点分为外科急腹症和内科急腹症两大类但是两者并无绝对界限。外科急腹症发病突然，腹痛剧烈，急症以手术治疗为主。内科急腹症发病较急，腹痛较重，非手术适应证或禁忌手术的以内科保守治疗为主。广义的急腹症除内、外科疾病外，还包括妇产科、儿科的一些疾病。内、外科急腹症的治疗方法和治疗手段是不同的，处理原则如下。

明确诊断的内科急腹症：镇静止痛；支持、对症治疗，去除病因；经系统治疗后不好转且加重这，考虑手术治疗。

明确诊断的外科急腹症：及时选择适宜的手术治疗方法。

诊断不明确的急腹症：严密、反复观察与检查；全面分析症状与体征；慎用药物；加强支持疗法，严防水、电解质、酸碱平衡紊乱及休克的发生；有效控制感染。根据症状和体征确定继续保守治疗还是剖腹探查。

（3）昏迷的处理原则：脱水、降颅压；脑细胞营养药；氧疗；病因治疗。

（4）高热的处理原则：病因治疗；降温治疗（物理降温，药物降温）。

## 二、康复

### （一）康复与康复医学的概念

**1. 康复**　康复原意是复权，恢复到原来应有的地位和状态。世界卫生组织的医疗康复专家委员会早在1969年就给康复下了一个定义：康复是指综合和协调地应用医学的、社会的、教育的和职业的措施，对患者进行训练和再训练，尽可能地使其功能恢复到最高水平。而后又在1981年重新将康复定义为：应用各种有用的措施以减轻残疾影响和使残疾人重返社会。

1994年，康复专家Hellendar对康复的定义作了补充：康复是指应用所有的措施，以减少残疾的影响，使残疾者达到自立，有较好的生活质量，能实现其抱负，成为社会的整体。

经过数十年的发展，由于对康复的目的已达成共识，康复的目的不仅是要训练残疾人，尽可能最大限度地恢复所丧失的功能，并使其适应环境，而且也应调整残疾人周围的环境和社会条件，使残疾人做为一个整体介入最接近的环境与社会，平等地参与社会活动，即重返社会。因此，无论是残疾者本人，还是他们的家庭成员，以及所在的社区均应是康复计划的参与者。

**2. 康复医学**　是临床医学的一个分支，是应用医学的方法以促进病、伤、残者功能康复的医学学科。康复医学主要面向慢性患者及伤残者，强调功能上的康复，而且是强调机体功能康复，使患者不但在身体上，而且在心理上和精神上得到康复。它的着眼点不仅在于保存伤残者的生命，而且还要尽量恢复其功能，提高其生活质量，重返社会。

### （二）康复的工作领域

康复是为残疾人服务的行业，为使残疾人达到全面康复，需要多方面工作来共同完成，康复的工作领域可分为四个方面。

**1. 医学康复**　是指应用临床医学的技术和方法为疾病康复服务的一部分，属于临床医学范畴。其目的为改善功能，或者为以后的功能康复创造条件。

**2. 教育康复**　是教育学范畴的一个概念，主要指残疾人的特殊教育，不同的残疾者采用不同的教育康复内容。例如，对肢体残疾者采取普通教育，对智力残疾、视力残疾和听力残疾者采取特殊教育，对成年残疾者采取劳动技能和职业技能教育。

**3. 职业康复**　指残疾人需要重新就业时，对其就业能力进行评定，根据其所能从事的职业进行就业前训练，根据训练结果决定其就业方式，并协助安排合适的工作。

**4. 社会康复**　主要研究和协调解决残疾人经过医疗康复、教育康复和职业康复以后，重返社会时所面临的一切社会问题。具体来说，就是通过减少或消除社会上存在的不利于残疾者重返社会的种种障碍，解决残疾者重返社会所遇到的问题，建立适合于残疾者活动的无障碍设施，为残疾人提供参与社会的各种机会，依靠社会的帮助和残疾者自身的努力，推进和保障残疾者在医疗、教育、就业等方面获得与健全人同等的社会权益。

### （三）康复医学的对象

由于疾病的结构谱发生了变化，加之人口老龄化所带来的老年性疾病的增加，康复医学的对象也随之发生变化。总的来说，康复医学的对象有以下几类。

**1. 疾病的急性期、亚急性期及恢复期的患者**　目前，疾病的急性期或恢复期的患者已逐渐成为康复医学最主要的治疗人群。对于疾病来说，越早进行康复治疗越能预防或减少功能障碍的发生，对已发生的功能障碍也有可能使其降低至最低程度；另一方面，早期康复治疗不仅可促进疾病的临床治愈、预防并发症，而且也为疾病后期的功能康复创造了条件。对急性期或恢复早期的患者进行早期康复治疗的关键在于安全性和与临床治疗的协作性。只要疾病的病理变化稳定，一般情况许可，在与临床医师充分协作的情况下，应尽早开始康复治疗。

**2. 各种慢性病患者** 在这类患者中，以骨关节、肌肉、神经疾病最为常见，心血管疾病次之，呼吸系统和其他系统的疾病位居其后。由于组织器官的慢性病损，不仅使慢性病患者的活动能力有不同程度的受限，而且也因长期处于"患病状态"使患者的心理负担加重而产生精神创伤。

**3. 老龄人群** 老龄人群在社会中所占比例日益增高，约60%的老年人患有多种老年病或慢性病，其行动或某些功能常受到不同程度的限制，老年人心梗、脑血管意外和癌症的发病率也比年轻人高，因此也是康复医学主要的研究对象之一。在老年人群中开展康复治疗，不仅可延缓机体组织、器官退变进程，还能够有效地预防残疾，提高老龄人的生存及生活质量。

**4. 残疾人** 残疾分为身体残疾和精神残疾，身体残疾包括运动器官、视觉器官、听觉器官、呼吸和循环等内脏器官的残疾；精神残疾包括智力迟钝和精神疾病。

### （四）康复医学的基本原则

康复医学的基本原则是"功能训练，全面康复，重返社会"。

康复医学注重病伤残引起的功能障碍，以恢复人体的基本功能活动为主。重视功能障碍的评估，并针对患者存在的功能障碍或缺陷采用多种方法，有针对性地进行功能训练。

康复医学是把患者作为一个整体来研究，注重人体的整体综合能力的康复，不仅强调使患者在身体功能方面的恢复，而且也强调在心理、职业及社会等方面的全面康复。

### （五）康复医学的内容

康复医学涉及医学、生物工程、心理、教育及社会等多个学科，其内容主要包括康复预防、康复评定和康复治疗三个部分。

**1. 康复预防** 分为三级，即在三个不同层次上来预防伤残或功能障碍的发生。一级预防：预防能导致病损的各种损伤、疾病、发育缺陷、精神创伤等的发生。二级预防：是指早期发现及治疗已发生的病损，防止转为失能。三级预防：当在轻度的失能或缺损发生后要积极进行矫治，以避免发生永久及严重的残障。

**2. 康复评定** 是康复治疗的基础，相当于临床医学的临床诊断部分。根据评定的结果，制订或修改治疗计划，并对康复疗效做出客观的评价。康复评定至少在治疗前、治疗中、治疗后各进行一次，其目的是：了解功能障碍的部位、性质、范围、严重程度、发展趋势；为制定康复治疗计划提供客观依据；动态观察功能障碍的发展变化，评定康复治疗结果，根据治疗后的功能障碍状况，调整治疗方案；评估预后、判断转归；开发新的更有效的康复治疗手段。

康复评定内容主要有以下几个方面。

（1）运动功能评定：如肌力测定、关节活动范围的测定、步态分析、偏瘫运动功能评定等。

（2）神经电生理学测定：如肌电图检查、诱发电位测定、神经传导速度测定等。

（3）心肺功能检查及评定：包括心电图、心功能分级运动试验、肺功能测定等。

（4）医学心理学测定：如精神状态、心理和行为表现、认知和感知功能测定等。

（5）代谢及有氧活动能力测定：如应用功率车或活动平板检查来测定运动的做功量、能量消耗、最大吸氧量以及代谢当量的测定等。

（6）语言及言语交流能力测定：特别是对失语症的检查等。

（7）日常生活能力和功能独立性评定：日常生活能力包括基本的日常生活活动能力和功

能性日常生活活动能力的评定。

（8）生活质量及就业能力检查和鉴定。

**3. 康复治疗**　在康复临床实施过程中，可将康复治疗划分为早期康复治疗、后期康复治疗、巩固期康复治疗以及支持期康复治疗几个层次。

（1）早期康复治疗　指在住院期间，在伤后、病后、或术后及早采取的康复治疗。康复治疗可防止功能障碍的发生和发展，预防继发性损害，如压疮、关节挛缩、骨质疏松、心理障碍等。

（2）后期康复治疗　在疾病、损伤或手术后，针对功能或形态上的缺陷以及残疾等，进行矫正性、增强性的功能治疗和训练，以及进行恢复日常生活活动能力的训练。康复治疗可在病房或门诊进行。

（3）巩固期康复治疗　在前期康复治疗的基础上，继续进行康复治疗，巩固已取得的康复治疗结果，争取进一步改善功能，从医疗康复阶段逐步过渡到全面康复阶段。

（4）支持期康复治疗　在康复机构指导下，在患者所在的社区或家庭中继续进行康复治疗，保持已取得的康复成果，力争最后全面康复，提高生活及生存质量。

**（六）康复医学疗效评价方法**

康复医学面对的是日常生活能力或就业能力部分或完全丧失的患者，对此很难用痊愈、基本痊愈的标准来衡量。可采用下述评定方法。

1级：完全独立，即所有活动均能规范地、安全地在合理的时间内完成，不需他人帮助，也不需要辅助设备、药物或用品。

2级：有条件的独立，即虽活动均能独立完成，但需要应用辅助设备或药物；或许需要更多的时间；或有安全方面的顾虑。

3级：需要不接触身体的辅助，即患者基本上能独立，但为了进行活动，需由另一个人参与监护、提示或指导；或需有人帮助患者准备或传递必要的用品，但帮助者与患者没有身体上的接触。

4级：需要小量的接触身体的辅助，即患者所需的帮助不多于轻触，患者能付出3/4以上的努力。

5级：需要中度的努力，即患者所需的帮助超出轻触，患者自己所付出的努力约为1/2～3/4。

6级：需要大量的辅助，即经过康复治疗训练，患者功能仍难以独立，在所有活动中，患者自己所付出的努力仅为1/4或不到1/2。

7级：完全依赖，即患者的一切活动几乎完全依赖他人，付出的努力不到1/4。

# 第四节　预防与保健

## 一、预防

我国早在《易经》里就提出"君子以思患而预防之"，《黄帝内经》中提出"圣人不治已病，治未病"。西方医学之父希波克拉底认为"知道是什么样的人患病，比知道这个人患的什么病更重要"。这些哲学观构成了预防医学的思想基础。

**（一）什么是预防医学**

预防医学是医学的一门应用学科，它以个体和确定的群体为对象，目的是保护、促进和维护健康，预防疾病、失能和早逝。它要求医生除了掌握基础医学和临床医学的常用知识和技能外，还应树立预防为主的思想，学会如何了解健康和疾病问题在人群的分布情况，分析物质、社会环境和人的行为及生物遗传因素对人群健康和疾病作用的规律，找出对人群健康影响的主要致病因素，以制订防制对策。预防医学遵循预防为主的思想，运用基础科学、临床医学、医学统计学、流行病学、环境卫生学、社会和行为学，以及卫生管理学的理论和方法来探讨社会环境和人的行为及生物遗传因素对人群健康和疾病作用规律，分析这些主要指标因素对人群健康的影响，制定防治对策；并通过公共卫生措施，达到促进健康和预防疾病的目的。

**（二）疾病的三级预防**

**1. 第一级预防** 又称病因预防，是在疾病未发生时针对致病因素采取的措施。加强对病因的研究，减少对危险因素的接触，是一级预防的根本。在第一级预防中，如果在疾病的因子还没有进入环境之前就采取预防性措施，则称为根本性预防。例如，从国家角度以法令的形式，颁发了一系列的法律或条例，预防有害健康的因素进入国民的生活环境。

（1）针对环境的预防措施 改善生产环境以防止职业性危害，保护社区生活环境，消除和控制对空气、水、土壤、食物的污染，加强对社区公共场所环境卫生的监督和管理，严格执行卫生法规和卫生标准。利用各种媒体开展的公共健康教育，提高公众健康意识和自控能力，防止疾病因素危害公众的健康等。

（2）针对人群的措施 计划免疫（经常性和应急性）、婚前检查、儿童保健、老年保健、健康教育等。

（3）针对个体的措施 健康咨询、心理辅导、健康危害因素评价、监督执行卫生法规及环境卫生标准。

**2. 第二级预防** 也称临床前期预防，即在疾病的临床前期通过采取早期发现、早期诊断、早期治疗的"三早"预防措施，以控制疾病的发展和恶化。早期发现疾病可通过普查、筛检、定期健康检查、高危人群重点项目检查及设立专科门诊等。达到"三早"的根本办法是宣传，提高医务人员诊断水平和建立社会性高灵敏而可靠的疾病监测系统。对于某些有可能逆转、停止或延缓发展的疾病，则早期检测和预防性体格检查更为重要。对于传染病，除了"三早"，尚需做到疫情早报告及患者早隔离，即"五早"。

**3. 第三级预防** 也称临床预防，即对已患某些病者，采取及时有效的治疗措施，终止疾病的发展，防止病情恶化，预防并发症和伤残；对已丧失劳动能力或残疾者，主要促使功能恢复、心理康复，进行家庭护理指导，使患者尽量恢复生活和劳动能力，对无法施治的患者采取临终关怀等。

不同类型疾病，有不同的三级预防策略。任何疾病或多数疾病，无论其致病因子是否明确，都应强调第一级预防。如大骨节病、克山病等，病因尚未肯定，但综合性的第一级预防还是有效的。又如肿瘤更需要第一级和第二级预防。有些疾病，病因明确而且是人为的，如职业因素所致疾病、医源性疾病，采取第一级预防，较易见效。有些疾病的病因是多因素的，则要按其特点，通过筛检、及早诊断和治疗，预后较好，如心、脑血管疾病、代谢性疾病，除针对其危险因素，致力于第一级预防外，还应兼顾第二和第三级预防。而对那些病因和危险因素都不明，又难以觉察预料的疾病，只有施行第三级预防这一途径（表3-1）。

对许多传染病来讲，针对个体的预防同时也是针对公众的群体预防。如个体的免疫接种达到一定的人群比例后，就可以保护整个人群。传染病的早发现、早隔离和早治疗，阻止其向人群的传播，也是集体预防的措施。有些危险因素的控制既可能是第一级预防，也是第二、三级预防。如高血压的控制，就高血压本身来讲，是第三级预防，但对脑卒中和冠心病来讲，是第一级预防。

表 3 - 1　三级预防

| 疾病阶段 | 预防的级别 | 采取的措施 |
| --- | --- | --- |
| 无疾病期 | | |
| 　无已知的危险因素 | 第一级预防 | 采取健康促进和健康保护措施，如改变不健康的生活方式，环境保护的立法等 |
| 　疾病的易感性 | 第一级预防 | 特殊的保护措施，包括营养添加剂使用、免疫接种、职业性和交通安全措施等 |
| 临床前期 | 第二级预防 | 疾病的早发现、早诊断和早治疗 |
| 临床期 | | |
| 　早期治疗 | 第三级预防 | 失能限制：通过药或手术限制疾病的进一步损害 |
| 　后期治疗 | 第三级预防 | 康复：包括功能和心理康复 |

### （三）临床医生开展疾病预防的重要性

随着医学模式的转变，人们越来越认识到医生仅有临床医学知识和技能远远不能适应社会发展的需要。在临床中的疾病预防工作是要医疗卫生人员找出疾病发生的原因，从而采取措施控制疾病的发生。这比等疾病发生甚至发展到晚期再提供治疗更重要。

在疾病的预防方面，临床医生具有特殊优势。

（1）患者对医生的建议有较大的依从性，容易听从医生的劝告。调查表明，很多患者的戒烟、戒酒及一些检查，就是在医生的建议下做出的。

（2）医生在治疗过程中可了解到患者健康状况的变化和行为改变的情况并及时提出针对性的建议。例如，为预防高血压，建议患者不吸烟、不酗酒、低盐低脂饮食、适当运动、保持理想体重等。同时让患者定期测量血压，及时发现和治疗。

（3）医生通过对个体患者的诊治和病例的积累，应用流行病学的方法，进行流行疾病的调研，利于研究疾病病因，指导人群采取积极的防治措施。

## 二、保健

20 世纪 70 年代初，世界卫生组织对全球卫生状况的调查结果显示：各国之间、各国内部不同人群之间的健康状况存在较大差异，国家、地区及城乡间的卫生资源分配不合理，大多数卫生资源集中在发达地区和城市，基本卫生服务资源明显不足。由此，世界卫生组织提出了"人人享有卫生保健"的全球战略目标。

### （一）人人享有卫生保健的含义和全球总目标

**1. 含义**　人人享有卫生保健不是指医护人员将为世界上每一个人治愈全部疾病，也不是不再有人生病或残疾。它是指人们必须在生活和工作场所能保持健康；能运用比现在更好的办法去预防疾病，减少不可避免的疾病和伤残导致的痛苦，健康地进入成年和老年并安然地告别人世；公平地分配一切卫生资源，使所有的个人和家庭能在可接受和提供的范围内通过充分参与，享受到基本的卫生保健服务。

**2. 目标**　使全体人民增加期望寿命和提高生活质量；在国家之间和国家内部促进健康公平；使全体人民得到可持续发展的卫生系统提供的服务。

### （二）初级卫生保健

初级卫生保健又称基层卫生保健，是一种基本的卫生保健，它依靠切实可行、学术上可靠、又受社会欢迎的方法和技术，是社区的个人和家庭普遍能够享有的，其费用也是社区或国家能够负担得起的。它是国家卫生系统和整个社会经济发展的组成部分，是国家卫生系统的中心职能和主要环节。

我国对初级卫生保健的定义表述为：初级卫生保健是最基本的、人人都能得到的、体现社会平等权利的、人民群众和政府都能负担得起的基本卫生保健服务。

初级卫生保健的核心是人人公平享有，手段是适宜技术和基本药物，筹资是以公共财政为主，受益对象是社会全体成员。

### （三）社区卫生服务

我国在世界卫生组织提出"2000年人人享有卫生保健"的战略目标时就给予了承诺，并在农村地区全面启动了初级卫生保健工作。20世纪90年代中期，我国为在城市地区落实"人人享有卫生保健"的战略及初级卫生保健的工作内容，在卫生改革中提出了在城市实施社区卫生服务的策略。

社区卫生服务是在政府领导、社区参与、上级卫生机构指导下，以基层卫生机构为主体，全科医师为骨干，合理使用社区资源和适宜技术，以人的健康为中心、以家庭为单位、以社区为范围、以需求为导向，以妇女、儿童、老年人、慢性患者、残疾人及低收入人群等为重点，以解决社区主要卫生问题、满足基本卫生服务需求为目的，融预防、医疗、保健、康复、健康教育、计划生育技术服务等为一体的，有效、经济、方便、综合、连续的基层卫生服务。它是城市卫生工作的重要组成部分，是实现人人享有初级卫生保健目标的基础环节。

社区卫生服务的工作内容包括基本医疗服务和基本公共卫生服务两类。基本医疗服务主要是社区常见病、多发病的诊疗、护理和诊断明确的慢性病治疗、管理；社区现场的应急救护；康复医疗服务等。基本公共卫生服务包括了健康教育、预防、保健等主要的社区预防服务工作。

社区卫生服务做为基层卫生服务的主要实现形式，有其特有的服务理念和发展模式，主要特点是：以健康为中心的保健服务；以家庭为单位的服务；以社区为范围的服务；以社区居民需求为导向的持续性服务；提供综合性服务；充分利用社区内各种资源，提供协调性服务；提供第一线的可及性服务；在社区成员积极参与下的团队式服务。

### 本章小结

生命从诞生到死亡是逐渐发展的漫长进程，而医学则自始至终都参与其中。本章分为生命与死亡，疾病与健康，康复与治疗，预防与保健四个小节，从医学角度阐述了"生命的诞生——生命的健康存在——生命的结果"这一过程。在此过程中，生命质量不可抗拒地从无到有、从高质量向低质量转化。然而疾病是有共同规律的，生命进程的各个阶段都有各自的评价标准，治疗的基本原则和方法。医学在其中的责任就是：从控制出生人口的质量开始，到医疗卫生保健、预防、治疗、康复、临终关怀等环节，针对每一过程的临床特点，为每个生命以及生命的每个阶段提供尽可能完善的医疗照顾，预防为主，治疗为辅，提高生命质量，直至生命的最后一刻。

### 思考题

1. 试述死亡的标准。
2. 试述健康的标准。

（刘春玲）

# 第四章　医 学 模 式

学习要求

**1. 掌握** 医学模式的概念、特点，生物－心理－社会医学模式对于现代医学及医疗实践的作用与意义。

**2. 熟悉** 神灵主义医学模式、自然哲学医学模式、机械论医学模式、生物医学模式乃至现代医学模式的历史演变过程，生物－心理－社会医学模式产生的原因及背景。

**3. 了解** 现代医学模式对医学本质的动态性反映，现代医学模式对临床医学与医学教育发展的影响作用。

在漫长的医学发展历史进程中，人类社会对医学本质的认识方式以及处理健康相关问题的方法手段，都有着明显的时代"烙印"。正是在这种具有时代特征的哲学思维的影响下，人们自觉不自觉地形成了特定历史阶段的疾病观、健康观和医学观，用来指导对医学现象的解释认识和对医学行为的评价判定。作为医学科学和卫生事业领域的重要概念，从对医学本质、发展规律、思路方法的高度理论概括出发，医学模式被看作是整个医学科学领域的"灵魂"，它既是关于医学思维的哲学反映，对医学活动起着价值判断作用，又是关于医学实践的行为准则，对医学实践起着指导和激励的作用，同时还是关于医学发展的风向坐标，对医学发展起着限定航道的作用。

## 第一节　概　　述

从本质上说，医学是以治疗预防疾病、提高机体健康为目的的。要想更加深入地分析和表达医学与疾病和健康之间的关系，为医学理论研究和临床实践操作提供指导思想，就必须从医学观和方法论上，对医学的属性、职能、结构和发展规律进行总体上的了解掌握，并进一步指导医学实践活动。

### 一、医学模式的概念

在西方学术界，模式通常被理解为经验与理论之间的知识系统，是指从重复出现的事件中总结和抽象出的事物之间的一般原理和普遍规律。最初在自然科学领域主要用来表达数理逻辑关系，后来逐渐延伸到人文社会科学领域，经常被总结成具有概括性的语言，用于分析和阐明事物之间的本质关系。由于它高度概括了事物之间隐藏的规律关系，表现形式上既可以是图像、图案的，也可以是数字、抽象的，甚至有时就是一种思维的方式，因此也有学者把其表述为再现现实的理论简化形式。对于这种理解，具体分析可以包括三个含义：一是模式来源于现实，是对现实的抽象概括；二是模式是一种理论，不是简单的方法、方案或计划；三是模式是简化的形式，是对理论的高度概括和总结，并以简单的形式表现，便于人们了解和操作。

具体到医学模式，则是指一定历史时期，在医学科学发展过程和医疗实践过程中形成的、符合当时哲学思想的医学观,是关于当时医学理论和思想的总体概括,能够深刻地影响和反映人们认识处理健康和疾病的思维方式。

一般来说,由于医学包括认识和实践两个方面,医学模式也相应地会涵盖医学认知和医学行为两个层面。其中,前者是指一定历史时期人们对医学自身的认识,即医学认识论(即医学观);后者则是指一定历史时期人们的医学实践活动的行为范式,即医学方法论。从医学认识论的角度,医学模式是看不见、摸不着的,属于并非客观存在的事物,而只是对健康观和疾病观的一种高度哲学概括,是一种特定的观念形态。但作为思想和行为的出发点,它却能真真切切地体现在医学实践活动的各个环节。具体过程就是一旦人们基于一定医学模式形成特定的思维方式,就会自觉不自觉地运用这种观念模式来组织他们的经验和知识,去分析认识医学问题,去指挥引导医学实践活动,从而体现为医学模式在方法论方面的作用,影响到医学教育、医学研究、医学管理和医学著作等方方面面。

## 二、医学模式的特点

**1. 医学模式产生的社会性**　人类文明的进程,同时也是人类世界观、方法论、探索自然的手段不断发展与创新的过程。这些发展和变化必然会反映和辐射到医学领域,从而影响医学模式的产生和演进。尤其是自然科学和社会科学每一重要进展,几乎都会在医学认识观和医学方法论中得到体现。可以说,医学模式的产生演变,与人类的社会发展、科学进步,如影随形,息息相关。

**2. 医学模式存在的普遍性**　医学模式是人们对客观医学事物的主观反映,同时也是客观存在的哲学概念,具有很强的普遍性。它具体表现在不以人的意志为转移,普遍存在于人的思想中。对于人类社会中的每一个个体而言,不论特定的医学社会关系是否发生,也不论其所具备的医学思维是否反映于医学实践中,只要他对医学现象存在一定的认识,就可以认为他具备一定的医学观。

**3. 医学模式作用的广泛性**　理论对实践的指导和影响是广泛的、无所不在的。医学模式是在医学发展到一定时期而形成的对医学科学的高度认识和历史性地概括与总结。这种概括和总结一旦形成,即形成了系统的医学理论,从而就会对医学实践及与健康和疾病相关的行为产生深刻影响。医学模式作用的广泛性,尤其在现代医学模式中表现的尤其突出。现代医学模式所涉及的医学研究对象,不再仅仅局限于重视个体健康与疾病的传统思维,更多的是在医学发展、医学教育、卫生政策、医疗事业发展方向等宏观领域发挥指导性作用。进而也使得现代医学发展呈现出"高综合、高分化"齐头并进的"双向"发展态势。

**4. 医学模式发展的动态性**　医学模式不是一成不变的,而是动态、渐进式发展的。这种渐进规律与医学科学的发展和人类文明的进程是一致的。社会生产力的不断进步,政治文化背景的演化变迁,科技水平和哲学思想的迅猛发展,都是医学模式的转变与演进的动力。新的医学模式是在旧的医学模式发展到一定程度,产生的新飞跃和大突破,是一个由量变到质变的过程。同时,这也是不断扬弃和提高的过程,大体上可以归纳为"医学实践—医学模式建立—医学再实践—新的医学模式建立"的动态程式。而医学模式恰恰是在这样的反复循环、螺旋上升中,完成动态演变、不断发展的。

# 第二节　医学模式的演变

随着工农业发展和科学技术水平提高,人类对健康和疾病的思考也发生了相应的改变,至今为止曾先后经历了原始医学、经验医学、实验医学和现代医学(或称整体医学)等四个阶段。作为以医学为观察研究对象的自然观和方法论,医学模式与一定时代的社会历史条件、人类科学技术和哲学思想认识的整体水平相适应，也相应地完成了一系列的演进。正是由于医学模式的发展变革，推动了医学的进步和发展。甚至在某种意义上可以说，医学模式的演进史就是贯穿医学发展史的主线。

## 一、神灵主义医学模式

神灵主义医学模式是原始医学发展的产物。在远古时代和原始社会，由于人类认识自然的能力非常有限，对于日月星辰、风火雷震、生老病死等自然生命现象不能做出合理解释，却在梦境中的影响下，臆测发生在自然界和生命中的这些现象是被某些超自然的力量（如神灵）所主宰掌握。因此，古人常认为神灵不仅可以操控自然，而且可以主宰人的灵魂与肉体。在这种思想指导下，人们一旦有了健康问题，会自然想到神，认为疾病是得罪了天神而遭受的报应。为了免除疾病困扰，除"秉承神的意旨"服用一些生产生活中偶然发现的、具有药效的、有限的几种动植物和矿物来祛病外，远古时代的人们主要还是通过求神、占卜等手段，乞求神灵的宽恕和庇护，以达到治疗的目的。久而久之，形成了专门为人治病的职业——巫医（或术士）。医学与原始宗教、图腾崇拜的密不可分，就形成了最早的疾病观和健康观，进而也就产生了神灵主义医学模式。

**知识链接**

### 巫 医

巫医具有两重身份，既能交通鬼神，又兼及医药。远古时期巫医治病造成一种巫术气氛，对患者有安慰、精神支持的心理作用，同时借用一定的药物或技术性治疗治疗疾病。其中，对于骨折、创伤、传染病等纯器质性疾病，历史上根本找不到巫医们曾治愈过的任何确凿例证，但对于纯心理性疾病或胃溃疡、痛经、偏头痛等心理器质因素相掺杂的疾病，类似今天的心理疗法，巫医常能收到一定疗效。可真正的危险在于，巫医们有可能利用暗示，成功减轻患者的痛苦，但事实上并没有彻底治愈，结果常常会错过最佳治疗时机。因此，巫医的双重性（对医药的应用与阻碍）决定了其对医药学发展的功过参半。

值得一提的是，尽管神灵主义医学模式在今天来看极不科学，是愚昧落后甚至可笑的，但它却对医学发展有着长期的影响。直到科学日益昌明的现在，仍然不时会有它的"空间"和"市场"。作为医学工作者，对待这种陈腐的、反科学的医学观，既要认识到它的危害，同时更要自觉地摒弃和抵制。

## 二、自然哲学医学模式

随着人类社会进步和对自然认识的加深，人们逐渐认识到人体的物质基础和疾病的客观属性，并开始尝试用自然原因解释疾病的发生，摸索采用药物和其他手段来治疗疾病的途径。自然哲学医学模式就是在人类对自然有了一定理性认识的基础上，对健康和疾病有了初步思考和探索的基础上形成的。它用朴素辩证的自然哲学思想，把健康、疾病问题与人类生活的自然社会环境联系起来，逐渐形成了应用自然现象的客观存在和发展规律，来认识、观察、思考、实践的医学观和方法论。

大约在公元前4世纪，受古希腊日益兴盛的自然哲学思想影响，古希腊"医学之父"希波拉底（Hippocates，约公元前460－377）在《人与自然》一书中否认疾病是受神灵惩罚而引起的，并提出了"四体液学说"。他认为水、火、土、气是自然界的万物之源，与人体之源的黏液、血液、黑胆汁和黄胆汁相对应，人的健康与疾病正是由这四种体液的数量和比例的变化所决定的，认为引起体液失衡的原因与先天、环境、营养失调有关。并由此提出人体内的"自然愈合力"是体液平衡的决定因素，进而指出疾病是一个自然演变的过程，症状是身体对疾病的本能反应，医生的主要职责是帮助患者恢复固有的"自然愈合力"。在希波拉底"四体液学说"的基础上，古希腊医学形成了米利都学派的医学体液学派，以后又发展为德漠克利等原子论的医学固体学派，初步建立了人体是由体液或躯体结构组合的一个整体的认识。这些自然哲学的思想和理论，为西方近现代医学科学的进步发挥了重要的启蒙作用。

几乎与此同时代，世界东方的我国古代中医学基础理论——阴阳与五行学说，也是基于对自然认识的一种朴素自然哲学思想。阴阳理论认为，自然界的一切属性莫非两种，非阳即阴，人体是阴阳的平衡体。五行学说则认为"金、木、水、火、土"五种元素相生相克，相互作用，相互制约，在正常人体达到一种平衡，任何一个元素增多或缺失，都会造成平衡失调而引起疾病。中医学还把自然界的风、寒、暑、湿、燥、火称做"六淫"，认为是疾病发生的外因；把人的喜、怒、忧、思、悲、恐、惊称为"七情"，认为是疾病发生的内因。而疾病的发生就是阴阳失衡与内因外因共同作用的结果。

在自然哲学医学模式中，希波拉底的"四体液学说"和中医学"阴阳与五行学说"是最具有代表性的、最能体现自然哲学和朴素辩证唯物主义思想的医学观。与神灵主义医学模式相比，它们均在一定程度上反映了当时社会生产力和科学技术的进步，其朴素唯物主义的思想基础也都对后世医学的发展产生了深远的影响。比如，时至今日，"阴阳与五行学说"仍在医疗实践中被作为中医学的经典理论而体现出辩证施治和整体医疗的特点，受到西方乃至全球医学界的重视和研究。但自然哲学医学模式既没有进一步从人体结构和功能研究出发去认识健康与疾病问题，更不可能从研究人的社会属性为出发点来探讨健康与疾病的发生变化规律，其所提供的只能是笼统的、模糊的观点，理论阐述也只能是总体的说明，带有明显的时代烙印和历史局限性，因而也就不能摆脱被更进步的医学模式所替代的命运。

## 三、机械论医学模式

到了 15 世纪，欧洲兴起的文艺复兴运动和宗教运动，促进了资本主义生产方式的萌芽与发展，在给人类思想带来了空前解放的同时，也为实验医学的产生创造了必要的物质条件。在这个时期，各种哲学思想百花齐放、争鲜斗艳，但其中占据主导地位的哲学思想是人文主义。它在揭穿宗教思想和神灵主义虚伪面目的同时，积极倡导了人性解放，大声呼唤了个人自由。正是在思想大解放的大环境中，诞生了以英国自然科学家和哲学家培根（France Bacon，1561－1626）为代表人物的机械唯物主义哲学思想。培根认为，新时代的哲学必须建立在科学观察和实验的基础上，体现出归纳、实验和实用的特点。他把医学任务概括为"保持健康、治疗疾病和延长寿命"，主张医生应放弃一切庸俗的观点，面向大自然。也正是在他的提倡下，解剖学和病理解剖学开始启蒙。另一个对当时医学发展产生重要影响的人，是法国哲学家笛卡儿（R. Descartes，1596－1650）。他在《动物与机械》一书中提出，动物和人体是具备各种功能的精密机器，所有的生理功能都可以解释为物质微粒运动和由心脏产生的热运动。他把心脏比做制热机，肺脏比做冷却机，神经、肌肉和肌腱运动比做引擎和发条，用机械原理解释人体的功能。在机械唯物主义思想的影响下，法国医生拉美特利（Lamettrie，1709－1751）于 18 世纪发表了代表作《人是机器》，奠定了医学机械论的理论基础。从此，人类对医学的探究进入了实验科学和机械理论时代。

机械论医学模式对医学发展的作用显而易见。它有力驳斥了神灵主义医学观，从更加微观的角度对人体进行了科学探讨，促进了解剖学、生理学和病理解剖学的发展，对现代医学的发展起了不可磨灭的作用。但它的局限性同样显著，简单的把人比喻做机器，忽视了生命现象中极其复杂的过程，忽视了人的生物和社会生物属性。

## 四、生物医学模式

人类进入 19 世纪，欧洲的技术革命和产业革命促进了人类物质文明极大进步，带动了自然科学的蓬勃发展。作为自然科学发展的"前沿阵地"，生物医学更是取得了突飞猛进的进展。19 世纪 40 年代，欧洲霍乱、伤寒的大流行，促使了人类对细菌学的开创性研究，奠定了疾病细菌学病因理论。德国病理学家魏尔啸（R. Virchow, 1821 – 1902）细胞病理学说的创立，使人们对疾病的认识进入了细胞水平。与此同时，一些基础医学特别是免疫学、病理学、生物化学、组织胚胎学、分子生物学等生命科学相继问世，为解决医学领域的重大难题提供了必要的技术支撑和科学依据，推动了整个医学由经验医学、实验医学走向现代医学。人们对机体变化、生命现象以及健康与疾病的认识更加科学，生物医学模式应运而生。这种模式认为每一种疾病都可以并且必须在器官、细胞和生物大分子水平上找到可测量的形态和化学变化，都可以确定出生物或理化的特定原因，从而找到相应的生物治疗手段。医学的目的就是通过精密的技术测量这些变化，解释患者的症状和体征，并且找到治疗的手段达到恢复健康的目的。

生物医学模式对医学科学特别是现代医学的影响，深远而广阔。从 18 世纪中叶法国著名科学家巴斯德（L. Pasteur, 1822 – 1895）系统研究细菌学算起，人们开始认识特异性病原体，渐渐形成了单因单果的疾病与病因关系模式，推动了特异性诊断和治疗的发展，促进了对人体生理活动及疾病的定量研究。其对医学进步的最大贡献在于疾病控制和预防，比如外科学普遍应用了消毒灭菌术，大大降低了术后感染率；麻醉剂的发明和应用解决了疼痛这个难题；抗生素的发明，有效控制了感染性疾病的发生；人们运用杀菌灭虫、预防接种和抗生素三大法宝，战胜了急性传染病和寄生虫病。正是生物医学模式对于医疗卫生实践的指导，使得人类取得了第一次卫生革命的胜利。生物医学模式的另外一个突出贡献是促进了生物医学科学的全方位发展，形成了纵向深入的一大批学科领域并横向相互联系和渗透，形成了一个巨大的医学网络体系。到 20 世纪中叶，医学以分子生物学为"龙头"，已形成一个有 50 多个门类、数百个分支学科的庞大学科体系，拥有坚实的生物科学基础和丰富的技术资料，在阐明疾病机制和创造新的治疗手段方面获得了惊人的成就。可以说，没有生物医学就没有现代医学。

**知识链接**

### 鹅颈烧瓶实验

微生物是来自食品和溶液中的无生命物质，许多生命是自然产生的。就像破布可闷出小老鼠、腐草生萤的古老传说，直至 19 世纪中叶仍被广泛认可。在对发酵过程的研究中，受达尔文《物种起源》的启示，巴斯德猜想腐烂物上出现的微生物也存在于空气中。他设计了一个实验，分别在有一个弯曲长管与外界空气相通的鹅颈瓶（巴斯德烧瓶）和直颈瓶里面放上肉汁，然后用火加热。结果放在曲颈瓶里煮过的肉汁，由于不再和空气中的细菌接触，经过 4 年还没有腐败，但另一放在直颈瓶的肉汁，很快就腐败变质并有大量微生物出现。实验得到了令人信服的结论：腐败物质中的微生物是来自空气中的微生物。从此，人们知道伤口腐烂和疾病传染都是细菌在作怪，消毒与预防的方法在医界盛行起来。鹅颈烧瓶实验也导致巴斯德创造了一种有效的灭菌方法——巴氏灭菌法。

但是，生物医学模式在医学认识论和方法论上同机械论医学模式相类似，同样强调实验医学手段，只重视生物理化因素对人体生理病理变化的主导。忽视人的社会性，忽略人的生活环境、思想、心理等健康相关因素的影响，是生物医学模式的致命缺陷。

# 第三节　现代医学模式的转变

进入现代社会，社会生产力水平不断进步，科技水平迅猛发展，物质生活极大丰富。人类在享受文明成果的同时，人口的高速增长，生产生活社会化日益频繁，带来了一系列的社会问题，如生态平衡失调、环境污染、生活节奏加快、生活方式的不规律改变等，开始严重地威胁着人类健康。尤其是强烈社会竞争带来精神紧张，导致神经官能症、溃疡病、高血压及心脏疾患明显增多，现代文明带来的"负面效应"明显。对这些疾病的发病机制和流行特征进行研究后发现，致病因素有相当一部分可用自然、生物因素去解释，但更多的是与社会、心理因素有关。进一步研究发现，社会心理因素可以单独致病，也可作为诱因间接致病，如果消除了这些社会、心理因素的影响，则可显著降低相关疾病的发生率。而这恰恰是生物医学模式所不能认识和解决的。这就要求现代医学事业发展，必须从一个新的水平和高度来研究疾病和健康问题，现代医学模式的转变应运而生。

## 一、生物医学模式的局限性

**1. 认识论的局限—— 一维的思维方式**　生物医学模式对于心理因素、社会因素对人体健康的影响和在疾病中的作用，并非完全排斥，亦非没有探究，只是把它们摆到了忽略不计的次要位置来认识，而过分强调了人的生物属性，习惯用纯生物学的眼光来认识人。这种 在认识观层面上对人的心理精神和社会因素的忽视，无形中降低了"人"的地位，造成了"人"肉体和精神的背离。同时，只重视对人在自然属性与生物属性方向的共性，忽视人与其他生物、个体之间的差别，单纯沿着"人"自然生物属性的方向，去认识健康疾病的发生发展状况及其转归过程，并仅仅以此作为诊治疾病的根本依据，从而体现出生物医学模式思维方式的单向性，即总体上只有一个维度——生物的视角。

**2. 研究方法的局限——实验分析为主的研究**　由于生物医学模式是在机械论医学模式的基础上形成的，不可避免地受到了与其同步发展的机械力学和机械论哲学的巨大影响，使它一开始便具有实验医学的特征。把健康与疾病、生理和病理、诊断与防治，分别归入人体各部位层次的分析方法，成为该模式指导下医学理论和临床实践获得进展的主要研究手段。既然认为所有疾病的起因和进展，可以用实验的方法对生物学变量进行精确测定，那么对于那些理化因素和生物因素引起的疾病，用生物医学模式去分析当然完全适用。但当用这种观点去解释心因性疾病、功能性疾病或某些精神类疾病时，就会显得无能为力。比如，以现代的科技水平不但尚难以精确测量生物化学方面的变量值，更不必说将主观的社会心理因素细化和量化了。

**3. 理论体系的局限——社会医学理论滞后**　生物医学理论体系进展极不平衡，基础学科研究比应用学科研究的历史要更早、发展要更快。运用生物医学模式实验分析方法，建立发展起来的解剖学、生理学、病理学、遗传学、免疫学、微生物学、药理学、生物化学、分子生物学等基础学科，数量庞大、门类齐全、构造严密、交叉渗透，是生物医学模式的理论主体。与此相比，医学应用学科的进展则要缓慢、迟滞的多。尤其是诸如社会生理学、社会病理学、社会卫生学、社会治疗学、医学社会学、心身医学、精神病学、医学心理学等社会医学相关学科，大多属于应用系统论分析方法建立起来的，难以用实验的方法进行分析和检验，因此无论在数量多寡，或是相关理论的严密性、清晰性乃至相互之间的协调性方面，远不像生命科学系列的理论那样系统、全面。这种理论建树上的严重失衡，反映到医学实践中便不可避免地造成：由生物因素或自然因素引起的"单因单果"疾病，治疗手段丰富、治愈率也高得多；而那些主要由心理和社会因素导致的"单因多果"或"多因多果"疾病，则不但缺乏有效手段，且治愈率也往往不尽人意。

**4. 医学实践的局限——重治轻防** 由于生物医学模式的健康观是"无病"，因此医学的首要任务就是治疗，而非预防。这种医学模式指导下的医学实践，虽然也包含了一定的预防因素在内，但预防医学并没有被放在突出的位置加以认识和对待。沿用"医学是治疗艺术"、"头痛医头，脚痛医足"、"兵来将挡，水来土掩"等一些习惯性思维来处理健康问题，而没有将关注点放在那些影响健康的社会因素上，渐渐地使得医学发展失去了平衡，以至于治疗手段越来越丰富，可是病却越治越多，症状越来越复杂。从对人的健康和生命真正负责的角度来看，预防优先于治疗，是"防患于未然"的主动策略。而治疗仅仅是"亡羊补牢"的补救措施，应从属于预防。

## 二、现代医学模式的产生背景

**1. 疾病谱和死因谱的改变** 随着社会经济文化发展、医疗卫生事业进步以及人口数量结构的变化，我国城乡居民的疾病谱和死因谱发生了重大变化。在20世纪50～60年代，疾病死因排前四位的分别是呼吸道感染、急性传染病、结核病和消化系统疾病。20世纪末期，感染性疾病由原来的死因排序第一位下降到第十位之后，而占据死因前四位变为恶性肿瘤、脑血管病、心脏病和呼吸系病。比如，2003年第三次全国卫生服务调查分析报告就显示，循环系统、呼吸系统、消化系统、运动系统以及内分泌与营养系统疾病已经成为城市居民患病的前五位。这一结果与1998年第二次全国卫生服务调查相比，呼吸系统、消化系统、传染性疾病、皮肤病等感染性疾病呈明显下降趋势，而循环系统疾病已经跃居为第一位，且与运动系统、内分泌与营养代谢性疾病一样，呈明显上升趋势。其中，被称为"富贵病"的高血压、糖尿病和脑血管疾病等慢性非传染性疾病，成为了城市居民的常见病和多发病。而到了2013年第五次全国卫生服务调查，15岁及以上人口的慢性病患病率已达到33.1%，比2008年的第四次全国卫生服务调查又上升了9个百分点。并且36.7%、29.5%的城市地区和农村地区慢性病患病率，正在以"年龄每增加10岁，慢性病患病率增加50%以上"的速度增加，这提示我们未来随着我国社会人口老龄化和城镇化建设的逐步推进，慢性病的患病率可能还会进一步上升（表4-1、表4-2）。

这些"富贵病"的发生除与理化和生物因素有关外，人的心理紧张、吸烟、环境污染、行为习惯等人类行为更是密切相关。但这些致病因素不像生物医学模式那样呈简单明了的直线或平面关系，而是更多地会表现为立体化、多态性的特点。在疾病谱、死因谱发生改变的前提下，现代医学急需把发展任务从主要控制传染性疾病转移到慢性非传染性疾病上来。而实现这个转移，需要有更科学、更先进的认识论和方法论作为指导。从生物、心理、社会多角度出发来制定防治策略，极大促进了生物医学模式向生物—心理—社会医学模式转变。

表4-1 2012年我国居民主要疾病死亡率及构成变化

| 顺位 | 疾病名称 | 城市居民 | | 农村居民 | | |
| --- | --- | --- | --- | --- | --- | --- |
| | | 死亡率(1/10万) | 构成(%) | 死亡原因(ICD-10) | 死亡率(1/10万) | 构成(%) |
| 1 | 恶性肿瘤 | 164.5 | 26.8 | 恶性肿瘤 | 151.2 | 23.0 |
| 2 | 心脏病 | 131.6 | 21.5 | 脑血管病 | 136.0 | 20.6 |
| 3 | 脑血管病 | 120.3 | 19.6 | 心脏病 | 119.5 | 18.1 |

续表

| 顺位 | 城市居民 | | | 农村居民 | | |
| --- | --- | --- | --- | --- | --- | --- |
| | 疾病名称 | 死亡率<br>(1/10 万) | 构成<br>(%) | 死亡原因<br>(ICD-10) | 死亡率<br>(1/10 万) | 构成<br>(%) |
| 4 | 呼吸系统疾病 | 75.6 | 12.3 | 呼吸系病 | 103.9 | 15.8 |
| 5 | 损伤及中毒 | 34.8 | 5.7 | 损伤及中毒 | 58.9 | 8.9 |
| 合计 | | | 85.9 | | | 86.4 |

表 4-2　前四次全国卫生服务调查（1993-2008）居民疾病系统别两周患病率（‰）

| 疾病分类 | 城市 | | | | 农村 | | | |
| --- | --- | --- | --- | --- | --- | --- | --- | --- |
| | 2008 年 | 2003 年 | 1998 年 | 1993 年 | 2008 年 | 2003 年 | 1998 年 | 1993 年 |
| 循环系统 | 91.7 | 45.2 | 38.1 | 25.9 | 35.6 | 17.2 | 10.1 | 6.1 |
| 呼吸系统 | 40.5 | 42.4 | 74.7 | 72.0 | 50.4 | 56.1 | 67.6 | 62.4 |
| 消化系统 | 20.6 | 17.7 | 25.8 | 27.7 | 28.5 | 22.3 | 21.5 | 21.9 |
| 肌肉骨骼 | 21.1 | 16.3 | 13.2 | 12.5 | 26.4 | 14.2 | 10.1 | 8.5 |
| 内分泌营养 | 17.8 | 7.7 | 5.4 | 3.4 | 3.7 | 1.6 | 1.0 | 0.6 |
| 泌尿、生殖 | 5.7 | 4.4 | 4.7 | 5.3 | 6.9 | 5.5 | 4.0 | 4.1 |
| 损伤中毒 | 4.4 | 4.0 | 4.5 | 4.7 | 6.0 | 6.3 | 4.6 | 4.2 |
| 神经系统 | 3.1 | 3.4 | 3.0 | 3.8 | 3.5 | 3.5 | 3.2 | 3.3 |
| 皮肤 | 2.7 | 1.7 | 3.3 | 5.0 | 3.1 | 2.0 | 2.8 | 3.1 |
| 传染病 | 1.7 | 1.8 | 3.2 | 4.6 | 2.2 | 2.7 | 3.7 | 5.7 |

**2. 医学社会化打破"禁锢"的发展趋势**　随着文明进步和社会发展，作为承担国民卫生保健责任的社会公共事业，医学的社会功能从原来的"消除身体疾病，保障个体健康"逐渐扩大到"促进社会经济，建设精神文明，保障基本人权，维护社会稳定"。这一职能的转变赋予了医学事业的社会保障功能新内涵，也促使医学和社会其他子系统之间的联系日益密切。特别是人类社会活动的迅速扩大，公共卫生和社会保健问题变得日益突出，人类与疾病的斗争也渐渐突破个人或独立系统活动的局限，成为整个社会关注的问题，"人人享有健康"、"健康权是基本人权"等思想为全人类所普遍接受。此外，生态环境日益恶化带来的健康问题，全球性急性传染病的共同防护，更使得医学社会化的趋势进一步加强。这种趋势迫切需要突破生物医学模式的局限，形成人类共同参与的社会健康工程，实现健康改善与社会进步的双向促进。

**3. 医学与自然、社会、人文科学的交叉融合**　现代科学技术手段的层出不穷，使得人们认识健康与疾病能够摆脱对个体经验的过分依赖，医学与自然、社会、人文等相关学科的渗透融合，也为现代医学模式转变提供了相应的认识基础。自然科学、人文科学、社会科学等不同领域的交流协作，强化了学科间的交叉互补，促使人们打破生物医学模式的惯性思维和保守倾向，迅速摆脱掉经验思维和实验思维的束缚，形成了从整体视角观察、考虑和处理问题的思维方式。多层次、多视角的立体网络知识结构，则进一步引发了医学界对生物、心理、社会因素参与医学认识的综合思考。

**4. 人类对健康需求的日益提高**　医学发展的历史进程表明，人类对健康的认识和评价从来都是一个动态的、不断改进的过程。尤其是随着生产生活水平的提高，在对健康认识逐渐深入的同时，人们的保健需求体现出一定的阶段性特点。人们已经不再满足于"有病治病"，"提高生命质量，延长寿命，保持身心的完好状态"进一步深入人心。受此影响，医学的服务范围逐渐由治疗服务扩大到预防服务，由生理服务扩大到心理服务，由院内服务扩大到院外服务，由技术服务扩大到社会服务。人们的健康需求日益多样化的今天，全面满足社会对医疗卫生工作提出的各种要求，成为了促进医学模式转变的一个重要推动力。

### 三、生物－心理－社会医学模式

进入 20 世纪 50 年代，医学迅速朝着高度综合与高度分化两个方向发展，医学科学作为一个纵横交错的立体网络架构，日益清晰地显示出来。特别是系统论的出现，奠定了整体研究人体与环境、人体与心理、人体与社会之间相互作用联系的理论辩证基础。把人作为完整的、兼具自然和社会属性的研究客体来认识，从生物学、心理学、社会学三个不同层次来综合探究人群的健康与疾病问题，成为了观察、分析、思考和处理医学问题的必然趋势。

与生物医学模式不同，生物－心理－社会医学模式是一种系统论和整体观的医学模式，它要求医学把人看成是一个多层次的、完整的连续体，也就是在健康和疾病问题上，要同时考虑生物、心理和行为以及社会各种因素的综合作用。这种医学模式最早是由美国纽约州罗切斯特大学内科学教授恩格尔（George L. Engel）于 1977 年提出来的。他在《科学》杂志发表的题为《需要新的医学模式——对生物医学的挑战》的论文中，对这一新医学模式作了充分地开创性分析和说明，并指出"生物医学模式逐渐演变为生物－心理－社会医学模式是医学发展的必然"。随后，他的观点迅速在全世界引起极大反响，获得了全球医学界的广泛认同，奠定了生物－心理－社会医学模式在现代医学发展中的主导地位。

生物－心理－社会医学模式对现代医学及医疗实践的贡献主要包括：第一，在肯定生物医学价值的同时，把人类医学思维模式从传统的生物医学思维模式中解放出来，促进了人类以综合思维的方式多层次、多方位、立体化地探索生命现象，掌握疾病变化规律，正确处理医学难题；第二，拓展了医学研究的思路，将社会科学与自然科学有机融合，促使人们更多的从社会、心理因素出发研究和解决医学问题，解决了现代医学认识条件和水平下对健康和疾病的科学认识；第三，解决了在疾病预防控制上的社会、心理预防问题，改变了生物医学模式指导下对抗性、针对性防治的策略，建立了"预防为主，防治结合"的医学思想，把疾病防治的重点从单纯的生物防治转移到生物、社会、心理综合防治的方向上来。

总之，生物医学模式向生物—心理—社会医学模式转变是现代医学发展的必然趋势，这是由医学模式动态性特征所决定的。深入了解现代医学模式转变，不但有助于医学工作者更客观的认识医学模式的动态性，更能有效推动医学思维方式的革新，深刻把握生物—心理—社会医学模式的内涵，从而建立起符合时代发展需求的现代医学观和方法论。

## 第四节　现代医学模式特征

现代医学模式是在对旧有医学模式的批判与扬弃基础之上，随医学科学发展对医学本质的进一步思考探讨，具有特定时代的观念先进性和现实指导性。从本质上看，医学模式转变并非单纯的替代，而是一个完善超越的过程。相对生物医学模式，生物—心理—社会医学模式指导思想更加先进，理论体系更加完整，可以更好认识疾病与健康本质问题，是能更有效指导现代医学实践的医学观和方法论。现代医学模式具有以下本质特征。

## 一、多维度、多视角的认识论

现代医学模式认为，处于社会系统中的人，不是一般意义上的"自然人"，更不是由器官和组织"拼凑"的"机器"，而是具有各种复杂心理和社会活动的"社会人"。因为许多疾病并不单纯是由理化因素引起的，而很可能是源于有害的心理或社会因素。生物—心理—社会医学模式在肯定生物因素作用的同时，也肯定了心理和社会因素在医学中的应有地位，改变了生物医学模式指导下将生物因素作为影响健康唯一因素的理念。强调在生物、心理、社会三维坐标系里，既把人的心理活动纳入视野，又把健康和疾病放在社会系统中去观察研究，从而促发人们从多个视角去考量医学相关问题。

## 二、基于系统思维的方法论

现代医学模式除继续深化了生物医学模式的既有研究方法，在研究生命和医学现象的科学实践中，又引入了由辩证唯物法与现代科学技术相结合形成的系统论思想。在现代的生物－心理－社会医学模式中，疾病和健康并非孤立存在，而是整个社会系统中的一个子系统。除了要研究由器官、组织、细胞、生物大分子、基因等要素组成的生物系统外，还要研究生物系统外存在的社会大系统的各组成要素以及它们之间的联系。当疾病和健康成为"生物－心理－社会"复杂大系统的中心研究对象时，系统论的思维方式就取代了形而上学的思维模式，成为了这个时代指导医疗实践的核心思想。

## 三、三维立体的健康观

生物—心理—社会医学模式指导下的健康观，摒弃了"无病即健康"的观点，也不再局限于"能发挥社会功能就是健康"，而是从一种三维立体的角度，同时追求生理健康、心理健康和社会幸福的完美状态。从生物角度看，健康是身体器官、组织、结构和功能正常状态；从心理和精神角度观察，健康是良好的自控能力，对外界事物正确的反应和判断，内心达到平衡状态；从社会学的角度衡量，健康是良好的社会适应力，科学的工作、生活行为和习惯，满意的社会人际关系和具备处理应急事件的能力。现代医学观念把健康与疾病作为相对的关系来认识，认为健康与疾病是连续统一体，此消彼长动态变化。在二者之间，又可以划分两个特殊状态——亚健康状态和亚临床状态。前者是指机体无明显疾病，但呈现活力降低、适应力减退的生理状态，又称为"第三状态"或"灰色状态"；后者是指机体受到损害，功能发生紊乱，但具备防御、适应、代偿生理性反应的状态，又称"无症状疾病"。生物—心理—社会医学模式所倡导的健康观，从医学生物学、心理学和社会学的角度对健康的概念进行了多方位的诠释，是科学的、积极的、全面的健康观。

## 四、基于可持续发展的医学观

医学的可持续发展要求医学既满足当前需求，还不能损害后代利益。这就要求医学必须具备以下三个条件：必须是社会供得起和经济可支撑的，必须公平、公正和高效，必须体现以人为本。生物—心理—社会医学模式正是基于对医学的这种可持续发展要求而产生的医学观。它认为，医学的发展水平应该与社会经济的发展水平相适应，要考虑个人和社会的承受能力；人不分种族、性别、贫富都有获得医疗服务的权利，要满足全体人民的基本需求；应该尊重人的选择和尊严，对医学的使用应当由社会和个体共同做出合理负责的选择。

## 五、丰富完整的医学目的

作为体现医学模式内涵的重要标识，医学目的与医学模式本质上是一致的。且随着医学模式演进，医学目的也不断变化。比如，在古代医学和经验医学时代，"减轻痛苦和挽救生命"是当时的主要医学目的；进入实验医学时代，医学则以"治病救人，延长生命，解除痛苦和疾苦"为主要目的；到了现代医学时代，医学目的进一步延伸和丰富，包括了四个层次：预防疾病和损伤，促进和维持健康；解除由病灾引起的疼痛和疾苦；照料和治愈有病的人，照料那些不能治愈的人；避免早死，追求安乐死。正是在生物—心理—社会医学模式理论的指导下，为解决各种医疗保健问题才提出了这样丰富完整的现代医学目的。

## 六、社会因素主导的医学观

现代医学研究的不断深入，越来越多地发现社会因素对人群健康和疾病的决定性影响作用，类似于社会地位、教育背景、生活水平、居住环境、消费理念等都会对健康有重要的影响。20世纪80年代，按照环境、遗传、行为与生活方式及医疗卫生服务等因素对美国前10位死因进行分类统计，结果表明由社会因素可以解释死亡原因的77%。而直至今天，社会因素对人群健康和疾病的决定性影响更加明显。比如，一方面是诸如糖尿病、心脑血管病、肥胖症、高脂血症等"富贵病"困扰着发达国家和新兴工业化国家，而另一方面由于严重饥荒而导致的营养不良和死亡，则成为盘踞在贫困欠发达国家儿童头上挥之不去的"魔咒"。再比如，一些烈性传染病近几年来"死灰复燃"的态势，曾流行于世界33个国家并在我国呈爆发流行的SARS，几乎每年都会在东南亚发生的"禽流感"等等。这些医学课题的解决，单纯靠药物和医疗服务远远不够，而进行积极的社会防治则更有效、更可靠、更经济。

## 七、致病因素多元化的疾病观

在20世纪下半叶，医学界关于健康影响因素的研究与成果有很多，其中较有影响的是布鲁姆（Blum）的环境健康医学模式与拉隆达（Lalonde）和德威尔（Dever）的综合健康医学模式。1974年布鲁姆认为，环境因素特别是社会环境因素对人的健康、精神和体质发育有重要影响，并提出了包括环境、遗传、行为与生活方式及医疗卫生服务等四个因素的环境健康医学模式。为更加广泛地说明疾病发生的原因，拉隆达和德威尔在环境健康医学模式的研究成果基础上，进一步对卫生服务和政策对健康的影响做了观察，提出了卫生服务和政策分析相结合的综合健康医学模式，系统论述了疾病流行病和社会学相关的医学模式，用来指导卫生事业发展，并作为制定卫生政策的依据。2008年世界卫生组织基于多元致病因素对全球主要死因进行归类，结果显示50%的死亡是由行为生活方式因素引起的，其余则分别为环境因素占30%、生物遗传因素占10%、医疗卫生服务因素占10%。

## 八、人与生态和谐相处的医学观

在生物—心理—社会医学模式的"催化"下，如今世界上又产生了一种更为超前的医学观——大生态医学观。它认为疾病的本质是人的身体、精神、心理状态与生存环境的适应失调造成的健康不良状态，因此特别强调人的精神状态要实现与包括自然生态、社会生态和微生物生态在内的生存环境之间的和谐适应与良性互动，并由此提出了"优化生存环境，辅以防治"的全新医学指导思想。这种思维模式彻底摆脱了传统医学模式对健康与疾病的片面认识，从而以一种全新的角度，将健康与疾病放在整个自然生态体上的坐标上，进行全方位的考察和审视，从更高境界、更高层次对疾病和生命进行理性的价值评判。这使人类对健康和疾病的认识得以建立在更为主动、理性的根基之上，为医学更好地驾驭疾病、控制疾病提供了一种全新的理论认识。作为在医学不断深入探讨过程中形成的一个新思考，大生态医学观在理论体系上与生物—心理—社会医学模式一脉相承，无疑是有先进性和积极意义的。

# 第五节 现代医学模式与临床医学

现代医学模式的完善有效扩展了医学内涵，扩大临床医学的目的为"预防疾病和损伤，促进和维护健康；治疗和治愈疾病；减缓由疾病带来的不适和痛苦；预防过早死亡，提高生命质量"。临床医学工作的范围因此完成了从"出生到死亡"扩展为"生前到死后"的变化，从对患者的治疗扩展到对疾病的预防和健康危险因素的干预。临床医学的任务也从以治病为主，逐步转向治病以及维护和增强健康、提高人的生命质量的全面服务。生物—心理—社会医学模式的出现对临床医学思维、临床医疗实践和临床医学教育产生了重要影响，并对临床医学各领域的变革提供了重要的理论基础。

## 一、现代医学模式对临床医学思维的影响

### （一）临床医生角色内涵转变

现代医学模式要求医生要积极适应角色改变，摒弃过去单纯的疾病治疗者角色，力争成为包含以下角色内涵的"五星级医生"，其角色内涵如下。

（1）卫生保健提供者（care provider）。

（2）决策者（decision maker）。

（3）健康教育者（health educator）。

（4）社区领导者（community leader）。

（5）服务管理者（service manager）。

### （二）临床疾病诊断和疾病治疗

**1. 临床诊断思维** 传统的诊断手段依靠生物学变量及其可测量的实验室和各种辅助检查。生物—心理—社会医学模式在发展上述检查的基础上，通过对人类心理和行为进行新的测量值检查，以及将各方面的指标进行综合分析，从而明确疾病的生物学和社会心理学内容，以便为患者提供客观的生物—心理—社会方面的实验室依据，为从药物、心理和行为上治疗并指导患者提供了重要依据。

**2. 临床治疗思维** 生物医学模式指导下的疾病治疗是主要用药物或手术手段来消除疾病。生物—心理—社会医学模式对传统治疗概念及其内涵进行了拓展，现代医学模式中的治疗是以提高人的生活质量为主，最重要的特点是多样化选择。对患者的治疗，在不同阶段需求不同，按照病情缓急依次为保住生命、防止残疾、减轻痛苦、根治疾病、健与美等。另外，医学科学飞速发展，一种疾病有多种治疗方法，患者和家属可以依据自己的愿望及经济承受能力等，选择自己认为满意且切实可行的治疗手段。生物—心理—社会医学模式指导下的治疗的另一个特征是，沟通成为治疗的手段，特别强调患者的积极参与。此外，医学模式的转变引起了治疗模式的变化，其中社会治疗作为一种"无形"的治疗，对许多疾病的防治意义重大，比如碘缺乏病、乙型肝炎、性病、吸毒等客观存在的社会问题带来的疾病，以及如心脑血管疾病、恶性肿瘤、糖尿病等"现代文明病"的行为治疗也多属于社会治疗范畴。当然，社会治疗还包括建立健全有效的医疗法规。

### （三）临床医学服务内容

现代医学模式对临床医学服务内容的影响可以概括为"四个转变"。

**1. 从治疗疾病为主转变为维护健康为主** 现代医学认为，医学服务的最佳效果是达到患者、医生和社会三方都满意。这就需要医务人员把关注对象自觉地从以疾病为中心，转移到以健康为中心上来。以健康为中心，就是"以人为本"，就是要把患者作为社会结构的组成部分，了解个体的特征，充分考虑其生理、心理和社会需求，尊重患者的尊严和权利，选择科学合理、全面优化及个体化的治疗方案。

**2. 从单纯医疗型转变为医疗、预防、保健复合型** 随着社会经济发展，人们的人生观、价值观发生了变化，对于医学的要求已经不满足于有病求医，而是把目光转移到促进健康、延长寿命、提高生活质量上来。现代医学模式正是顺应了这样一个转变，把预防和保健置于优先于医疗发展的战略位置，从而使医学服务的形式从生物医学模式的医疗型转变到医疗、预防、保健复合型。

**3. 从个体转向群体** 现代医学模式认为医学的最终目标是实现群体生理、心理、社会健康。人的健康不是孤立的，而是与家庭、社区、社会等更大的系统紧密相连的。医学服务必须要立足患者、着眼家庭、面对社区、开展全方位的服务，在人群疾病治疗和预防以及医疗服务提供上，进行系统总体地了解和安排，才能有助于实现医学的最终目标。

**4. 从生物防治转变为生理、心理、社会综合防治** 现代医学模式赋予了预防医学新的任务。这个任务已经不再局限于针对个体的单系统的生物防治，而是要求从生理、心理、社会综合防治的高度，来维护群体的健康利益。医学服务在以预防为导向的服务模式指导下，越来越多地在患者教育、早期诊断、健康危险因素评价、人群健康筛查与群防群治等方面发挥作用。

## 二、现代医学模式对临床医学实践的影响

现代医学模式对临床医学实践的影响又可以归纳为"四个扩大"。

**1. 从治疗服务扩大到预防服务** 疾病谱和死亡谱变化及人群健康需求的多样化，决定了治疗服务扩大的必然趋势。疾病影响因素的多元化，要求医学必须树立"未雨绸缪"的超前意识，采取综合性的预防保健措施，把疾病的发生扼杀在萌芽状态。预防是治疗的积极措施，也是治疗艺术的最高境界。

**2. 从生理服务扩大到心理服务** 现代医学认为，心理服务同生理服务一样是健康服务考量的必不可少的方面。造成心理紧张的事件如离婚、丧偶、失业等，均有可能成为心因性疾病的重要因素；而许多心理服务，如咨询、安慰、调适等，则会对健康产生积极作用。因此，现代医学模式在强调生理服务的基础上，更加重视心理服务。

**3. 从院内服务扩大到院外服务** 随着现代医学模式和健康服务模式的转变，作为医疗卫生服务主体的医院，其服务越来越多地显示出主动性，服务领域也呈现扩大化的趋势。医院服务场所超越了医院的狭小空间而进入家庭、社区和社会，从而形成系统的服务体系。这个体系以医院为依托，患者为中心，家庭为单位，社区为范围，提供着全面、综合、连续、人性化的健康服务，并且越来越显示出在现代社会中的活力和优越性。

**4. 从技术服务扩大到社会服务** 在现代医学模式的框架下，单纯的技术服务已不能满足广大人民群众日益增长的健康需求。医学社会化和社会医学化的结果，就是产生了日益丰富多样化地社会服务需求。需求催生了供给，越来越多的社会服务诸如老年保健指导、心理咨询和行为指导、饮食指导、文体活动和消费指导等项目，在现代社会中被越来越多的人所重视和接受，受到大众的广泛推崇。

**知识链接**

### 临床医学实现向现代医学模式的转变，难在何处？

自20世纪70年代提出"生物—心理—社会医学模式"以来，医学界对现代医学模式的转变进行了广泛的讨论和深入研究，广大临床医务人员普遍认识到的确有必要用现代医学模式的观点来认识和处理疾病。但理论观念上的创新、接受与临床实践中的保守、拒挡，形成了鲜明反差。虽然生物—心理—社会医学模式的理论列入了教科书，社会、心理因素在疾病发生转归中的作用也被人们所承认，但医疗实践活动中"从生物学角度认识疾病，将患者看作生物体"的作法仍相当普遍地存在，从生物医学模式向现代医学模式的转变并未实质性发生。

困难主要来自以下几个方面：①生物医学经过长期发育成长，形成了比较完整的医学思想体系和体制框架，并渗透到临床、预防、公共卫生、医学科研和医学教育诸多方面，受唯科学主义影响的临床医务人员迷恋于生物医学模式的"科学性"，难以跳出其视野；②由于目前医院技术结构框架和科室设置是适应生物医学需要而形成的，所有临床医务人员也都分别归入以生物医学为基础划分的不同科室中，临床实践落实心理诊断治疗和社会干预，需要各科室乃至基层医疗、预防部门共同配合；③临床心理学还处于发展阶段，对患者或医生来讲都未形成足够的信任和信心，单纯用生物医学技术对付疾病仍然是大部分临床医务人员的行医准则。

## 三、现代医学模式对临床医学教育的影响

医学社会功能的发挥需要依靠医学工作者，医学工作者的培养依靠的是医学教育。在现代医学模式下，医学社会功能的拓展，人群健康需求的提高，医学与相关学科的交叉渗透，医疗服务的转变，健康服务的扩大，都对医疗卫生服务的主体——医学工作者提出了新的更高要求，从而医学教育也面临着新的更大挑战。医学教育必须充分考虑这些客观实际的影响，转变教育观念，改革教学体制，实施全面素质教育，以适应现代医学模式的转变，培养合格的临床医学人员，最终实现医学教育目标。现代医学模式对医学教育的影响主要体现在以下几个方面。

### （一）对医学教育观念的影响

目前，虽然现代医学模式指导下的医学教育思想观念已经深入人心，但生物医学模式主导思维并未完全消除。基础课程学习阶段，医学生看到的只是独立的、无生物特性的组织器官和标本等；临床实习中，医学生把患者作为单纯的实习对象或"活标本"。这样的教育使得医学生从基础学习阶段，就对具有人格的"人"的概念没有正确认识。在这种实验的、非人格化倾向的教育感染下，医学生必然致力于追求生物医学科学知识、理论和技能，而忽视医学的伦理、社会和审美价值。

现代医学模式作为一种认识论对医学教育改革发展具有重要意义和深远影响。医学教育要自觉地适应这个转变的要求，树立现代疾病观、健康观和治疗观，坚持整体性、动态性和社会性原则，全面准确地把握人体健康与疾病的本质，摒弃医学教育中的纯科学技术主义、纯理性教育和非人格化教育等陈旧观念。在医学教育观念上，必须树立五种思想：一是拓宽专业口径，增强学生社会适应力；二是实施全面素质教育，培养高素质、技能型人才；三是以学生为教学主体，增强学生创新能力；四是因材施教，促进个性健康发展；五是探索"教学、科研、服务"三位一体的人才培养途径。

**（二）对医学教学方式的影响**

由于目前大部分教师本身所接受的是以生物医学模式为主导的医学教育，受到传统思维定势的影响，他们对系统论、信息论、控制论理解不深、贯彻不力，使其自身医学思维仍然被生物医学模式所统治，显示出根深蒂固的形而上学。教学方法上，偏重传授知识，不注重培养学生获取知识的有效手段，课堂讲授也过于强调系统完整，很少给学生留有思维的余地。再加上，我国医学院校大多仍按生物医学模式框架来设置课程和教学内容，一些通用教材对典型身心疾病的阐述，仍然没有把心理、社会因素的讨论置于思考范围之内。即使新增设了一些医学人文社会科学课程，但与临床专业课程尚缺乏协调统一。此种环境之下，医学生建立片面的医学观，就不足为奇了。

现代医学模式促进了医学教育从教学计划、培养目标、教学大纲、课程设置、教学内容诸多方面的全方位改革。在培养目标上，现代医学模式对临床医学人才的合格标准提出了新要求。它认为合格的医学人才，应该是全面素质型人才。既会作技术诊断，也要会做社会诊断，既会开药物处方，又会开社会处方。同时，还应该能全面了解预防医学内容，掌握增进健康、提高生命质量的服务方法，了解卫生与社会发展的关系。在教学内容上，现代医学模式要求，改变过去医学生完全把精力放在生物医学课程上来的落后现象，增加人文社科教育，加大自然、人文、社科类课程的比重，使医学生的知识结构更加合理，丰富医学思辨能力。国外发达国家医学院校在这方面的尝试非常具有借鉴意义，如英国将医学心理学、社会医学、行为医学、伦理学等列为必修课，日本要求医学生必须修满60多学分的人文社科类课程。通过相关课程的增设，现代医学模式的思想观念得以渗透到各学科课程的具体内容中，贯穿于教学过程的各个环节。

**（三）对医学教育体系的影响**

我国现行的医学教育体系格局单一，传统的"先基础，后临床，再实习"三部曲，客观上加剧了临床工作者理论与实践的分割脱节。从医学院校毕业后，除少数考取硕博士继续深造外，大部分医学生几乎没有再继续接受系统医学教育的机会。

现代医学模式对于医学教育改革发展非常重要的一大影响就是倡导医学教育终身化。实施医学教育的主体由过去主要依靠正规医学院校教育，逐渐扩大到了毕业后教育和继续医学教育，使得医学教育的分类布局发生了显著变化。在给院校基础医学教育之外的毕业后教育和继续医学教育提供更加广阔发展空间的同时，对在职医学教育质量也提出了更高要求。只有把院校医学教育、毕业后教育和继续医学教育有机结合起来，一方面通过加强住院医师专业培训制度化、规范化的工作，使毕业后教育成为医学生毕业后都必须接受的一种医学正规教育制度，以便为其日后从事专业临床工作做准备；另一方面，把"拓展临床医学人员知识技能结构，提高整体素质"作为培养教育的主要任务，通过广泛开展继续教育，使医学工作者能够结合自身个性化特点，不断更新知识内容，丰富知识结构，强化临床思维能力，提高业务技术水平。

目前，我国医学教育体系改革持续推进，已初步建立完善了由在校医学教育培养、毕业后医学教育、继续医学教育组成的高等医学教育体系。同时，基于深化医改和医学教育改革的要求，又出台了临床医学专业学位研究生教育与住院医师规范化培训"双轨合一"的政策。这已然成为我国医学教育改革的重要内容，也是我国与世界医学接轨的必行之路。但医学教育适应现代医学模式的转变，是一项长期的复杂的系统工程，需要医疗服务、医学教育等部门的共同努力。所有医学工作者都要抱着对社会高度负责的态度，在辩证唯物主义世界观、方法论的指导下，努力学习、虚心接受现代医学模式的教育观念，建立新型立体的临床医学人才知识结构，更好适应现代医学观点和思维方式的深刻变化。

## 本章小结

作为以医学为对象的自然观和方法论，医学模式是对人类生命、健康和疾病的本质概括。其形成演变的历史过程，先后经历了远古时代的神灵医学模式到中古时代的自然哲学医学模式、文艺复兴时期的机械论医学模式、近代的生物医学模式等一系列转变。它不仅同医学自身发展密切相关，由各时期医学发展水平、医学研究主要方法和思维方式所决定，而且与具体社会、经济和科学发展的总体状况及哲学思想紧密联系，成为当时医学研究、临床诊治、卫生预防及医学教育的工作指导思想和理论基础。

随着医学发展的社会化趋势、疾病谱和死因谱改变、医学与相关学科相互渗透以及健康需求的普遍提高，20世纪50年代以后逐步形成并提出了生物—心理—社会医学模式。现代医学模式是在对旧有医学模式的批判与扬弃基础之上对医学本质的进一步思考探讨，其指导思想更加先进，理论体系更加完整，具有特定时代的观念先进性和现实指导性。从本质上讲，是能更好认识人类生命、疾病与健康问题，可以更有效指导现代医学实践的医学观和方法论。它的出现有效促进了医学服务形式、内容、中心、对象和导向的转变，推动了临床医学、预防医学、康复医学理论的研究和实践，延伸了健康服务的范围，引起了医学教育的重大变革，为整个医学科学及医疗卫生事业带来巨大的变化，为标志着医学迈进了一个崭新的发展时期。

## 思考题

1. 如何理解医学模式对于医学发展的意义？
2. 与医学发展四个阶段相伴，医学模式演进过程中先后出现过哪些医学模式？
3. 生物医学模式对现代医学发展影响深远，但其局限性表现在哪些方面？
4. 哪些因素促成了生物—心理—社会医学模式的出现？
5. 生物—心理—社会医学模式是如何丰富对于医学本质认知的？请举例说明。
6. 请简述在现代医学模式影响下医疗服务的"四个转变"。
7. 请举例何谓现代医学模式下健康服务的"四个扩大"。
8. 现代医学模式对医学教育的影响主要体现哪些方面？

（郑建中）

# 第五章　临床医学人才的知识结构

医学及其发展模式是在人们防治疾病需要的基础上逐步形成的，其发展水平、方式及本质特点都受制约于相应的生产力发展水平及社会历史条件。随着医学科学的发展，由于人们对医疗卫生和人类健康相关问题的认知模式逐渐演变，社会对临床医学人才所应具备的基本素质、所应发挥的功能作用，已经提出了更高更明确的要求。探索符合生物—心理—社会医学模式特点的人才培养方式，尽快建立一支基础医学、临床医学、预防医学融会贯通，自然科学、人文科学、医学交叉促进，具备特定知识结构的临床医学人才队伍，已经成为当前乃至今后一个时期我国医疗卫生工作的重要基础任务之一。

## 第一节　知识结构

19 世纪俄罗斯著名教育家乌申斯基曾指出：智慧不是别的，而是一种组织得很好的知识结构。很多时候，我们常会发现一个现象：当知识的各个组成部分，以不同的搭配和排列方式形成于我们的大脑中时，往往是那些拥有良好知识结构的人，能够紧跟飞速发展的时代步伐，更好地适应科技发展知识更新以及全新领域的研究探索、职业工作变动等的需要。既然知识结构如此重要，那么何谓知识结构？

### 一、知识结构的定义

知识是客观事物及其客观规律反映的结果，是高层次的系统化的信息。而知识结构则是各种知识在人的大脑中的组织方式，既涉及知识诸要素之间的质与量，也包括各种知识之间的组合方式、相互关系。特定知识的质与量，只有在与之相联系的特定知识结构中才能实现其价值；脱离了相应的知识结构，任何知识都成为孤立的、零散的观念形态，从而丧失其现实意义。因此，所谓知识结构，就是指为了某种目的需要，按一定的组合方式和比例关系所建构的，由各类知识所组成的，具有开放、动态、通用和多层次特点的知识构架。它是社会普通个体经过专门学习培训后，所拥有的知识体系的构成情况与结合方式。

在人才培养的漫长过程中，知识的积累是我们成才的基础和必要条件，但它绝不是衡量人才的唯一标准。单纯的知识数量并不足以表明一个人真正的知识水平，现代人才不仅要具有相当数量的知识，形成合理的知识结构更为重要。没有合理的知识结构，进一步学习知识、理解知识、应用知识就会受到严重的限制，而充分发挥知识的创造功能更无从谈起。可以说合理的知识结构，是担任现代社会各个职业岗位的必要条件，是人才成长的基础。特别是在社会分工越来越细、专业化水平越来越高的今天，只有拥有合理的知识结构，并且擅于将自己所学到的各类知识科学、有机地组合起来，才能更好地满足当今社会发展需要，也更容易为竞争激烈的职场所青睐。

不同行业岗位对人才知识结构的要求会有所差异，但合理的知识结构大都具备以下共同特点：首先，知识结构必须具有整体性。一切事物都是有机的整体，知识结构与其他事物一样，是一个有机的整体，组成整体的各部分之间，都相互依赖、相互联系、相互作用、相互制约。如果知识结构只有数量的优势，而没有相互协调、配合融通，就很难产生知识结构的整体优势；其次，强调知识结构的异动性。知识结构本身就是发展变化的，绝不应当处于僵化状态，而应当随着社会的发展不断进行自我调节的动态结构。在社会不发达的阶段，知识结构相对而言较为简单，但随着人类进步和社会发展，为适应科技发展知识更新、研究探索新的课题和领域、职业和工作变动等因素的需要，人们必须及时对知识结构进行调整、充实、提高，以更好地跟上飞速发展的时代步伐；第三，还要重视知识结构的有序性。合理知识结构的建立，必须从低到高、从核心到外围的有序层次。从低到高，是在纵向联系中划分出基础层次、中间层次和最高层次，从基础知识到专业技术知识，直至前沿科技知识，由浅入深的积累，并逐步提高。没有基础层次，较高层次就会成为空中楼阁，缺少了高层次，则显示不出水平。从核心到外围，是指在核心知识确立的情况下，在横向联系中将那些与核心知识有关的知识紧密地联系在一起，构成一个合理的知识结构，突出核心知识的中心作用。否则，知识结构就容易杂乱无章、主次不分，难以发挥知识结构的整体作用。

## 二、知识结构的构成要素

知识结构一般包括知识数量、知识种类和知识层次三个构成要素。从认知心理学的角度看，三个要素虽然在知识构建过程中承担的功能各有不同，但会对人才成长同时发挥重要作用。

### （一）知识数量

自20世纪40年代中期计算机问世以来，现代电子信息技术极大地提高了人类信息传递、储存的质量和速度，人类历史上第五次信息变革完成之后，整个世界正式跨入崭新的信息化时代。按照世界著名未来学家阿尔文·托夫勒的观点，信息化时代对于人类而言，最大的特征就是以信息技术为主体，重点去创造和开发知识。而现实世界也恰好对这一论断提供了非常有力的佐证。联合国教科文组织的统计显示，人类近30年来所积累的科学知识，占有史以来积累的科学知识总量的90%，而在此之前的几千年中所积累的科学知识只占10%。英国技术预测专家詹姆斯·马丁的测算结果也表明了同样的趋势：人类的知识在19世纪是每50年翻一番，20世纪初是每10年翻一番，20世纪70年代是每5年翻一番，而近10年大约每3年翻一番。国内也有专家认为，不仅知识的量在飞速增长，而且知识更新的速度也越来越快，知识倍增的周期越来越短。20世纪60年代知识倍增的周期是8年，20世纪70年代减少为6年，20世纪80年代缩短成3年，进入20世纪90年代以后更是1年就增长1倍。在这个现有知识每年以10%速度更新的时代，人们用一个十分贴切的词来形容——知识大爆炸时代。

现在有观点认为，信息时代由于知识传播速度、广度和深度都得到了很大提高，要得到某些信息上网搜索就能得到，所以知识数量储备就显得不很重要了。但实际上，作为知识结构最基本、最不可或缺的要素，已掌握知识数量的多少会决定我们对事物理解的速度、深度以及准确度等等。一般来说，掌握知识数量越多，能够用来加工最终形成知识的信息范围就越大，在认识活动中产生新知识的信息加工模式就越丰富，各种信息之间的联结方式也更为复杂多样。对此，瑞士心理学家皮亚杰所提出的"学习的实质，就是个体通过同化和顺应来实现与环境的平衡"观点，也告诉我们只有掌握一定数量的知识，才能使我们的学习和工作成为可能。尤其是知识储备量越大，越容易触类旁通，整个思维结构扩大了，也就越有利于提高对于问题的分析判断，越有利于提高解决问题所需收集信息的质量、速度和准确程度。

**（二）知识种类**

知识从数量上讲十分庞大，而按照知识内部远近关系划分出的知识种类也非常丰富。也正是这种依据知识内部联系的远近、强弱所形成"种类"，才使得人类在面对浩如烟海、庞大复杂的知识体系之时，避免了手足无措的茫然，表现出一种条理有序、从容不迫的自信态度。从不同的角度出发、依据不同的标准，可以对知识种类进行不尽相同的划分。国内有的学者主张将知识分为自然科学知识、社会科学知识和思维科学知识，也有的主张将知识分为自然科学知识、社会科学知识、数学、技术科学知识、工程技术和哲学六类。但不管怎么划分，面对如此丰富的知识种类，社会中的每个个体都不可能掌握所有的知识，只能根据自己的兴趣和专业来选择不同种类的知识，从而形成自己的独特知识结构。而也恰恰是不同的知识主体所具有的知识种类差异，在总体上进一步限定了每个个体的思维结构的性质和功能指向。

不同种类知识构成的知识结构，不但其内容和性能各不相同，而且在加工处理信息过程中获取新信息，进而加工成新知识的模式也不一样。因此，由不同知识结构和不同信息加工模式联结而成的思维结构，不仅在内容上呈现出不同程度的质的差异，而且在功能指向上也表现出明显的不同。这就像无论如何我们也不能想象一位农业专家与一位物理学家具有相同的知识种类，也更不会认为他们偶然看到树上掉下苹果时，会产生相似或同样的专业理解。由此可见，知识种类在很大程度上决定了我们的思维方式。知识种类的多样性决定我们思维方式的多样性，看待问题的方式存在差异，解决问题的方法不尽相同。鉴于目前，科学领域出现的"宏观上越来越结合、微观上越来越细化"的发展趋势，越来越多不同种类的知识相互交叉、作用和发展愈发普遍，很多的边缘学科和新的知识不断涌现，我们不难得出这样的结论：新的知识种类是在原有的知识种类的基础上形成和发展起来的，知识种类的存在不但使得知识更加有序，而且也促进了知识的数量和种类的发展，正在进一步丰富我们认识世界和解决问题的方法和手段。

**（三）知识层次**

从知识层次上看，知识结构中知识层次的高低会限制着思维结构反映客观世界的深度。一般来说，各种知识由于其反映客观世界的深度不同，可以进行不同等级的划分，并在知识结构中表现为不同的知识层次。其中，基础层次是指我们每个个体都必备的基础知识和基础理论知识，这个层次的知识包括一般的自然科学知识、社会科学知识和哲学知识。它在个体知识结构中占有十分重要的地位，这个层次的知识总量越大，知识的增长速度越快。这主要是因为基础知识越雄厚扎实，面对新事物、新信息的适应性才能越强，才能不断接受新知识，从而为发展知识提供有利的条件。接下来，中间层次是指从事某项事业所必备的专业知识，最高层次则是指关于该项事业的最前沿的知识。在这三个知识层次中，基础层次位于知识层次的最底层，中间层次位于中间，高级层次处于最高的位置，从底层到高层逐渐缩小，形成一个典型的"金字塔"型，并且基础层次是中间层次的基础，中间层次又是高级层次的基础。

一般情况下，知识层次与我们反映客观世界的深度是成正比的。知识层次越高，对客体的认识越深刻，产生的信息加工模式的层次越高。由较高层次的知识结构和信息加工模式构成的思维结构，其层次也比较高。也就是说，一个合理的知识结构要求具备广泛而又扎实的基础知识，精深熟练的专业技术知识，先进而又新鲜的前沿知识。知识层次是否完善、各部分构成比例是否合理，决定一个人的认知水平。层次完善，"塔"越高说明知识程度越高，人们对事物的理解力、判断力就越深刻、越准确，所以知识层次的高低代表一个人的认识能力，决定着人的认识深度。

综上可知，知识结构一般由三个要素构成：知识数量、知识种类和知识层次。知识数量，是知识结构构成最基本的要素，没有一定量的知识就无从谈及知识的种类和层次，乃至知识结构。知识种类，使数量庞大的知识分类清晰明了，便于人们学习和研究。知识层次，体现出了一个人知识结构发展和完善的程度。知识层次既体现出了知识数量的要素，又体现出了知识种类的要素。从数量上看，随着知识层次从低到高，知识数量由多变少，知识种类也是如此，甚至大部分的知识种类是不能上升到最高知识层次的。此外，需要明确指出的是，一个知识结构是由多种要素构成的，但知识数量、种类和层次是知识结构的最基本要素，它们从不同的侧面规定了知识结构的功能，也就是说，这三者的优劣直接决定着知识结构系统的功能。因此，三者缺少任何一个都不能称其为合理的知识结构。

## 第二节　不同医学模式下的临床医学人才知识结构

在人类认识自身生命和抗争疾病的医学发展历史长河中，曾先后经历了神灵主义医学模式、自然哲学医学模式、机械论医学模式、生物医学模式、生物心理社会模式等的过程转变。在不同医学观和认识论指导下，与相应的医学发展阶段及其模式相适应，各个时期都对临床医学人才有着特定的知识结构要求，进而也决定了每个时期都有其特定的人才培养方式。总体上说，按照知识结构的数量、种类和层次三大构成要素的结合状况，可以把不同医学模式下的临床医学人才知识结构划分为操作型、适用型和发展型三种具体类型。

### 一、操作型知识结构的临床医学人才

在神灵主义医学模式、自然哲学医学模式处于主流的漫长医学发展阶段，认识世界所需获得的各种信息几乎完全依靠人体眼、耳、口、鼻、手等感觉器官，思维方式上也主要依靠从现象观察向本质演绎过渡的方法，经验积累和知识发现都极其缓慢，而又具有自发的、朴素的特点。临床治疗效果的好坏主要依赖于医生个人的经验积累和口耳相传的医学传承，很少进行有目的实验。即使有一些实验，也常由于实验手段的粗糙和方法的不足，很难达到系统完善的程度，很难得出经得起科学推敲的可靠结果，只能在依靠敏锐识别力去捕捉临床结果细微差别的基础上，借助丰富的想象力和思辨性的猜测来弥补对机体生理病理具体运行机制认识上的不足，从而依靠临床实践效果去追寻医疗行为发挥效力的原因。

这一时期，一方面由于知识信息传递方法手段受限，人们难以及时交流临床经验，传递医学研究成果，很多经验自生自灭，知识积累和更新的速度极为缓慢；另一方面，由于缺乏防腐标本、显微镜等可视化教学工具以及可重复性高的客观实验测试手段，传授临床经验往往只能心领神会，要靠顿悟，从而一定程度上降低了医学知识的可传授性。再加上，医学教育制度的不健全、分工的不精细，以个人自学和师徒相承为主的医学知识构建，进一步增加了知识传授的差异性。而这些都属于不利于医学知识传播和统一医学理论体系形成的因素。也正因如此，此阶段临床医师的知识结构大多体现为操作型知识结构的特点：以经验、一般常识和思辨的思维方法作为主要知识种类，知识数量不够饱满，知识层次不完整，尤其是高层次的知识处于空白状态。

由于这种知识结构中经验是最基本的要素，因此特别强调临床医生的主观能动性和灵活性，要求在临证时善于随机应变。同时，由于缺乏完整科学体系和必要物质手段的支撑，只

能用历史、天文、地理等一般性常识尽力进行弥补。即使体现到临床实践中，经常会应用一定的哲学、逻辑等意识形态领域的辩证方法来进行思维方式指导，却难以摆脱其固有的朴素性、原始性。随着实践经验不断积累、医疗认识不断增加，具有操作型知识结构的医学人才有一定的适应能力和整体性思辨习惯，但缺乏足够高度和力度的知识结构基本框架的支撑，对医学领域的新知识新技能的兴趣却常难以转化为专业问题上的深入研究，达到应有的高度。在认识和处理临床问题时，缺乏建立在实验基础上的系统理论，往往只能进行片面性猜测，易受流行错误思潮困扰甚至迷信超自然力量也就在所难免。比如，中国魏晋南北朝服石之风、西方早期滥用放血疗法就均属此类。

## 知识链接

### 西方放血疗法

西方传统医学中的放血疗法，其理论基础来自古希腊医圣希波克拉底的"四体液学说"和古罗马医学家盖伦的临床实践。既然四体液之一"血"的经常性"过剩"是致病的重要原因，"几乎可以适用于任何一种疾病"的放血疗法就成为疾病治疗和预防的首选方法。15世纪的放血疗法图上标注了身体每个部位与十二宫图之间的关系，放血疗法和占星术的结合使原本简单的放血变得精细而玄妙。直到1799年，病中的美国开国总统华盛顿被医生放掉近2500毫升血而死于失血性休克之后，人们终于开始质疑放血疗法。以后数十年时间，先后有多个临床观察发现放血疗法会明显增加患者的死亡率，其后也不断有科学证据证明其对患者的伤害大于好处，这个流行了2000多年的疗法才最终走出了历史的舞台。

## 二、适用型知识结构的临床医学人才

从文艺复兴时代开始，用实验、归纳和数学方法对自然进行研究的思潮逐渐成为人类新的共识。在医学领域，把人看作一个纯自然的生物实体，认为每种疾病都必然可以在器官、细胞或分子上找到可测量的形态学或化学改变，都可以确定出生物的或理化的特定原因，都应该能找到相应的治疗方法手段，是机械论医学模式和生物医学模式的共同思想基础。

1620年杰出的英国自然科学家、哲学家培根在其代表作《新工具》中提出"用实验方法研究自然"，认为只有观察和实验才是真正的科学方法。将人体或疾病从所在的具体环境中剥离出来，以一个纯粹的自然实体角度进行有目的、有计划、精确地定量观察，并通过对各种实验条件的不断调整，研究实验因素之间的各种对应关系，探寻其中存在的变化趋势和运行规律，成为这一时期医学研究和临床实践的主要思路。其中，在物质工具基础上，物理、化学、机械、电子等科学领域的飞速发展以及相关知识的迅速普及之下，显微镜、血压计、听诊器甚至是X射线等一批至今仍广泛使用的医疗必备器械被先后发明，从而使临床医师对诸如血压正常与异常、药物有效与致毒剂量等反映机体变化的数值，进行客观准确测度成为可能；在思维逻辑方法上，以还原论和归纳法为基础，将人体分解为不同的系统、器官、细胞和分子，利用机械的、物理的、化学的方法来解释研究人体形态和机能变化，并逐渐形成了解剖、组织、胚胎、生理、生化、病理、遗传、免疫等组成的生命科学理论体系和相应的独特研究工具方法；在知识传播应用上，社会分工更加明确，不但基础研究和临床服务形成了各自独立的活动范围，即使临床医师内部分工也日益精细，每个人都将注意力集中到自己的专业领域，全力向专业纵深进军，并乐观地认为医学科学精确化将最终解决所有的健康与疾病问题，而很少关注心理社会等因素的影响。

这一时期医学教育体系逐渐成熟，传统师徒相传的医学教育方式逐渐被高等医学院校教育所替代，并先后出现了"以学科为基础的学习（DBL）"、"以器官为基础的学习（OSBL）"、"以问题为基础的学习（PBL）"等3种主要的课程体系设置方式。按照基础、临床两阶段划分的院校课程教育，从根本上保证了临床医学人才培养对于系统深厚医学基础知识的要求，临床诊断治疗所需方法技能也普遍会在医学生见习实习阶段得到严格训练，从而构建起了适用型的临床医学人才知识结构。相较于操作型临床医学人才知识结构，拥有适用型知识结构的临床医师掌握的知识种类不算很多，但其拥有知识的数量和功能非常集中指向于现代医学科学理论体系内部，且各种知识之间关联程度高、联系密切，尤其是在知识深度和层次分布上比较合理，非常适于工业化时代社会高度分工所需的某一领域、某一专业甚至是某一问题专家型人才的需要。但适用型知识结构的临床人才缺点也非常明显：一是知识面狭窄，主要集中于生物医学相关领域，对医学专业知识尤其是所从事专业方向的知识同化能力强、吸收掌握快，但对于人类健康相关的环境学、气象学等一般自然科学，以及社会学、心理学、行为学、哲学等人文社会科学知识学习掌握相对欠缺，深入研究专业创新性问题时则易受自身知识种类范围限制；二是思维方式单一，主要基于还原论思想侧重运用线性关系看待人类健康和疾病，寄希望于通过微观化、精细化的科学技术手段，找出影响机体运行过程中最微小、最特异的生物学变化，完全用还原方法片面机械地分析错综复杂的疾病现象，忽视系统整体、多元发散的思维方式作用。

**知识链接**

### 三种主要的高等医学院校教育课程体系设置方式

"以学科为基础的学习（DBL）"是现今高等医学院校教育课程体系设置的普遍方式，一般由医学基础课、专业基础课到专业课的渐进式过渡组成，能较好地体现医学科学系统完整性、循序渐进性，具有方便教学实施管理、节省财力等优点，但以教师讲授为中心，学科界限分明，各学科之间尤其是基础学科与临床学科之间缺乏必要的联系。"以器官为基础的学习（OSBL）"是按照人体解剖结构，围绕某一器官系统把相关的解剖、生理、病理、疾病的临床表现乃至诊断和治疗原则综合起来组织课程，以加强学科间的联系和减少课程间的重复，但由于课程结构不稳定、教学难度大、远期效果不肯定等缺点，难以被大多数医学院校接受。"以问题为基础的学习（PBL）"围绕临床问题综合组织相关学科内容，加强了基础医学同临床联系，使学生早期接触临床，但基础知识缺乏系统性。

迄今为止，我们培养的临床医学人才大都具有明显的适用型知识结构特点，甚至未来具有此类型知识结构的临床医学人才，仍会在医疗体系的某些层次领域发挥重要作用。但医学知识大量涌现、快速更新，学科专业日益交叉融合、相互渗透的今天，具有适用型知识结构的临床人才未来已经很难再继续"适用"。随着新的医学模式的出现和逐渐确立，社会医疗服务要求我们对临床医学人才的知识结构进行重新设计与优化。

### 三、发展型知识结构的临床医学人才

随着第一次卫生革命带来的疾病谱和死因谱发生转变，人们对健康的需求已经不再局限于"没有疾病"。高品质健康生活的追求面前，过去屡屡奏效的"聚焦特异生物因素进行针对性治疗"，却常常在应对人类健康新的主要威胁——慢性非传染性疾病时显得一筹莫展。有鉴于此，1977年美国罗彻斯特大学精神病学和内科教授恩格尔提出以生物—心理—社会医

学模式重新理解人类健康与疾病，并应将其看作是一个从原子、分子、细胞、组织、系统到个体、家庭、社区、社会，相互联系、互为因果、协同制约的立体化网络系统问题。而医学认识手段进入分子时代之后，大量医学研究也表明除生物因素之外，社会因素、心理因素可能对健康有着更为重要的影响。

建立发展型知识结构，正是从生物－心理－社会医学模式出发对临床医学人才提出的新要求。它不仅要求临床医生的知识容量大、知识种类多，要掌握与医学相关的数学、物理学、化学、生物学、行为科学和人文社会科学等基础知识和科学方法，要掌握生命各阶段的系统的医学形态功能学基础知识，要掌握内外妇儿等临床医学知识以及所重点从事的临床专科知识，与操作型、适用型知识结构更重要的区别在于思维方式从经验思维、实验分析思维，过渡到多视角、多层次、网络化的系统思维。以这种思维方式为主要特点的发展型知识结构，改变了过分依赖个体经验、专业细化而容易产生的保守倾向和惯性思维，强调医学学科不仅在内部要实现基础医学知识、临床医学知识、预防医学知识的互补融合，还要在医学学科外部积极把现代自然科学和人文社会科学的理论技术带入医学领域，实现学科间知识的交叉发展。具有发展型知识结构的临床医学人才，其最大优势就是能凭借其知识结构众多学科交叉融合的优势，从生物、心理、社会等多个角度系统地审视临床实践中遇到的人类健康与疾病问题，进而也就为深入医学专业前沿领域开展自主创新研究，充实高层次知识打下了良好基础。

进入 21 世纪后，具有发展型知识结构的临床医学人才，其知识结构体系的具体构成应该包括什么？对此，国际医学教育组织（IIME）、美国医学院协会（AAMC）、英国医学总会（GMC）等国内外医学教育组织以对医学生/医生能力要求的形式，曾先后提出了各自对临床医学人才知识结构的看法。2003 年 3 月，世界医学教育联合会（World Federation for Medical Education，WFME）在丹麦哥本哈根召开的"医学教育的全球标准：为了更好的保健服务"世界大会上，颁布了涵盖本科医学教育、毕业后（研究生）医学教育、继续职业发展等医学教育发展三个阶段的国际教育标准，提出临床医学人才根据所处阶段的不同而在知识结构培养上应有所侧重，但至少都要涵盖基础生物医学科学、临床科学、行为和社会科学以及医学伦理学等几大部分。

### 知识链接

#### 世界医学教育联合会与医学教育国际标准

世界医学教育联合会（WFME）从 1984 年开始实行一项"医学教育重新定向的国际合作计划"，在此过程中，WFME 完成了三项标志性工作。1988 年发表了《爱丁堡宣言》，提出包括"努力把我们的临床医生培养成教育家"在内的 12 条倡议；1993 年《世界医学教育峰会的建议》又提出了五星级医生"卫生保健提供者、决策者、健康教育者、社区领导者、服务管理者"培养的目标。1997 年 9 月（维也纳）"世界第 25 届医学教育大会暨欧洲年会"等国际医学学术界均把医生能力培养作为重点课题，强调"从技能到能力"的转变。最终到 2003 年 3 月，在丹麦哥本哈根召开的"医学教育的全球标准：为了更好的保健服务"世界大会上，正式颁布了涵盖医学教育连续统一体的三个阶段：本科医学教育、研究生（毕业后）医学教育和继续职业发展的国际标准。

2008 年 9 月，教育部和原卫生部以 WHO、世界医学教育联合会（WFME）、国际医学教育组织（IIME）等制定的标准为参考，结合我国医学事业发展实际，也制定出了我国的《本科医学教育标准——临床医学专业（试行）》，并对我国本科临床医学专业毕业生的知识目标、课程安排作了具体要求。

综合以上分析，我们认为具有发展型知识结构的临床医学人才其知识结构体系至少应包括以下内容。

**1. 自然科学知识** 生命中一切神奇变化都是受着物理、化学等自然规律支配的，人体的生理病理变化说到底就是物理、化学和生物学的变化，因此数学、物理、化学等自然科学就必定成为临床医学人才知识结构的基础。一方面，今天的医学发展已延伸到分子水平，医学科学中众多理论模型、实验假设，都来源于自然科学蓬勃发展基础之上。缺少现代水平的自然科学知识作基础支撑，深入理解、熟练掌握日益繁复的基础、预防、临床等医学知识无从谈起。另一方面，医学史上许多突破性进展，都是数学、物理、化学、计算机技术等自然科学与医学结合的产物。比如，像已日渐成为生物医学理论核心的分子生物学，其自身理论发展和技术转化运用不但大大提高了人们对许多疾病的认识，还广泛开辟了治疗各种疾病的新途径和预防诊断的新方法，而这都要依靠物理、化学、计算机技术与多种医学科学交叉渗透。

**2. 医学科学知识** 作为发展型临床医学人才的核心知识构成，医学科学知识至少要囊括基础医学知识、临床医学知识和预防医学知识三个方面的内容。其中，基础医学知识是指包括人体解剖学、组织学和胚胎学、生理学、生物化学、微生物学、寄生虫学、免疫学、病理学、病理生理学、药理学等在内的生物医学知识，自医学从经验直观的医学过渡到实验医学开始，其所研究的关于人体健康与疾病的本质及其规律，就已经为其他所有应用医学所遵循，成为了每个医学生未来理解学习应用临床医学知识的重要基础；临床医学知识是医学科学中研究疾病的诊断、治疗和预防的各种专业知识的总称，通常包括诊断学、内科学（包括传染病学、神经病学、精神病学）、外科学、妇产科学、儿科学、眼科学、耳鼻咽喉科学、口腔医学、皮肤性病学、麻醉学、急诊医学、康复医学、老年医学、中医学、全科医学、循证医学等专科知识，以及病史采集、体格检查、辅助检查、诊断与鉴别诊断、制定和执行诊疗计划、临床操作、临床思维、急诊处理、沟通技能等临床能力，其重点在于疾病的诊断与治疗，非常强调实践性，属于临床医学人才的核心知识，是决定未来能否独立执业的关键；临床医学人才学习预防医学知识，主要目的在于培养预防战略和公共卫生意识，掌握一定的群体保健的知识和技能，因此通常要求涵盖流行病学、卫生统计学、健康教育、初级卫生保健以及劳动卫生与职业病学、卫生毒理学、环境卫生学、营养与食品卫生学、儿少卫生学、妇幼保健学等有关内容，尤其是预防医学以人群健康问题为研究对象，非常有助于临床医学人才提高对健康和疾病的认识。

**3. 人文社会科学知识** 医学的研究对象是人，而人是生理、心理和社会属性的综合体。因此，从一定意义上讲，医学本身也就带有深刻的人文性质。它不仅是一种治愈、缓解和预防疾病的技艺，而且在临床实践中包含着丰富的人文价值，渗透着大量的人文知识、人文理念和人文精神。特别是在生物—心理—社会医学模式确立之后，临床医生常常不仅要处理人们机体的疾病，而且还要面对由心理、环境和社会因素而引起的心身异常问题。这就要求我们必须从心理、社会、环境和文化背景中去寻找影响人群健康的因素，运用社会科学和人文科学的一般原理与方法来评价卫生保健问题以及社会大众对卫生服务的需要。具备了包括心理学、社会医学、医学社会学、医学伦理学、卫生经济学、卫生法学、卫生事业管理等在内的人文社会科学知识，临床医学人才就可以在化解医患矛盾时拥有关爱患者的人文情怀，在确定临床优先目标时更加审慎理性，在开展医学研究时具备批判性思维及遵循伦理规范，也才能更好地适应医学科学的发展和医疗卫生服务需求。

## 第三节　临床医学人才知识结构的建构

21 世纪的现代医学正在经历一个前所未有的科学化过程，大量其他专业的理论、知识、技术如洪水般涌入，医学领域的变化日新月异，呈现出既高度分化又相互渗透、既高度综合又纵横交叉的发展趋势。面对培养适应生物—心理—社会医学模式发展临床医学人才的迫切要求，必须系统总结发展型知识结构在内容、性质、系统和存在状态等方面特点，采取针对性措施构建更加合理的临床医学人才知识结构。

## 一、发展型知识结构的特点

**1. 知识结构内容上的多学科综合**　所谓多学科知识的综合，就是要求临床医学人才的知识结构不能只是单纯的生物医学知识系统，而是要具有以医学科学知识为主体并包括各种自然科学知识、社会人文科学知识所组成的综合系统。对临床医学人才知识结构的这一要求是当代医学科学的综合发展趋势和新技术革命的特点所决定的。当代医学科学的综合发展，一方面表现为医学科学内部各学科的融合渗透，另一方面表现为医学与各自然科学、社会人文科学的交叉发展。这为人们从多层次、多角度揭示人类健康与疾病的各种规律，提供了重要的科学理论、方法以及新的技术手段，使全面解决人类健康和疾病的各种问题成为可能。同时，大量研究也清楚地表明，要解决医学科学中的重大问题，不是医学一门科学所能完成的，而必须依靠多种学科的力量。此外，在当前出现的新技术革命中，一个显著的特点是新技术的创立是多种新知识、多种新技术的组合，是多学科协作的结果，带有极强的综合性。正是发展型知识结构的内容上具有的多学科知识综合特点，使临床医学人才有了广阔的视野和较强的应变能力，能够善于提出和解决临床实践中遇到的各种新问题。

**2. 知识结构性质上的广泛社会性**　临床医学人才发展型知识结构的这一特点，是由当代医学发展从生物医学模式向生物—心理—社会医学模式转变的重要趋势决定的。传统的生物医学模式曾经对医学发展产生了巨大的推动作用，但其内在缺陷也对医学的发展产生了一定的消极影响。主要是忽视社会因素、心理因素对人体健康和疾病的影响，从而在根本上偏离了作为医学研究对象的"人"的完整性，即偏离人的自然属性和社会属性的统一。当代医学发展不断地从宏观和微观、纵向和横向等多方面揭示出人体与环境、人体与心理、人体与社会等因素之间相互关系、相互作用的辩证性质。事实表明要把握整个医学科学本身发展的规律，要全面认识健康和疾病的本质，必须注意社会、心理等因素对健康和疾病的影响，也就是说必须立足于生物心理社会医学模式。近年来，社会医学、心身医学、环境医学、行为医学等学科的产生，正反映了人们开始从新的医学模式来研究医学问题。医学的这一发展趋势扩大了医学与社会的联系，同时表明社会对医学要求的显著提高。这就使得临床医学人才的知识结构不仅要具有"自然性"，而且具有较广泛的"社会性"，这样才能更好地适应当代医学的发展，更有利于对人类健康和疾病本质的理解和把握。

**3. 知识结构系统上的有机联系**　临床医学人才的知识结构既不是各种知识的堆积，也不是百科全书式的平面组合，而是医学科学、自然科学、人文科学等多种科学知识有机联系的结构系统。科学知识结构的理论告诉我们，知识和知识结构是两个既相联系又相区别的概念。知识是人们在自然和社会的实践中积累经验的概括和总结，知识结构则是由各种知识有机联系而构成的整体系统。显然，知识是知识结构建立的基础和前提，没有一定的知识，当然谈不上知识结构的建立。但也并不是有了知识就等于建立起了知识结构。要建立起知识结构，特别是发展型知识结构，必须具有将各种知识有机联系起来形成系统的能力。建国以来我们先后培养出来的几百万临床医学科学工作者，具有丰富知识的不在少数，但在医学上有突出贡献者为数并不多。分析其原因当然是多方面的，但许多临床医生没有使自己各种丰富的知识有机联系起来形成"结构"，却是重要原因。当代医学科学综合发展的事实也表明，一个临床医学工作者要有所作为，不仅要有广博的知识，而且要有运用广博知识的能力。只有将各种知识有机联系形成系统，发现各种知识之间的新联系，才能使各种知识由"死"变

"活"，发挥出更大的功能。否则，杂乱无章的知识堆积或是百科全书式的平面知识组合，很难做到有效地驾驭运用知识。

**4. 知识结构存在状态上的动态更新**　对临床医学才知识结构的这一要求，是指发展型知识结构不是固定不变的封闭系统，而是不断更新的开放系统。医学科学同其他科学一样，一方面发展速度越来越快，另一方面知识更新周期不断缩短。据统计，知识更新周期现在同20世纪50年代相比，已由15年缩短为现在的5～10年，并且随着医学领域科学技术的发展和新技术革命的兴起，这种情况将愈加突出。事实表明，固定不变的知识结构很难适应医学科学迅速发展和医学知识更新周期不断缩短的现状，这样的知识结构跟不上医学发展的前进步伐，很难进行开创性工作，就只能跟在别人后面爬行，作一些修修补补的工作。发展型知识结构就是要强调不断更新的动态性，改变临床医生接受高等教育的"一次性"为"终身教育"，不断进行知识更新，避免知识老化。

## 二、发展型知识结构建构过程

发展型知识结构的建构并非一朝一夕能够完成。虽然在临床医学人才不同的学习工作阶段，知识结构建构的重点可能有所差异，但从接受医学院校高等教育开始，到毕业后医学教育乃至继续教育的整个职业生涯过程中，只有不断地进行知识结构的汲取、补充、更新、重建，才能跟上社会进步和医学发展的步伐。

**1. 夯实基础知识**　俗话说，基础不牢，地动山摇。牢固的基础知识是知识结构不断优化发展的动力来源和重要支撑。在接受高等医学教育最初的几年里，扎扎实实把以医学知识为核心的各种基础自然科学知识、适量的行为科学和人文社会科学知识准确熟练地掌握下来，能够为未来建构更宽视野、更高层次的知识结构筑牢基础。但也绝不能认为夯实基础知识，只是接受医学院校教育时期的任务，一旦在学校打下了扎实的知识基础，今后就有了可以吃一辈子的"老本"。基础知识本身不是可以一次构建完成的，既要依据医学学习早期知识面狭窄、融会贯通能力弱的实际，针对性强地打牢基础，又要在日后临床实际工作中，留心医学科学、自然科学、人文社会科学知识的逐渐普及应用，注意不断进行基础知识的补充和发展。比如，随着信息技术的发展和个人计算机逐渐普及，20年前只有专业人员才能掌握的计算机操作知识已经脱下了"神秘的外衣"，熟练运用网络等新媒体去获取专业领域的最新资讯，已逐渐成为社会大众必备的基础知识技能。同时，我们提倡基础知识视野要宽广，并非没有一个基本界限，并非越宽越好。毕竟一个人的时间精力有限，最好限定在能为临床医学人才职业发展服务的范围之内，要做到"专"基础上的"博"，才能更有助于围绕核心知识建立牢固的知识结构基础。

**2. 注重知识积累的目的性和计划性**　在知识构建的过程中，不同种类、层次的知识都需要一个逐渐积累的过程，但必须具有明确的目的性和计划性。既要反对知识积累的盲目性，又不能以急功近利的实用主义态度来看待知识积累，简单地把现在是否有用作为衡量的标准。积土成山，积水成渊。虽然知识的累计必须达到一定的数量和种类，知识层次上才能更进一步，但漫无目的计划，东一榔头西一棒槌，积累一堆毫无联系的知识，对于临床医学人才将很难起到构建发展型知识结构的目的。而如果有了明确的目的和计划，我们的知识积累就可以围绕核心，选择取舍，更好地达到积累知识的经济性和有效性。比如，在世界医学教育联合会（WFME）颁布的医学教育国际标准"三部曲"中——本科医学教育、毕业后（研究生）医学教育、继续职业发展，虽然都要包括基础生物医学科学、临床科学、行为和社会科学以及医学伦理学等几大部分的知识，但阶段重点却有所不同，相互之间的联系衔接体现了非常好的计划性：本科医学教育阶段重点培养学生成为初步合格医生，并具有在医学某一领域进一步深造的功底；毕业后（研究生）医学教育阶段重点培养对于其在所选医学领域中进行专业医疗实践必需的知识；继续职业发展阶段重点培养能够改进其医疗实践，同时也考虑个人兴趣和发展的知识。

**3. 强化知识的整体效应和系统效果** 学习知识与构建知识结构有相同之处，也有不同之处。学习知识必须把整个知识体系分割成医学科学知识、自然科学知识、人文社会科学知识甚至是更为细化的部分，才便于从各个学科特点出发理解掌握；而构建知识结构则要求将学习到的知识联接为一个整体，发挥知识的整体效应。我们国内目前的医学教育更多的是重视知识的传授和学习，忽视知识掌握理解之后知识结构的构建。所培养出的医学生大多缺乏灵活运用所学知识的能力，不能做到举一反三，由此及彼，在实际工作中也就缺乏独立工作和开拓创新的能力。要想发挥知识的整体效应，其前提是能把有关知识融合为一种核心知识，并以它为主导完善知识网络的结构和功能。接下来，在核心知识的主导下，使知识按科学的内在联系及规律加以系统化，这样知识才能有效组织起来构建为合理的知识结构，进而转化为真正的认识力量去改变自然世界。特别是在医学科学内部各学科不断交叉融合的当下，知识结构的整体效应发挥不出来，就不可能实现各领域间成果的互相渗透支持，也就更谈不上创新和突破了。

**4. 注意做好知识结构的持续更新** 如果回顾一下过去几十年医学领域发生的巨大变化，我们就不能不意识到不断进行知识结构更新的迫切性和必要性了。50年前人类无性繁殖还是天方夜谭，但今天克隆技术先后在各种各样的高低级动物身上取得了成功。之所以至今没有看到人类的无性繁殖公开报道，绝不是理论上不成熟、技术上做不到。在生命伦理问题没有得到一个公认的研究结果之前，世界各国纷纷禁止克隆人实验一点都不奇怪。可以说，自从人们对生命的认识从整体水平、细胞水平进入分子水平之后，认识工具、分析方法乃至研究对象都发生了巨大的变化。如果做不到知识结构的及时更新，别说医学技术手段上跟不上时代发展，甚至思想伦理认识的严重错误都有可能随时发生。目前，国家虽然规定临床医师每年都要自觉参加本专业领域内的继续教育，但巨大的工作压力使大多数忙于岗位工作的医学工作者，完全得不到有组织的系统学习培养。这对我国医疗卫生事业的长远发展是十分不利的。要使自己的知识结构具有不断更新的动态性，很重要的一点就是要建立"终身教育"的理念。要善于学习新东西，积极获取新的医学科学知识和其他科学技术知识，不断调整自己的知识结构，努力建立动态的知识结构，使之始终处于最优化的状态。

## 本章小结

知识结构是各种知识在人的大脑中的组织方式，既涉及知识诸要素之间的质与量，也包括各种知识之间的组合方式、相互关系，一般包括知识数量、知识种类和知识层次三个构成要素。没有合理的知识结构，进一步学习、理解、应用知识就会因受到严重的限制，充分发挥知识的创造功能也更无从谈起。合理的知识结构，是承担现代社会各个职业岗位的必要条件，是人才成长的基础。

人类认识自身生命和抗争疾病的医学发展历史长河中，不同医学观和认识论对临床医学人才也有着特定的知识结构要求。从神灵主义医学模式与自然哲学医学模式之下临床医学人才的操作型知识结构，到针对机械论医学模式与生物医学模式的适用型知识结构，再到基于生物—心理—社会医学模式对人类健康与疾病重新理解后的发展型知识结构，如今社会对于临床医学人才不仅强调医学学科本身要实现基础医学知识、临床医学知识、预防医学知识的互补融合，还要在医学学科外部积极把现代自然科学和人文社会科学的理论技术带入医学领域，实现学科间知识的交叉发展。具有发展型知识结构的临床医学人才，其最大优势就是能凭借其知识结构众多学科交叉融合的优势，从生物、心理、社会等多个角度系统审视临床实践中遇到的人类健康与疾病问题，进而也就为深入医学专业前沿领域开展自主创新研究、充实高层次知识打下了良好基础。

## 思考题

1. 何谓知识结构，其构成要素包括哪些？
2. 请简述不同医学模式下临床医学人才知识结构的类型差异。
3. 请列举当代临床医学人才所应具备知识结构体系的具体构成。
4. 发展型临床医学人才的知识结构有何特点？
5. 合理的知识结构对于临床医学人才的培养和成长有何意义？
6. 医学生要培养发展型知识结构应该注意哪些方面？

（李建涛）

# 第六章　临床医学人才的能力要求

**学习要求**

　　**1. 掌握**　临床医学人才应该具备的临床思辨能力、专业实践能力、社会交往能力、信息管理能力、团队合作能力和自我发展能力的基本概念。

　　**2. 熟悉**　医学人才应具有的上述能力要求的内涵及其相互关联，充分认识临床实践对医学人才能力发展与提升的重要性。

　　**3. 了解**　医学人才的能力是医学工作者在临床实践中有效应用知识、经验、技能和判断解决临床实际问题水平的集中体现，是在临床上高质量完成以患者为中心的各项医疗任务应该具备的综合能力。

　　能力是一个具有多个维度的概念，在不同的学科其内涵和外延也有所不同。心理学个性心理特征学说认为能力是指人顺利地完成某种活动所必需具备的个性心理条件和心理特征；社会学领域将能力界定为是人的综合素质在现实行动中表现出来的，正确驾驭某种活动的实际本领、能量和熟练水平，是实现人的价值的一种有效方式，也是左右社会发展和人生命运中的积极力量；而职业能力开发视角的能力概念则是知识、技能和态度与具体的职位或工作情境的结合。简言之，能力是一个人运用知识来完成一定活动的本领和技巧。知识是能力的基础，但并不等同于能力。能力的表现形式多样，对此不同学术研究领域尚有争议。各种不同的能力解释尽管有差异性，但其本质上均有逻辑联系性。概括而言，有一般能力、整合能力和系统功能能力之别。

　　一般能力是指观察、记忆、思维、想象等能力，通常也称作智力。它是人们完成任何活动所不可缺少的，是能力中最主要、最普通的部分。一般指那些可以广泛迁移的能力，如创造力、学习力、批判性思维能力等。

　　整合能力是将一般素质与具体的工作情境结合起来的能力概念，认为能力是个体在现实的职业工作表现中体现出来的才智、知识、技能和态度的整合。具体来说，胜任一定工作角色所必需的知识、技能、判断力、态度和价值观的整合就是能力。

　　系统功能能力从系统科学视角下审视能力，是一个充分体现了系统性和整体性的概念。认为某一项具体的能力不仅仅是个体所拥有的相关知识、技能及相应态度、心理倾向性、个性特质等个体特征的简单集合，而是其在具体任务行为中相互作用的整体表现。该概念是将在完成职业任务过程中的个体视为一个系统——个体能力系统，将任务执行过程中的个体认知、思维、情感与行为过程视为能力体现的过程，通过对典型任务能力体现过程的研究来揭示能力的本质特征。在这一能力系统中，个体所表现出的实际能力就是系统的功能，能力表现中展现的外显行为被视为系统行为，而影响能力水平的个体所拥有的知识、技能、态度、个性特质、信息经验等各类型个体特征则成为了系统要素。

　　就医学人才而言，由于行业特点对从业者能力要求极高，通常是个体系统功能能力的集合。例如，对于医生诊治患者的职业能力而言，首先要求能够达到岗位胜任标准的医生必须具有丰富扎实的医学理论功底，能够运用这些知识判断就诊患者主诉症状的可能产生原因、病情的临床经过，并能提出适用的治疗方案等临床思辨能力；同时他还需具备娴熟的专业实践能力，如基本的临床检查技能、操作各类诊疗仪器的技能等；此外还要有一定的表达沟通能力，信息管理能力等作为支撑；而良好的岗位责任心、与相关医疗人员协调配合等能力也会影响实际的诊疗效果。在具体诊疗过程中，医生作为行为个体所具有的以上各项个体特征在任务环境的约束下，共同作用，完成医疗活动。通过对其诊疗过程结果的分析评价，我们就可以对医生的专业能力和诊疗水平做出判断。在这一过程中，各项个体特征要素在不断的交互作用中表现出了系统涌现性；也是在这一过程中，外显的系统行为——医生的观察、沟通、甄别、推理、判断等一系列诊疗行为及行为的绩效成果，体现出了个体系统的功能，即医生的诊疗能力。

综上所述，对医学人才的能力要求一般应具有临床思辨能力、专业实践能力、社会交往能力、信息管理能力、团队合作能力和自我发展能力等多个方面。

# 第一节　临床思辨能力

思辨能力就是思考辨析能力。所谓思考是指分析、推理、判断等思维活动；所谓辨析是指对事物的情况、类别、事理等的辨别分析。"博学之，审问之，慎思之，明辨之，笃行之。"这其中的"思"、"辨"就是思辨一词的本意，《礼记·中庸》中的这句话道出了思辨能力的精髓。所谓临床思辨能力是指医学工作者对疾病现象进行调查研究、分析综合、甄别评价、判断推理等一系列逻辑思维活动过程的集合。临床思辨是一个不断发现问题、分析问题、解决问题并能妥善应对突发事变的抽象思维过程，涉及理论思维、经验思维、哲学思维以及批判性思维等的综合应用。医学生的实习阶段是培养临床思辨能力的重要一环，是培养独立思考、重视临床证据，克服简单草率、盲从冲动的重要阶段，也是从医学生转变为一个医生的关键过程。临床思辨能力是医学工作者认识医学对象、研究和处理医学问题起主导作用的思维能力。在当今时代，社会进步、科学发展和医疗实践的需要，不仅呼唤具有扎实医学知识、娴熟医疗技术的医生，而且还更期待具有医学哲学头脑、同时有很高临床辩证思维能力素养的医学人才。

## 一、分析问题与解决问题的能力

分析问题和解决问题的能力是对客观事物间接的、概括的反映能力。医学生学习知识、掌握知识和技能的主要目的，在于解决临床上各种各样的实际问题，这些问题包括常规问题和未知问题。常规问题一般是指已经基本认识的、且已有了具体解决该问题的原则和方法的问题。未知问题是既往医疗实践中尚未遇到过的新问题，这类问题中有一些可以在现有医学知识框架基础上，通过已有经验和模式加以解决，还有一些则需要通过深入的科学研究进行探索之后，方能寻求妥善的解决方案。

医生的核心工作就是发现、分析并最终解决就医者的病患问题。在临床上，首先要学会发现问题，行医之难，贵在知病。发现患者的病痛问题，是认知事物的前提，是开展诊疗、解决疾病问题的基础，发现问题比解决问题更为重要，发现问题是一种创新，是一种在扎实专业知识基础上的洞察能力。临床上分析问题的过程，就是收集患者病史及相关临床资料、确立诊断、观察疗效和判断预后的思辨过程，也是不断认识疾病、阐明疾病本质的过程。分析问题的能力实质上是一种认识能力，这种能力是融合多种专业知识经过内化后形成的一种能力。相对于分析问题能力而言，解决问题的能力是一种再造性活动能力，是认知和技能学习的自然延伸，是更高级形式的学习活动。解决问题，再造能力是经过反复练习，熟练掌握的一种技能。创造性解决问题则是问题解决的最高级表现形式。

在临床实践活动中，解决病患问题的完整程序和要素有下述几个方面。①发现与预见。临床上，对患者病情觉察、预见并意识到事态"有所不同"是解决问题的前提。预见问题将要发生和发现问题已经存在，不但反映着对问题的意识阶段，也反映着能力水平上的差异。②表现态度。对患者表现出来的问题，是积极主动、勇于担责的态度去分析、解决问题，还是消极被动，逃避应付，对诊疗结果的导向有较大的差异，这也是重要的能力指标。③分析辨别。利用所学知识，对患者的病情属性、目前状态、发展趋势的全面掌握与正确思辨，是能否圆满解决问题的基础。④形成诊疗方案。对患者病情综合考虑后，以患者利益最大化的原则确立诊疗方案，做出最佳决策。⑤操控实施。在执行既定方案的过程中，要充分考虑到由于医患双方的主客观因素、治疗过程和病情发展等方面存在的不确定性，因此需要根据临床实际，动态调整治疗方案，灵活应变。⑥结果评估。在治疗过程中，常常会有主观上认为患者问题已经解决、但实际上仍存在这样或那样未解决问题的状况，所以要不时地对治疗效果进行正确的评判和反思，问题是否彻底解决？有无潜在问题？某种程度上，医学是模糊的，追求完美则永无止境。

医学生在学习过程中，要不断提升自己的分析问题、解决问题的能力，特别是有意识的培养对异常的觉察和问题的预见能力、对待问题的良好心态和坚强的意志力、处理问题的决断力和胆识、操作中的技能和应变能力、短时间内对自我和客观条件的正确评估、对问题处理结果质量的判断力等，这些基本素质是更为凸显于其他专业能力的重要部分。

## 二、对医学不确定性和复杂性的把控能力

由于医学的特殊性和局限性，医生经常面对的是没有唯一结论的临床问题。几乎每一个医学工作者，都会面对医学不确定性认知的危险。成功的医者化解危险的经历，在医学史上通常会演变为神话般的传奇故事。因为不确定性，科学可能犯错，即便是科学权威也难以避免，这也是科学的基本特质之一。人体本身就是一个开放的、复杂的巨系统，其复杂程度可谓现今人类科学所能接触之最，这种复杂性通常必然会导致不确定性。因此，医生在临床工作中须具备应对医疗不确定性的基本能力，特别是应对医疗风险的能力。医学生在临床学习过程中应充分了解医学的不确定性和复杂性，把应对医学不确定性和医疗风险作为从事医疗工作的一项重要能力。对于医学中的不确定性和复杂性，医生在临床实践中除了掌握相对确定的医学知识外，还必须依赖自身的实践经验，采取相对灵活的诊疗措施，并在医疗活动中，能对患者的诊断和治疗及各种技术操作过程中考虑到问题的复杂性和个体性。

一般说来，医生应对医疗风险的应变思路大致含有以下几点。①辨识临床医疗可能面临的不确定性因素。建立不确定性因素表，并判定其不确定性的程度，如患者的因素，医者本身的因素，当下医疗条件的因素等。②确定不确定性因素与治疗效果的因果关系，建立"因果链"。对诊疗过程中的因果关系的各因素做系列假设，综合个别因素的假设形成连贯的结论，对"因果链"进行评估，分析"因果链"，并按照一定规律来做临床再决策。③实施对策。对不确定性因素和诊疗效果预期等进行分析并进行反馈调整。

作为救助手段而言，医学必须在不确定的状况下做出应对。即使诊断不明，医生也得设法治疗，然后再去做基础研究。一方面，即便没有足够的条件，医生也得治病；另一方面，有了充分的条件，医生也不一定能保证把每个患者都治好。在治疗没有结束之前，医生都难以断言治疗成功与否。因为医学最具技术性的方面就是典型的人类活动。但任何医学都不可能因其不确定性和复杂性而违背医学基本伦理，对人类病痛袖手旁观。奢望等待"最终确定的"结果将使我们丧失整个结果。

**临床讨论**

**临床案例** 28 岁男患，因车祸行颅脑外伤手术，术后意识清醒。随后出现脑积水，意识逐渐模糊至浅昏迷状态。医师建议做脑积水分流术，其家属犹豫不决。经 3 周保守治疗仍未见好转，遂在医师劝说下同意进行手术治疗，签字前家属问主刀医师，"该手术主要并发症有哪些？"该医师回答："主要是颅脑出血，但如果 24 小时后不出血，以后保证不会出血了。"该患者术后表现稳定，4 天后意识好转并逐渐清醒。然而在第 5 天时，该患者突发颅内出血，病情危重不治身亡。患者家属不满，投诉医院，说是医师劝其手术，并说过："如果术后 24 小时后颅内不出血，以后保证不会出血"，才促使他们下决心选择了手术治疗，出现这样的意外结果，很难接受，要求医院给出个说法。

**问题** 1. 通过该案例，你如何认识临床治疗中的医学不确定性和复杂性？

2. 该案例中，你认为主治医生向患者家属交待病情应该注意什么？

### 三、批判性思维能力

批判性思维能力有两层涵义：首先，它是一种基于充分的理性和客观事实来进行理论评估与客观评价的能力，其中包含着质疑、比较、鉴别、判断的过程，亦即通常所说的独立思考能力。在此意义上，批判性思维能力也是独立人格的基础。其次，它具有创造性和建设性的能力，能对一件事情给出更多可选择的解释，并能运用所获得的新知识来解决社会和个人问题。因此，批判性思维能力也是创造力的基础。

在医学领域中，批判性思维的特点主要包括：①注重证据，如注重病史资料；②考虑具体情况，如考虑环境因素对疾病的影响；③应用理论或概念，如医生的医疗行为是以哪种医学模式为指导；④重视方法，如医生诊断时要采用诊断性思维，做医学实验时要用科学方法等；⑤依照标准，如高血压的标准、糖尿病血糖的界值等。由此可见，批判性思维具有创造性、批判性以及逻辑性。批判性思维重视用证据说话，重视用循证医学原理来处理各种来源信息，重视对新知识的评价与利用。

随着科学技术日新月异的发展以及知识经济、信息时代的到来，医疗保健不断面临新的挑战，临床工作中常会遇到许多复杂的新问题，医学新知识、新技术和新方法层出不穷，各类信息错综复杂，真伪混杂，要想在最快的时间内去伪存真，认识、掌握和应用最新技术知识与成果，未来的医学工作者必须具备创造性地应对多元、速变的卫生保健环境和因地制宜地进行医疗实践的能力。这就需要培养医学生不断反省、探究知识和经验的批判性思维能力。拥有和应用批判性思维是一种双向推动医学创新人才全面发展的基本条件。在拥有批判性思维技巧与技能时，还需要有强烈的敏感性，捕捉可以进行批判性思维活动的敏感点，保持对应用批判性思维的热情与积极性，反复、长期地将批判性思维内化为一种自然而然的思维品质。具有批判性思维的人，往往会保持一种积极向上的乐观的精神状态，这也将有助于解决医患矛盾，从关注人的层面适应新的医学模式要求，从而为医学事业的健康发展做出努力。

## 第二节 专业实践能力

实践能力是个体在生产、生活实践过程中反复解决现实问题的基础上形成和发展起来的，其内涵不仅仅是我们一般所讲的动手能力。实践能力是形成实践观念，并能将之付诸实施的个体心理和生理特征的总和，是个体身心统一的能量系统，实践能力最终体现在个体完成现实任务的质量和水平上。实践能力是人类生存所需要的核心能力素质。在人类实践活动领域中，解决任何一个具体问题几乎都包含有相应的专门知识和专项技能，不同职业领域所需要的专业知识技能不尽相同，专业化水平越高的领域，要求实践者具备的专业实践能力越高。所谓专业实践能力就是指保证个体顺利运用已有知识、技能去解决实际问题所必需具备的那些生理和心理特征的总和。简言之，专业实践能力就是人们以一定的实践知识为基础和指导，解决具体情境中的实际问题的能力。医学是一门实践性非常强的学科，要求从医者必须具备过硬的专业实践能力，这种能力是从医者在临床实践中有效应用知识、经验、技能和判断解决临床实际问题水平的集中体现，是一种在临床上高质量完成以患者为中心的各项诊疗、护理等实践活动所必需的能力。

国内有专家将实践能力划分为实践动机、一般实践能力、专项实践能力和情境实践能力四个基本构成，其中实践动机因素和一般实践能力因素具有普遍性和基础性，它们跨越不同专业领域，构成实践能力形成与发展的源动力和根基；专项实践能力因素是在前者基础上形成和发展起来、针对于解决某一专门领域中的问题的知识和技能；情境实践能力因素是那些专业领域实践高手在解决新异、复杂问题所表现的身心特征。医学专业实践能力就是上述四种实践能力构成的综合集成。在长期反复的临床实践中，从医者专业实践能力的发展是一个逐步由低级到高级不断提升的过程，而从事医学工作的动机、个体身心发展水平、个人临床经验和解决临床实际问题的历练对医学工作者的专业实践能力发展具有重要影响。在这些影响因素中，对医疗工作的浓厚兴趣和强烈的成就需求是专业实践能力发展的重要内驱动力；个体成长中练就健康的体魄和良好的心态是从事医疗工作的重要基础；个人临床经验丰富与否直接制约着自身专业实践能力的发展，其中默会知识（tacit knowledge）的掌握能力也是个人经验的重要内容；而潜心临床解决实际问题的历练是专业实践能力可持续增长的不竭源泉。

对医学专业领域而言，专业实践能力是医学人才综合能力结构的核心，是医学人才所必备的一项基本素质。这种能力是将所学的医学专业知识转化为临床应用的重要依托，具体表现在知识应用能力和临床操作能力两个方面。

### 知识链接

#### 默 会 知 识

默会知识（tacit knowledge）：主要是相对于显性知识而言的。这个术语最早由英国哲学家波兰尼（Michael Polanyi）1958 年在其代表作《个体知识》中提出。默会知识是一种只可意会不可言传的知识，是一种经常使用却又不能通过语言文字符号予以清晰表达或直接传递的知识，它在人类认识的各个层次上都起着主导性的、决定性的作用。默会知识是高度个人化的知识，它隐含在个人经验中，很难规范化也不易传递给他人，默会知识的范例体现了智力的各种机能，它本质上是一种理解力、领悟力、判断力。比如，眼光、鉴别力、趣味、技巧、创造力等。这种知识在技能训练、操作方面表现的最为明显，诸如手术技巧、体操、游泳、骑车、驾驶等。

### 一、知识应用能力

临床实践的一个重要方面就是知识的应用能力，即临床的综合思维能力，主要依靠医学工作者综合运用所学知识，加上在大量临床实践中获得的默会知识，对患者的各种临床资料在头脑中进行甄别、思维、分析、判断和处理等实践运筹活动来完成，是实践能力的深层表象。

医学领域的从业者们都能扎实地掌握自身工作领域内的专项知识，值得注意的是，在解决具体临床问题时，并非所有医学专业知识都可以被实践者加以有效地提取和调用。在临床实际工作中，有一些人其实已经拥有解决某一具体临床问题需要具备的全部专业知识，但是他们还是不能将之有效应用于临床问题的解决。这就是理论与实际脱节所致，所以必须在知识应用能力的提升上下功夫。学校书本上学到的医学知识体系信息量巨大、系统完整、逻辑性强，而临床上遇到的问题五花八门、零乱复杂，这种巨大反差使得刚进入临床的医学工作者无所适从。实践证明，临床上通过问题解决的思路是使医学工作者知识应用能力提升的重要途径。在问题解决活动中，书本知识和临床问题在相互碰撞、融合、解决的过程中不断深化、升华，这种反复的临床实践有助于实践者对于医学专业知识和相关知识的理解和领悟，有助于实践者更主动、广泛、深入地激活自己的原有经验、理解分析当前的问题情境，通过积极的分析、推论活动生成新理解、新假设，而这些观念的合理性和有效性又在问题解决活动中自然地得以检验，其结果可能是对原有知识经验的丰富、充实，也可能是对原有知识经验的调整、重构。临床上问题解决的过程就是个人经历中默会知识的学习过程。

临床实践中，知识应用能力很强的人会成为患者和同行信赖、敬佩的医学专家，这些专家总能以某种方式顺利地解决在临床上遇到的各种棘手问题和难题。这些实践认知能力强的"名医"是如何成长起来的呢？首先，名医具备与其领域或学科相关的巨大知识库；其次，实践出真知，名医的成功是无数次临床倾心实践的结果，也是其知识应用能力高水平体现的结果。没有哪位名医是靠天赋天才成就事业的，只有通过临床问题解决的反复实践，才能够使实践者从一个新手、高级初学者、胜任者、能手逐级蜕变为一个医学专家。

## 二、临床操作能力

临床实践的另外一个重要方面就是临床操作能力，也就是动手能力。主要是对各种临床技能的实际应用，包括各种医疗文件的书写、电子病历（EMR）和医院各类信息管理系统（HIS，LIS，PACS，RIS）的使用、手术以及各类护理、医疗技术操作等技能，这种能力可以通过在临床工作中的不断练习来提高熟练程度和操作水平。临床专项技能的形成和发展是医学工作者在反复实践的基础上实现的，它离不开实践者对于技能内在机理的琢磨和反思，它的改进和提高既没有捷径也没有止境。

医学生在进入临床前的医学基础实验教学、临床模拟教学也是提升未来临床操作能力的重要实践教学环节，这些教学实践不仅仅是培养学生基本知识和基本技能，更重要的是培养学生的创新能力和专业动手能力，培养学生严谨的科学思维，激发他们的创新潜能。从世界科技发展历史来看，几乎所有的新科技、新理论的提出都离不开科学实验，实验研究已成为科技发展的一个重要环节。美国霍普金斯大学生物系曾先后培养出7名诺贝尔奖获得者，其成功经验之一就是他们特别强调培养学生的实验操作能力，要求学生不但要懂得理论，而且一定要勤于动手、善于动手。医学生毕业后主要从事医疗实践和医学科研，如果他们在大学期间没有掌握有关实验和临床模拟教学的基本操作技能，没有练好基本功，不会动手，不善于动手，将来就很难胜任临床和科研工作，轻则浪费时间、人力、物力、财力，严重的甚至由于错误操作结论的误导造成对人类健康和社会的危害。

临床上，知识应用能力和操作能力的培养是一个连续的过程，不可能一蹴而就。因为解决临床实际问题的过程是一个典型的"实践—认识—再实践—再认识"循环往复的过程。临床上大量的实践经验和知识，必须靠医学生自身在临床实践中获得和掌握，这种历练需要将临床实践和医学理论、临床思维、人文理念、科研训练、高新技术完美结合，才能不断将所学知识转化为解决临床实际问题的能力。在培养和提升临床实践能力的学习过程中，如果只注重理论知识的学习，脱离医院、脱离患者、脱离社区，则很难成为一个名副其实的医生。

从临床操作能力培养的角度，医生早期的规范性培养尤为重要，必须意识到早临床、多临床、反复临床是一个医者缜密临床思维、娴熟临床技能的源泉，也是其成功的必由之路。

# 第三节 社会交往能力

社会交往能力是指社会个体妥善处理群体组织内外关系的能力，包括与周围环境建立广泛联系和对外部信息的吸收、转化能力，以及在此基础上正确处理各种关系和事务的能力，包括组织管理能力、表达能力及沟通交流能力等。它是每个社会成员所必备的重要社会生存能力。医疗工作是服务于人类社会和每一个社会成员的重要学科和职业，医生由于其承担着"治病救人、救死扶伤"的主体职责，因此，自然而然充当了各种医疗服务和相关社会活动中社会交往的角色交点。随着医学教育、医疗卫生领域改革的深入进行，生物—心理—社会医学模式进一步确立，医学服务的对象也在发生着由"病"到"患者"再到"人"的转变，患者所希望的医生是"专门的倾听者、仔细的观察者、敏锐的交谈者和有效的诊治者"，而不再是单纯的"医疗机器"。因此，一名合格的医生必须具备良好的社会交往能力，这种能力在一定程度上决定了医生对患者疾病信息收集的完整性，医患配合的默契度，而这些又将决定其对该患者病情诊治的把控度，再加上医生本人专业技术水平、实施中的团队协作等因素共同决定了该医疗服务的最终质量。故而，对医生来讲，良好的社会交往能力已经成为了和精湛的专业技术同样重要的一项基本职业能力。

## 一、组织管理能力

组织管理能力是人际关系活动能力之一，这种能力也是医学工作者的一项重要能力。医生的组织管理者角色，体现在医生提供临床医疗服务的同时，不但需要协调与患者和服务人群之间的关系，还要协调与工作有关的各种关系。所以医学工作者要理解自身角色对医疗卫生体系的影响，学会以一位管理者的视角参与到医疗卫生服务体系的管理工作当中，包括积极参与系统性医疗卫生质量的评价和改进，有效利用卫生资源，了解医疗成本效益核算流程等多个方面。

医生是医疗卫生服务的具体执行者，在进行日常持续的医疗实践活动中，需要对医疗卫生资源进行有效合理分配，不断促进和改善医疗卫生服务的质量，在这其中他们肩负着重要的人员组织和医疗管理职责，需要具备一定的行政工作能力。在欧美发达国家中都明确地把这种组织管理职责确定为医学专业能力的核心要求。医学工作者在日常工作中的组织管理职责涉及同事协作、资源共享和组织领导，如医疗服务流程的改进、政策制定以及有效规划自身工作和职业生涯等。与此同时，还要作为专家学者、病区负责人、科室主任、医院领导或卫生系统其他工作人员能够胜任相应岗位职责，主持、参加行政事务和学术会议，制定医疗卫生相关工作计划及医疗人力资源管理等诸多方面的行政管理工作。

## 二、表达能力

表达能力就是通过口头或书面的形式与他人交流、表达自己观点和意图的能力，具体包括口头表达能力和书面表达能力两种。口头表达能力即说的能力，要求能思路清晰、流利地表达自己的思想；书面表达能力主要是指写作能力，要求能用书面形式传达意见、观点和信息。医学工作者的医疗实践活动具有社会性，需要人与人之间的有效交流和互动，因此，如何正确合理的表达自己的思想，使他人理解自己的意图，从而更好的完成临床医疗任务，是医学工作者应重点培养的能力要素。

医生的语言表达比一般的语言表达要求更高，具有礼貌性、婉转性、安慰性、稳妥性、专业性、情感交流性等明显的职业语言表达特征。在医疗诊治过程中，问病史、出诊断、写病历、下医嘱、术前交代及向患者解释病情等，处处都离不开语言表达。医学生的表达能力对未来的职业适应、职业发展以及良好医患关系均至关重要，必须加以重视和培养。加强语言表达能力是医学模式转变对医生这一社会角色提出的客观要求，临床诊疗需要医患双方用语言进行有效地交流与沟通，医生的表达能力直接影响着临床诊断、治疗和康复的进程。对于临床医生来说，表达能力既是必备的基本功，也是从长期实践中不断学习的根本需要。

### 三、沟通交流能力

沟通交流是社会中人与人之间的联系过程，即个体之间在共同活动中彼此传递信息、沟通思想和交流情感的过程。沟通交流能力是指为了一个设定的目标，将信息、思想和情感在个人和群体之间传递，并且达成共识的一种能力。沟通交流是现代社会人们必须具备的一种能力，是生存的一个条件，它对一个人的成功有着巨大的作用。因为人是生活在群体中的，人们是在人际交往和沟通中认识他人，认识社会，认识自我，而使自己成熟起来。在当代开放、文明的社会，随着科技的进步和发展，社会化程度越来越高，关系也更加错综复杂，人们更加依赖于社会，依赖于他人。可以说，一个不会交流、不善于沟通的人，就不会有事业的成功。只有提高交流能力，才能更好地与国内外同行进行广泛的学术交往，开拓视野，掌握最新的国际医学领域学术前沿动态，不断提升自己的业务实力。

临床上，沟通交流能力是医学工作者为顺利而有效地完成医疗实践活动所必须具备的能力。临床沟通交流能力非常重要，沟通交流始终贯穿在医疗活动的整个过程当中，医学工作者通过用言语、表情、手势、行为、体态、环境等方法与患者及其相关人员进行信息和情感交流，以达到有效对患者身心疾病进行病史收集、病情解释、疾病诊治和解决相关诉求等多方面的临床目标和沟通共享。这种能力不仅是一种社会人际交往的技能，也是医学工作者职业价值观、职业态度与专业精神等的综合表现。

对医学生而言，沟通交流能力是其未来医学实践中必须掌握的基本技能，也是构建和谐医患关系的重要基础。临床上，医患沟通交流的内容主要有病情沟通、诊疗方案沟通、知情同意、权利和义务沟通、医疗费用沟通以及如医疗投诉、纠纷和意外事故等方面的特殊问题沟通等六大方面。为使这些问题在未来医疗实践中达到有效沟通，在医学教育的早期阶段，医学生就应充分重视看、听、问、说和共情等心智技能的培养，使自己学会和掌握看、听、问、说、共情的沟通技巧，并熟练地运用于医疗实践中。

## 第四节 信息管理能力

21 世纪是生命科学的世纪，医学信息呈几何级数增长，医学知识更新周期不断加快，医学已成为了科技领域发展进步最为迅速的学科。计算机和通讯技术的发展为医学信息的交流、分析和管理提供了高效的工具和手段，信息技术在医学领域应用日趋广泛，临床医疗和医学相关科研工作的信息化依赖程度越来越高，特别是互联网 + 临床诊疗以及医学科研大数据对未来医学工作者的信息技术处理、管理能力提出了新的挑战。信息管理能力是指有效利用信息技术和信息资源获取信息、加工处理信息以及创造和交流新信息的能力。以信息管理能力为核心的信息素养是未来医学人才综合素养的重要方面，对信息管理能力的要求是知识经济和信息迅猛发展的结果。

在医疗卫生服务领域中，任何一个卫生服务机构都要适时地收集有关患者的各种临床资料、资源利用及服务提供的数据，并将这些数据通过储存、加工转换为符合卫生服务目标的知识体系，以便于医学工作者能够迅速有效地进行医疗决策和业务管理。对于现代化的卫生保健组织，成功的信息、知识、信息系统和技术管理是保障其具有竞争优势、支持临床决策、患者管理、财务管理、绩效改善、资源规划、资源配置、重点设置、策略管理以及组织过程效率提升的关键。因此，信息管理能力将成为未来临床医疗服务、医疗管理及医学相关科研工作的重要条件和必备能力。

信息素养是医学工作者终身学习能力的核心构成要素，包括信息意识、信息知识、信息技能和信息道德。对于医学生来说，需要在学习中强化信息意识，学会识别信息需求，懂得完整和准确的信息获取是临床上制定明智决策的基础。熟练利用各种信息工具对不同形式、内容和来源的信息进行有效甄别和评价、批判性地综合利用信息并解决临床实际问题是不断更新自身知识结构的良好途径。

## 一、信息获取与识别能力

作为一名现代医学工作者，应具有良好的信息意识，积极认识和重视信息与信息技术在临床医疗、科研和管理等方面的作用，形成良好的信息习惯，善于捕捉、分析、判断和吸收医学领域信息知识，具备对医学信息的敏感性和洞察力。在日常工作中，能够根据自己的医疗、科研等方面信息需求，选取合适的信息源，在信息需求的基础上能系统地提出问题，识别潜在的信息源并制定成功的检索策略，熟练掌握相关数据库的检索方法和技巧，采用多种方式，从信息源中提取到自己所需要的有用信息。

当今世界，医学信息、文献更新和发展的速度之快令人叹为观止，面对这种局面，医学工作者必须熟悉互联网上常用的搜索引擎、国内外热门医学站点、医学高校、医学学术机构、网络电子期刊等信息来源，学会快速识别、评估和筛选文献，准确选取与自己专业领域相关的重要文献，能够利用现代信息技术建立起个人专业文献信息档案。一名优秀的医学工作者能够将这些最先进的医学知识与技术应用于救治患者的临床实践中，并善于广泛吸收各方面的医学最新信息，从中找出解决具体临床问题的答案。在医疗实践中具备较强的信息获取与识别的能力，可以使医学人才在有限的专业知识学习之外，获取更为广博的信息，从而能随时应用这种信息能力来提高自己的综合能力和个人竞争力。

## 二、信息工具使用能力

在信息时代，医学工作者必须在具备基本的医学信息知识的前提下，掌握常用信息工具的使用能力以及信息技术的应用能力。只有这样才能适应信息化社会对医疗服务不断增长的需求。

医学信息知识一般包括 3 类。①基础知识：包括信息的概念、内涵、特征，医学信息源知识（如不同信息源之间的特点和适用性：如 PubMed 等医学文献数据库、教科书、参考文献、专家诊断系统、网络医学资源等）、医学信息检索工具知识、医学数据库知识（如医疗病例记录）等。②现代信息技术知识：包括信息技术的原理、作用、发展等及其在医学领域的应用，以及医疗、科研中涉及的信息技术知识（医院信息系统、电子病历、现代医疗技术知识）等。③外语知识：特别是熟练处理外文文献的能力以及对所查询到的外文文献的理解和利用能力。

在掌握和熟悉上述信息知识的基础上，医学工作者应该学会使用计算机的文字处理工具、浏览器和搜索引擎、电子邮件、手机 APP 等。此外，还能够熟练运用信息和通讯技术解决医疗、科研的问题。

### 三、信息加工与处理能力

现代医学的迅速发展和计算机、互联网及远程医学等信息技术在医学领域的广泛应用，使得临床医生的工作方式发生了极大的变化。医疗信息化的发展推动了医疗变革，这种变化要求每一位医学工作者不仅要有扎实的基本功，而且要较系统的掌握信息处理的基本知识、多媒体技术、计算机在医学上的应用、人工智能、图像处理、文献情报检索、生物信息的检测与分析等信息技术，能够通过信息技术将最新的医学知识与技术应用于医疗服务中，能够从特定的医疗目的和需求角度，结合医学专业知识对所获得的信息进行加工整理、鉴别、筛选、重组，然后以适当的方式分类存储建档，并能够根据这些信息，形成新的医学信息知识体系，以进一步提升医疗和科研水平，适应智慧医疗对个体信息化水平的要求。

由于医学的特殊性，医学工作者在信息获取、存储、加工、处理以及信息的交流使用、创造和传播的整个过程中，必须同时了解这些信息所涉及的经济、法律和社会范畴，合理、合法地获得和利用信息，也就是要具有信息道德，包括遵守医学信息行为规范、尊重患者隐私，遵守患者病历文件、知识产权利益、保密和剽窃等伦理约束。

# 第五节　团队合作能力

美国管理学家 Stephen P. Robbins 认为：团队就是由两个或者两个以上相互作用、相互依赖的个体，为了特定目标而按照一定规则结合在一起的组织。所谓团队合作能力，是指建立在团队的基础之上，发挥团队精神、互补互助以达到团队最大工作效率的能力。对于团队的成员来说，不仅要有个人能力，更需要有在不同的位置上各尽所能、与其他成员协调配合的能力。医疗团队合作意味着团队中成员要相互依存、把自己看作实现以患者为中心的协作工作的个体，通过协作向患者提供服务而获益，清楚分享信息可以支持决策的制定、清楚何时采用团队合作可以优化为患者提供的服务。

现代医学科学是以高度综合又高度分化，向宏观拓展又向微观深入的态势发展，医学领域各学科间交叉、融合已成为普遍规律，合作、协作已是大势所趋，没有一个团结向上的团队，任何个人都难以成功。现代医学的发展已使医学诊治过程变成了一个系统工程。一个疾病的诊疗，不仅是一个医生在起作用，而是一个团队在共同参与，而且这个团队的每一个体都是不可或缺的，否则临床诊疗将难以进行。单靠一个医生单枪匹马解决患者全部问题的时代已经一去不复返了。所以，临床医学工作中更讲究团队协作，更强调在集体中体现个人价值。美国住院医生医学教育认可委员会要求的六种能力之一就包括"在一个团队中工作"。对于面临着激烈竞争压力和新的疾病难题挑战的现代医学领域，迫切需要针对临床需求进行知识的组合和互补，建立高效合作的医疗团队，进一步提升整体医疗水平、改善患者护理质量、保障患者就医安全以及降低医护人员由于超负荷工作而导致的一系列问题。

当代医生应具备的核心能力之一就是团队合作。这种能力是贯穿医生职业生涯始终的基本素质。医院是集医疗、教学、科研为一体的知识密集型单位和工作平台，各部门、各岗位成员的凝心聚力、携手前行是医院发展最为重要的核心所在。在这个大团队中，每一个成员应该学会与全体医疗、护理、医技、药剂、行政管理及后勤等不同岗位的工作人员协同工作、密切配合，建立群体共识，快速适应患者需求，提升工作效率，只有这样，才能彻底融入所工作的医疗环境之中，充分施展才华，服务社会，提升自我。要形成团队合作能力，做到下述二点至关重要。

## 一、尊重与信任

现代医疗工作随科技发展日趋复杂，临床各学科间相互交叉、渗透，新方法、新技术不断涌现，非常需要具有不同技能的医疗人员为负有共同责任的统一目标而组成技能互补的医疗团队，以满足患者需求，保证医疗质量和提高工作效率。

因此，个体职责下的团队合作就成为必然。在这种合作中，每一个成员的个性以及对其他医疗同行的相互尊重、包容、信赖和责任分担的认知是良好合作的必要元素，而成员之间的相互尊重、包容是团队合作的重要基础。尊重能为一个团队营造出和谐融洽的气氛，使团队资源形成最大程度的共享，一个没有尊重氛围的团队，成为不了一个高效工作团队。医疗工作强调团队精神，是因为团队精神能够集中体现医学工作者的基本道德修养和医疗作风。团队精神重视整体意识、全局观念，同时也尊重个人兴趣及个人特长的发挥。团队每个成员同样都具有渴望尊重的要求，也都有一种被尊重的需要，所以相互尊重没有高低之分、地位之差和资历之别，尊重只是团队成员在交往时的一种平等的态度。平等待人，相互包容，有礼有节，既尊重他人又尽量保持自我个性，这是团队合作的基础。

团队是一个相互协作的群体，它需要团队成员之间建立相互信任的关系，高效团队的一个重要特征就是团队成员之间相互信任。一种复杂的疾病需要由一个医疗团队来解决时，胜任协作的医疗专家之间会相互信任、相互认同，他们意识到自己会被提供医疗服务的患者看作是一个团队中的一名成员。因为患者健康与疾病问题的不同，所需求的医疗任务也不尽相同，团队界限通常并不固定，医疗专家会经常参与不同的治疗团队。因此，不断变化的团队成员间的相互信任非常重要，这是可持续合作的基石，没有信任，就没有合作。健康问题的复杂性界定了医疗专业团队的任务，一项任务就是一个行动、一个决定或与患者健康问题相关的医疗专家或团队提供的医疗服务。在这种服务中，相互信任是一种激励、是一种力量，专家之间越是相互信赖，他们的协作程度和水平就越高。我们应该坚信这样一个简单的理念：如果连起码的信任都做不到，那么，团队合作就是一句空话，绝没有落实到位的可能。

## 二、沟通与协作

一个人身在团队之中，良好的相互沟通是一种必备的能力。作为一个团队，成员间的沟通能力是保持团队有效沟通和旺盛生命力的必要条件；作为个体，要想在团队中获得成功，沟通是最基本的要求。由于医疗团队工作的对象是人，其工作性质不仅涉及经济问题，更关系到伦理道德、法律、责任等多方面的问题。因此，医疗工作容不得相互推诿和失误，其责任重大，如果工作中团队成员责任心不强、缺乏有效沟通和相互协作的共同意识，后果不堪设想。一个不善沟通、难以合作的医生，即使他医术再高，也难以成为一名好医生。

医疗团队精神的核心就是为了"以患者为中心"的共同目标而协同合作。这种精神就是大局意识、协作精神和服务精神的集中体现。这是任何一个医疗团队不可或缺的精髓，是建立在相互信任基础上的无私奉献，团队成员也因此而互补互助。随着当前医务工作的复杂性增强，医疗的需求决定了协作的范围和程度。以医疗任务、课题、项目为纽带的联合体越来越多，无论哪一种团队，其组成方式都是由团队目标来确定的。通常来说，当医疗需求复杂，并且需要几个专家提供诊疗服务时，高水平的协作就成为必须。医疗专家通过多学科专家沟通和决策程序来促进知识和专业技能的分享，从而保障患者的治疗。事实证明，这种统一领导、分散工作、规模适宜的团队组织形式显示出许多优势，如清晰的分工、明确的责任、良好的沟通、对患者需求更为快捷的反应、高效的协作等，提高了医学工作者的责任感，增进了对患者全方位服务的能力。

**临床讨论**

**临床案例** 凌晨，某市妇产医院的一名31岁、孕39周的初产妇在产房待产，其生命体征平稳，既往无高血压、心脏病等基础疾病记载。然而，当晚20时，正在陪伴分娩的助产士发现产妇突然头往旁边一偏，失去了意识，随即牙关紧闭、双手握拳、面色青紫、呼叫没有反应，胎儿心率即刻骤减。面对产妇毫无征兆的突然发病，助产士即刻汇报上级医师。火速赶来的产科医师果断决定：产钳助产，尽快先将胎儿娩出！13分钟后，孩子顺利出生。但是没容得抢救医生们舒一口气，产妇突然心脏骤停！产科主任立即赶到产房，根据产妇的突发情况判断为羊水栓塞，指示立即行子宫切除术，防止宫内羊水物质继续进入血液循环，引发更为严重并发症。此时产科医生、助产士、麻醉师等四、五个人已经轮番对患者进行心肺复苏，抢救非常及时有序。不到5分钟，产妇恢复了自主心率。产科快速反应团队迅速行动进行术前准备，呼叫麻醉主任、保证血液供应、联系产科主任、向家属说明情况等一系列工作高效展开，力求以最快的速度为抢救患者争取时间。整个过程经历了7个小时的紧张抢救，成功挽回了产妇和胎儿的性命。

**问题** 通过该病例，你如何认识临床医疗团队密切合作的重要性？

一个优秀医疗团队的特质是其每一个团队成员均应具备有效、恰当地参与跨专业医疗团队合作的能力，具备与其他专家有效合作、防止跨专业的冲突发生以及能够协调和解决冲突的能力。临床工作中，医疗团队内个人之间以及与团队之间往往会因为各自的观点、需求、利益或职责分工等的不同而引发矛盾冲突，这类冲突不可避免，是客观存在的。因此，在团队合作能力的基本要求中特别强调合作共享、和谐共事的重要性。实际上，适量的冲突对有效的团队管理具有重要意义。团队领导要注意在实现共同目标的前提下，倡导建设性的冲突，引导和避免破坏性的冲突，使团队成员在不断的冲突磨合中取得相互理解和支持。在未来的医学实践中，团队合作是一种永无止境的过程，我们希望每一个团队成员能够成为善于协调、勇于担责的模范，发挥集体优势，解决在医学实践中所面临的主要问题，进而提升医疗服务质量，促进自身的专业发展。

# 第六节　自我发展能力

自我发展能力是指在专业能力基础上通过强化学习与实践而形成的一种能够胜任职业岗位需求并能帮助进行职业转换、迁移的能力。具体来说，自我发展能力是专业能力在"精、深、广、博"等维度上的延伸和扩展，是伴随专业兴趣、情感、态度、认同感、承诺感、使命感、责任感等专业精神日趋发展逐步形成的，是医学工作者未来"个性化"发展的需要。

## 一、自主学习能力

在知识急剧增长的今天，医学信息浩如烟海，医学生在有限的院校学习期间，不可能完全通晓所有的医学知识，也不可能掌握所有先进的临床技能。因此，培养医学生自主学习的能力就显得格外重要。每一个医学工作者在学习、成长的过程中，应该学会使用科学的学习方法，独立地获取新知识，不断更新自己的知识结构，这是个人获得成功和发展的最基本的一种能力。自主学习能力也是一种个人品质，自主学习者能够对自己的学习做出独立的选择和决策，能够对自己的学习做出有效的自我管理和自我调控。学习上的自立性、自为性和自律性是自主学习能力的三个特征。自主学习一般包括能够自我制定学习目标、自我选择学习策略和方法、自我确定学习时间和进度、自我选择学习材料、自我监控学习过程、自我评价学习效果等方面。

医学是一个需要从业者终身学习的职业，医学工作者为了适应迅速变化的卫生保健环境并能够可持续的进行高水平的医疗实践，终身学习就是一种必然。而上述的自主学习能力将会体现在其毕生的职业生涯之中。国际医学教育专门委员会推出的《全球医学教育最基本要求》中，也已将培养医学生终身学习能力纳入了医学本科的教育目标。终身学习要求学习者拥有持续的学习动机和倾向并能够认识到自己学习的需要，通过个人努力进行的一系列对新理念、新知识、新技术不断探索和学习的活动。

随着高新技术与信息产业的飞速发展，大量的生物、电子、材料、能源信息、计算机技术涌入医学领域，为医学科研与教学、临床诊断与治疗、疾病预防与康复提供了新的观点、途径与手段。置身于这样的知识信息时代，医学工作者唯有树立终身学习意识，将单纯的求知行为变成一种生活常态，不断更新自身的思维方式和学习方式，提高主动获取知识和信息的能力，才能适应医学事业飞速发展的需求，满足时代和社会的期望。

## 二、科学研究能力

科学研究是运用严谨的科学方法，从事有目的、有计划、有系统的认识客观世界，探索客观真理的活动过程。科学研究能力是指一个人在其所从事的专业中，以科学的思维和适当的方法，对未知领域进行科学探索的能力。它是一个人专业知识深度和广度的综合体现。医学研究是以科学研究的方式对医学知识和临床问题进行探究，从而提高医学工作者在探究未知的过程中发现问题、综合分析和处理问题的实践能力和创新思维能力。

医学工作者作为研究人体生命现象和规律的工作者，其工作性质要求他们不仅要具备较强的临床诊治能力，同时还需具备一定的科研能力，熟悉医学科学研究的基本流程，能够在日常工作和学习中发现问题、提出问题，并能够针对性的独立完成课题设计、项目实施和数据的处理分析。医学科学研究工作中存在着大量的不确定性，实验结果往往与预期不相符合，所以需要研究者反复思考、应对所出现的问题，从理论探索到实践认知，寻求出合理的解决方案，再经过实践检验上升到理论高度。由此往复，不断向更高端的研究领域推进和延伸，只有通过这样的历练，才有可能使自己在医学科学领域立于不败之地。

机遇偏爱有准备的头脑，为了培养科研及创新能力，医学生在大学期间就应学会独立利用图书馆和现代信息技术研究医学问题及获取新知识与相关信息；学会运用循证医学的原理进行医学实践，完善诊疗方法；掌握相关科学实验的基本研究方法，强化自己的科研意识。在此基础上，医学工作者在随后的继续医学教育和临床诊疗实践中，还要保持勤于思考，善于发现问题，能够突破常规性思维，敢于质疑，以独特和新颖的思路分析问题，解决问题的良好习惯。在不断反复的临床实践中，重视知识形成背后的学问，在学习中感悟和体会知识形成中的科学思维和智慧，重视医学和生命科学前沿知识的交叉与融合，学会应用生命科学领域的新理论和新技术对医学问题进行深层次探索。由此获得新的医学发现、医学经验和医学研究的科学思维。

做一个好的临床医生与做科研之间并不矛盾。实际上，临床医生所从事的收集患者临床资料、做出诊断以及确定治疗方案等过程，在某种意义上就是临床研究的过程。尽管目前临床医学进展迅速，但是仍有很多问题未能解决，很多疑点未能解释，很多崭新的领域有待开拓，临床实践的需要就是医学科研的源泉。只要有科研意识、处处留心，不断发现问题、提出问题、解决问题，无疑会对临床诊疗工作具有重要的帮助，从而成长为一名医疗作风严谨、临床思维缜密的优秀医生。因此，科学研究能力或潜能是合格医生的基本素质之一。

### 三、创新能力

创新能力是人类特有的能力，是认识与实践能力的总和，是智能培养的最高目标。创新能力是个体的一种创造力，它从来就不是孤立地存在于个体的心理活动中，而是与每个人都具有的人格特征紧密相连的。医学人才创新能力的培养不但需要具有完备的知识结构与精湛的医疗技术、完善的人格和高尚的医德医风，还应具有应对各种未知挑战的心理素质和敢于攻克医学难关的毅力，同时创新能力还要求具有丰富的想象力和发散性思维。创新能力需要认知领域的知识、智能因素和非认知领域的动机、情感、意志、性格等因素的有机结合，共同作用，才能有效发挥。因此，具有创新能力的医学人才应该是创新知识、创新思维、创新技能和创新人格拥有者，其特征是具有博而专的知识基础、超前的创新意识、良好的创新思维品质、矢志不渝的创新精神和超强解决实际问题的能力。

当今世界已进入创新的时代。医学人才创新意识和创新能力培养是现代社会向前发展的必然要求。医学人才创新能力的获得要充分注意医学生学习过程中创新精神、创新思维的培养。所谓创新思维是指在探索未知领域时，充分发挥认知的能动作用，突破固有的逻辑通道，不断以新颖方式和多维的思维转化来寻求获得新成果的思维活动。因此，在学习过程中，学生不能只是被动地接受知识，而是要独立思考，敢于提出新问题，培养批判性思维，探索未知；学生不能只是接受问题的答案，而是要独立寻找解决问题的方法。

医学人才创新能力的培养，除了具备积极进取的人生态度、较强的自主意识等个体内在的心理倾向外，更重要的是通过临床、社会等多方面的实践活动来促进医学生创造力的发展和形成。实践创造力具有独立性、综合性、新奇性和灵活性，实践活动有利于这些特性的形成。在各类医学实践中，医学生必然会碰到许多新情况、新信息和新问题，使思维处于非平衡状态，这就要求医学生必须进行创造性加工。思维的创造性加工，就是在新问题、新情况的冲击下，对旧的知识经验进行选择、重组并改造，把集中思维和发散思维、逻辑思维和非逻辑思维（形象思维、直觉思维）结合起来，从而产生新思想、新行动，使思维从旧的有序到新的无序再进入到新的有序状态。这种创新性思维过程体现出很强的综合性、新颖性和灵活性。创新思维是人的创新能力形成的核心与关键，进行创新思维培养，克服思维障碍，是提高医学生创新能力的重点。医学是一门实践性很强的科学，而实践是人创新能力形成的最基本途径。要培养出创新型人才，必须将实践作为检验创新能力水平和创新活动成果的尺度标准。

### 📖 本章小结

能力是一个具有多个维度的概念，在不同的学科其内涵和外延也有所不同。从职业能力角度看，能力是知识、技能和态度与具体的职位或工作情境的结合，即能力是一个人运用知识来完成一定活动的本领和技巧。由于医学行业对从业者能力要求极高，因此，医学人才的能力是其将所学知识、技能及相应态度、心理认知、个人经验等个体特征在具体医疗活动中综合运用的系统功能表现。一般来说，医学人才应具有临床思辨能力、专业实践能力、社会交往能力、信息管理能力、团队合作能力和自我发展能力等方面。临床思辨能力是医学工作者运用医学哲学头脑服务医学对象、把控医疗风险、研究和处理医学问题起主导作用的思维能力；专业实践能力是医学人才综合能力结构的核心，是医学工作者将所学的医学专业知识转化为临床应用的重要依托；社会交往能力是医学工作者服务现代社会、建立良好的医患沟通、保障大众健康应该具备的一项基本职业能力；信息管理能力是在当今飞速发展的网络信息时代做好临床医疗服务、管理、医学相关科研工作以及自我提升的重要条件和必备能力；

团队合作能力是现代医学领域学科交叉、渗透，新方法、新技术不断涌现对医学工作者的必然要求，也是为满足患者需求、保证医疗质量和提高工作效率应具备的核心能力之一；自我发展能力是医学工作者终身学习提高、不断创新、进行高水平医疗实践，胜任专业岗位需求的内在驱动力。

## 思考题

1. 一个合格的临床医学人才应具备哪几方面的能力？
2. 如何从系统科学角度理解医学人才应该具有的系统功能能力？
3. 临床医学人才应具有的各种能力之间有何关联？
4. 如何理解医学的不确定性和复杂性？
5. 请举例简述在临床上如何体现"以患者为中心"的医疗团队合作。
6. 临床医学人才如何适应互联网时代的医学变革？
7. 为什么说"早临床、多临床、反复临床"是临床医学人才成长的必由之路？
8. 临床医学人才为什么需要树立终身学习意识？

（刘志跃）

# 第七章　临床医学人才的素质

知识、能力、素质之间有着天然的联系。知识是素质和能力的基础，能力发展是掌握知识、提高素质的先决条件，知识、能力的内化便为素质，但素质所包含的内容绝不仅仅是知识与能力。新时期的临床医学人才不仅要掌握广博的医学知识、精湛的医疗技能，更需要具备使知识与能力充分发挥作用的职业素质。前面章节介绍了临床医学人才应具备的知识与能力，本章对临床医学人才应具备的素质进行探讨。

## 第一节　关于素质的概述

素质是个体或群体在特定社会文化环境下，对特定社会角色的界定与认同，并具备履行某种社会角色任务的能力。素质具有社会动态性，在不同生产力水平和社会经济、政治、文化背景下，社会会对公民素质提出不同的要求。随着医学科学技术进步与人类文明的发展，社会对一名临床医生应该具备的素质要求也会发生变化。

### 一、素质的概念

素质是以人的先天生理为基础，经过后天教育和社会环境的影响，由知识内化而形成的相对稳定的心理特质，是能够顺利从事某种社会活动所需要具备的基础条件和品质。在传统的"四要素"素质理论中，素质包括身体素质、文化素质、思想道德素质、业务素质等。

#### （一）素质的生理学内涵

素质的概念首先来自生理学，是指有机体通过生物遗传因素获得某些生理机能和运动素质，即身体素质（physical quality）。

身体素质是人体在新陈代谢作用下，各器官系统的工作能力。如：运动素质，是机体在活动中所表现出来的力量、速度、耐力、灵敏度和柔韧性等特征；力量素质，是身体骨骼肌的收缩力量；速度素质，是人体在单位时间内的移动距离或对外界刺激的反应能力；耐力素质，是指人体长时间进行肌肉活动和抵抗疲劳的能力；灵敏素质：是指迅速改变体位、转换动作和随机应变的能力；柔韧素质，指人体活动时各关节肌肉和韧带的弹性和伸展度。

身体素质是一个人体质强弱的外在表现，是其他各种素质的重要载体。

#### （二）素质的社会学内涵

生物学素质是依靠生物遗传因素获得的身体素质。但作为高度社会化的个体，更重要的是靠"社会遗传"获得文化素质，她对人与社会的协调发展具有非同寻常的意义。通过教育使人由自然的生物存在升华为具有社会化属性的历史文化存在，从而具备一定的承担公民社会角色的能力，能够谋求自我价值实现、促进个体与社会协同发展，体现了素质的社会文化属性特征。

素质有助于提高人的生存能力，可扩大对自然和社会环境的适应能力，素质教育可提高教育对象的社会化程度，培养人的社会化生存能力，减少因素质低造成的生存危机。人的素质是社会生产力的重要组成部分，对促进社会发展有重要意义。当人们产生某种物质或精神需要时，高素质能力可以使这种需要得到满足，而低素质能力却做不到。

人的素质对人们的生活质量有重要影响。素质反映人们的生活态度和价值观念。拥有正确生活态度和价值观念的人，会选择合理、健康、有节制的生活方式，在满足人的正当需求的同时，自觉摒弃奢侈浪费、腐败异化的生活方式，生活舒适度和满意度相对较高，对提高人的生活质量有重要意义。

### （三）素质的职业能力内涵

素质的职业能力内涵是企业或组织用来描述员工对工作岗位的核心胜任力和所需专业技能与特长的一套系统，指某种专门人才从事某一工作应该必备的基础和条件，如：干部素质、教师素质、医生素质、管理素质等。

根据麦克利兰的观点，素质不仅是判断一个人能否胜任某项工作的起点，更是决定并区别绩效好坏差异的个人特征，素质是驱动员工产生优秀工作绩效的各种个性特征的集合。基于此，可以将素质分为通用素质和差别素质：有些能力素质是完成某项工作的最低标准，不会有表现较好者和表现较差者的区分，不足以区分普通员工和绩优员工的差异，称之为基础素质或门槛素质；有些素质，会依据工作绩的好坏有不同表现层次，称之为差别能力素质。

### （四）素质内涵的动态性

素质的内涵随着社会经济、政治和文化的发展会呈现出明显的动态性。随着医学科学技术的进步与人群健康状况改善，社会对临床医学人才这一社会角色的期待也会发生明显变化。意味着，在新的医学科学文化发展时期，人们对生命与死亡、疾病与健康等重要概念的界定与认同逐渐发生了明显的变化，社会对临床医学人才的价值判断也潜移默化地发生了转移。因此，我们需要重新审视临床医学人才的"素质"内涵。

## 二、素质模型——胜任力模型

### （一）素质模型的概念

美国心理学家麦克利兰（McClelland D. C.）在1973年发表的《测量能力特征而非智力》一文中认为：传统的智力测验、知识测验和职业性向测验并不能预测候选人在工作中一定会取得成功，从而提出素质（competency）概念。他从第一手材料直接发掘出真正影响工作业绩的个人条件和行为特征，就是能力素质，也叫胜任力。

1993年，美国心理学家斯班瑟给出了一个较完整的"素质"定义，是指能和参照效标（即优秀的绩效或合格绩效）有因果关系、对个体在复杂工作环境下的工作行为、思考问题的方式以及最终工作绩效有某种预测能力的个体深层次心理特征。这些深层次特征包括：动机、个性、自我形象、态度或价值观等，构成了素质模型（competency model）的深层次要素，而素质模型浅层要素即知识和技能。知识、技能再加上深层次特征要素，就会对个体从事某项工作的胜任力产生重要影响，即素质模型，或胜任力模型。素质模型是近年来心理学和人力资源管理中备受关注的研究热点，可以用来判断并发现导致绩效好坏差异的关键驱动因素，从而成为组织或机构人力资源管理中用以提高绩效的基点。

### 麦克利兰与胜任素质研究

20世纪50年代初，美国国务院选拔外交官的时候，感到以智力因素为基础选拔的效果并不理想，许多表面上很优秀的人才，在实际工作中的表现却令人非常失望。在这种情况下，麦克利兰博士应邀利用行为事件访谈法（BEIs）收集第一手材料，发掘那些能真正影响工作业绩的个人条件和行为特征。通过分析总结，得出作为一名杰出的外交官与一般胜任者在行为和思维方式上的差异，从而找出了外交官的素质，设计了一种能够有效地预测实际工作业绩的人员选拔方法。

#### （二）素质模型的结构

素质模型，即胜任力模型，其结构可以分为浅层要素和深层要素，浅层要素表现为容易测量的外显行为，深层要素指的是难以测量的内在心理特征。

人们常常将胜任力模型形象地比喻为漂浮于水中的冰山。如图7-1所示，水上部分代表浅层特征，如：知识、技能，也叫基础性胜任力（threshold competence），是素质当中容易被观察到的行为特征。特定知识与技能只是对胜任者基础素质的要求，这些要素容易感知，但不足以预测或决定工作绩效。

处在水面之下的个人特征属于深层次胜任特征，如：动机、个性、自我概念、态度或价值观、社会角色等，统称为鉴别性胜任力（differentiating competence）特征，是区分员工绩效优异者和表现平平者的关键因素。一般说来，动机、个性、自我概念和社会角色等胜任素质能够预测个体的行为反应方式，而行为反应方式又会影响工作绩效，可表述为"意图—行为—结果"模式。个体深层次的胜任力特征，很大程度上决定了人在特殊情况和复杂工作环境下，如何思考、怎样采取行动，尤其是对完成哪些需要高度负责的复杂任务时具有重要的指导意义。企业或组织挑选员工时，越来越关注深层次胜任力比表层胜任力对工作绩效的重要影响作用，员工的深层次素质模型也越来越受到人力资源部门的关注。

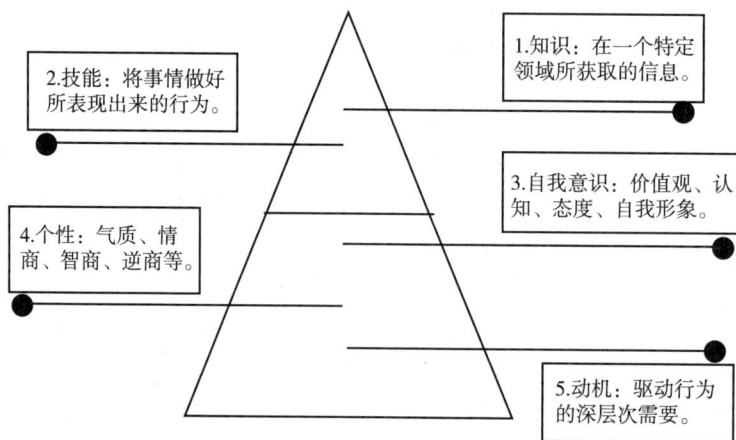

2.技能：将事情做好所表现出来的行为。

1.知识：在一个特定领域所获取的信息。

3.自我意识：价值观、认知、态度、自我形象。

4.个性：气质、情商、智商、逆商等。

5.动机：驱动行为的深层次需要。

图7-1　胜任素质模型图

素质各要素之间会产生相互影响，相对于知识、技能等浅层要素，越处于底层的潜在要素对表象部分的影响越大，潜在要素以推动或阻碍表象要素的方式，影响素质作用于行为的过程，乃至影响工作绩效。越是底层的潜在素质要素，往往对工作绩效越是发挥着决定性影响。从以上介绍可以总结如下：素质是用来帮助和推动工作完成的能力，而不仅仅是直接完成工作任务的技能；素质是对一系列行为表现的概括描述，而不是对工作技能的量化要求。

完成工作所需要的专业知识和专业技能可以通过培训获得。然而，对工作绩效起决定性影响作用的深层次潜在胜任力要素，却难以通过短期培训获得，是在后天环境和教育过程中，经长期内在修养和锻炼后，潜移默化地逐步形成。

素质模型理论告诉我们：高学历、经验丰富和高能力与高绩效之间并不存在严格的对等关系。

合适的素质（适合做什么）＋有效的行为（应该怎么做）＝高绩效（做了什么）

其中：合适的素质 ＝ 强烈动机＋合适个性＋正确态度或价值观＋……＋必备知识与技能

### 知识链接

#### 五项基本能力和三种素质

美国劳工部对劳动力市场进行调查分析后提出：当今时代人们从事任何职业都应具备以下五项基本能力和三种素质。

五项基本能力：①合理利用和支配各类资源的能力（包括时间）；②处理人际关系的能力（善于合作、诚心服务等）；③获取并利用信息的能力；④综合分析能力（理解社会体系与技术体系，辨别趋势）；⑤运用特种技术的能力（掌握适用的技术与设备）。

三种基本素质：①基本技能（听、说、读、写和计算能力）；②思维能力；③个人品质（有责任感和敬业精神，正直、诚实、自尊、自信、自律）。

## 三、临床医学人才应具备的素质

临床医学人才的成长遵循三阶段规律：知识本位—能力本位—人格本位。临床医学人才成长的最高境界是人格的成熟。

### （一）"四要素"素质理论

根据传统的四要素素质理论，临床医学人才应具备以下四种基本素质：一是思想道德素质，如全心全意为患者服务的思想；二是文化素养，具有丰富的人文社会科学知识；三是业务素养，能满足疾病诊疗、健康维护所需的合理知识结构和技能等；四是健康的体魄与心理素质。

### （二）全球医学教育最低基本要求

根据 2001 年，国际医学教育专门委员会出台的《全球医学教育最低基本要求》提出的世界各地医学院校培养的医生都必须具备的基本素质，包括以下 7 个领域（图 7 - 2）：①职业价值、态度、行为和伦理；②医学科学基础知识；③沟通技能；④临床技能；⑤群体健康和卫生系统；⑥信息管理；⑦批判性思维和研究。

敬业精神和伦理行为是医疗实践的核心。敬业精神不仅包括医学知识和技能，

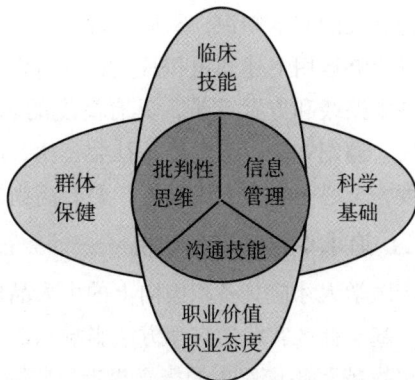

图 7 - 2　全球医学教育最低基本要求领域示意图

而且也包括对一组共同价值的承诺、自觉建立和强化这些价值，以及维护这些价值的责任等。

上述七个领域中，与知识、技能有关的素养，如：医学生需要具备的医学科学知识、沟通技

能、临床技能、信息管理、批判性思维和研究能力等，前面章节已经做了介绍。本章以素质模型理论为依据，将传统四要素素质理论和全球医学教育最低标准相结合，采用纵横交错方式，分别从思想文化、职业道德和业务领域，深入介绍临床医学人才应该具备的深层次素养。

> **知识链接**
>
> ### 本科医学教育的"全球最低基本要求"
>
> 1996 年 6 月，纽约中华医学基金会（China Medical Board of New York，CMB）理事会资助成立了"国际医学教育专门委员会（Institute for International Medical Education，IIME)"。该委员会的任务就是为制定本科医学教育的"全球最低基本要求"提供指导。2001 年 11 月，IIME 正式出台《全球医学教育最低基本要求》（又称"最低标准"）文件，为各国在医学教育标准方面的互认搭建了一个国际性平台。全球医学教育最低基本要求是指世界各地医学院校培养的医生都必须具备的基本素质，包括：医学知识、临床技能、职业态度、行为和职业道德、信息管理、批判性思维等。

## 第二节　思想文化素质

卫生服务和医疗实践随着医学科学技术进步与人口老龄化正在发展深刻改变，医疗价格不断上升，全球卫生保健系统面临资金压力。为防止在日益紧张的经济压力下，社会维护健康的医学行为发生异化，有必要强调医学生的思想文化素养、职业道德和价值观念。

生物医学科学与信息技术的发展为医学带来新的伦理、社会和法律方面的挑战，寻求医学科学技术与人文精神之间一种平衡成为当代医学生亟需面对的问题。医学科学知识和医学人文素养对提升医疗卫生服务质量将缺一不可。需要强调医学生的敬业精神、强调医学生的人文社会科学知识，增加社会科学、卫生经济、信息管理和卫生保健系统等方面知识的了解。

### 一、思想素质

#### （一）基本的思想政治素质

临床医学人才应认真学习社会科学理论中的优秀成果，具备马克思主义、辩证唯物主义、历史唯物主义的基本知识，掌握建设有中国特色社会主义理论和科学社会主义理论的基本知识，并且能够运用上述知识和观点，分析现实生活中重要的政治、经济和社会文化现象，认清党的基本路线和方针政策，具有高度的思想觉悟、坚定的信念、高尚的情操，热爱祖国、热爱人民，遵纪守法，自觉维护社会公德。严格遵守医疗道德规范和卫生保健工作中的各项规章制度，全心全意为人民服务，要有高尚的医德医风和救死扶伤的社会主义人道精神。

#### （二）追求卓越的思想动机

临床医学人才应具备积极向上的个人品质。2011 年，Charles 撰文指出，追求以循证医学为特征、基于社区实践的科学方法影响和改善公众健康的行为应被视作追求卓越的标志之一。上述对"卓越"临床医生的概念界定，实际上是为提高卫生服务质量、满足当前医疗卫生服务多样化需求的社会现实状况而提出的。那么，医学生追求卓越应该从以下几方面做起。

**1. 谦虚谨慎、刻苦钻研**　作为一名医生，只有不断的学习，丰富和扩展自身的知识领域，紧跟国际医学的前沿和动态，明确医学领域的发展趋向和难题，才能在实践中有效解决出现的问题和困难。同时还要亲身参加临床实践，在实践中寻找和摸索问题的答案，做好理论与实践相结合。

**2. 善于学习、终身学习** 医生需要对大量诊疗活动不断地进行总结，反复思考，并善于认真思考，总结成功与失败的经验教训，将零散的、感性的经验上升为理性认识，才能丰富自身职业素养，使自己的诊疗能力、维护和促进健康的能力不断提升。

**3. 专业精深、知识广博** 医学生不仅要学习医学专业知识，还要注重人文、社会、心理、伦理、法律等学科的知识。不但要提高自己的专业理论素养、临床实践和动手能力，还要提高其人文素养、沟通交流能力和社会适应能力。

### （三）利他性医学价值观

美国社会学家罗伯特·默顿将利他性界定为"牺牲施助者利益而有利于他人的行为"，就是个体在特定时空条件下，以牺牲自己的适应性来增加和促进另一个体适应性，认为别人的幸福快乐比自己的重要。医学肩负着维护人类健康的重任，尤其是世界卫生组织将健康视为人的基本权利时，更要求医学职业必须把治病救人、维护健康放在首位，社会对医学职业的利他性道德要求也比较高，决定了医学的利他性本质。利他性的强弱不仅是衡量普通人人格健康程度的标准，利他价值观对医学生未来的从业胜任力来讲更是具有特殊重要意义。

现今受各种因素影响，医学生利他行为不同程度地表现出弱化倾向、学医的功利性增强，把医生职业当作牟利的行业，医学生对医学本身的利他性价值观认识模糊，难以将其正确地内化为道德信念。利他性职业价值观弱化，必然导致职业行为的异化，难免成为日后医患关系恶化的潜在重要影响。

### （四）负责、可靠、严谨、审慎的自我形象

职业责任感是当前患者对医师职业素养的首要诉求。这与 2006 年发表的《医生宣言》、1948 年世界医学会制定的《日内瓦宣言》，以及希波克拉底誓言的精神是完全一致的。高度的职业责任感是医学专业精神的核心，也是医师职业精神建设的重点领域。医生的责任感对满足患者"良好医疗技术"和"降低医疗费用"等方面的诉求是有着统领作用的。医学生应该对每个患者的医疗保健负有责任，树立强烈的责任感对满足患者多方面的诉求、对协调医患关系有重要意义。

良好的自我形象是培养成功心态的秘诀，任何职业的成功人士都有一个共同特点：脑海中有一个想象出来的更好的自我形象。医学生在日常的学习工作中，一定要有意识地用知识、爱、勇气和信心为自己树立勇于承担责任的人生态度，一个好医生不是一个盲目乐观、妄下断言的人，而是给人以成熟、稳重、又不乏热情和积极向上的印象。树立负责、可靠、值得信任的积极自我概念和自我形象，对临床医学生岗位胜任力的提升有重要意义。

### （五）尊重、理解患者的同情心、同理心

同情心是仁慈的表现形式，是医学生医德的情感基础。近年来，社会各界对缺乏同情心的医疗服务表示极大关注。同情心在有效的医患交际中至关重要，人们罹患疾病时，除了感受肉体的痛苦外，还经常遭受精神与情感的折磨，医生不仅有责任减轻患者的躯体痛苦，而且有责任对患者和家属的心理与精神痛苦做出富有同情心的反应。同情心还具有强大的社会作用，深切的同情心不仅会激发医学生的公平、正义感，而且还具有公平、正义所没有的社会价值。如果说正义是社会的基础，那么由同情心产生的仁慈则是实现社会和谐的条件。如果只有正义而无仁慈心，社会只会在一种令人不愉快的状态中存在。医生缺乏同情心，应该看作与技术不够一样，是无能力的表现。临床医学人才应该在思想深处培养尊重患者、理解患者的同情心和同理心。

## 二、文化素质

未来学家阿尔文·托夫勒指出，一个高科技的社会必然是一个高情感的社会，21 世纪是高

科技与高情感相平衡的时代，随着医疗技术的发展，越来越体现出医学生人文素养在医疗活动中不容忽视的特点和要求。医学科学专业知识与技能学习是必要的，而人文修养和哲学理念的完善对临床医学人才的成长也具有根本性影响，而这种文化素养的培养常常需要持续终身。

### （一）了解健康与疾病的社会决定性影响因素

希波克拉底说，了解一个人得了什么病并不重要，了解得病的人是个什么样的人更重要。主要原因是，人类健康与疾病既受自然规律制约，又受社会环境影响，临床上许多疾病的发生和发展都与社会环境、家庭经济生活及社会心理因素有关。2005年，世界卫生组织成立"健康社会因素决定委员会"。经过3年的努力，在来自17个国家的20名委员的带领下，委员会进行了大量工作，于2008年发布了《用一代人时间弥合差距》的报告。该报告提出在那些直接导致疾病的因素之外，由人们的社会地位和所拥有的资源所决定的生活和工作环境，对人群健康产生决定性影响，包括人们从出生、成长、生活、工作到衰老的全部社会环境特征，如收入、教育、饮水和卫生设施、居住条件和社区环境等。健康不公平深受政治、社会和经济因素影响，呼吁从健康的社会影响因素方面进行全球动员，并且确立了健康社会决定因素的概念框架和行动领域。

### （二）学习哲学与人文社会科学知识

患者特定的收入水平、知识结构、生活经历与价值观都是健康与疾病的重要影响因素。要了解患者，就需要了解社会政治、经济、文化环境，行为生活方式、医疗卫生措施和对人生的深刻影响，这需要深厚的文化素养。如果医生不具备社会人文科学方面的知识，就无法了解患者致病原因背后的原因，即社会政治、经济、文化、行为、心理等方面的原因，在诊断和治疗过程中，就不能根据患者的实际情况给予合理的生物、心理与行为生活方式指导，就难以取得好的治疗效果。

祖国医学是从人与自然的整体上来考察疾病和健康关系的，因此强调学医要先学文，在精通医学知识的同时，要有天文、地理、气象、哲学等方面的知识。在现代科学体系中，医学属于应用科学，它以自然科学为基础，但又涉及许多社会人文科学知识。当代医学人才应加强人文艺术修养，具备一定的哲学、历史、经济、政治、法学、文学、艺术、管理学、社会学、心理学等人文社会科学方面的基本知识，对全面认识健康与疾病的本质，培养良好的医患关系等有重要意义。

医学是饱含人文精神的科学。抽去医学的人文性，就抛弃了医学的本质属性。医学生不懂人文社会科学，会导致知识结构单一化、发展片面化，进而限制以后的职业发展潜力。

## 第三节 职业道德素质

临床医学人才应具备的职业道德，即医德。一个缺乏职业道德的医生，即使医术再高，也不是一名好医生。对新时期临床医学人才来讲，认识医学领域的职业道德、自觉塑造自己的职业道德、严格遵守职业道德规范显得尤为重要。

### 一、道德与医德

#### （一）道德

道德是一种社会意识形态，可用于调节个体与个体之间，个体与社会群体之间的关系。根据历史唯物主义的观点：道德是社会上层建筑的组成部分，由经济基础决定，其内容和形式受一定社会物质条件的制约，会随着人类生活的演变而不断发展。

孔子曾经说过："德之不修，学之不讲，闻义不能徙，不善不能改，吾之忧也。"这句话告诉我们修德的重要性：人首先要有道德修养和知识积累，成就了好的本质，明白善恶以后，才会有进一步的行动。反之，道德抛在一边，学问不去钻研，人就低俗。听到好人好事不去跟着做，有了错误也不能及时改正。没有知识意味着愚昧不堪，没有道德则会丧失善良的本质。没有是非观念，怎么要求他改正缺点去做好事呢？道德，对普通人很重要，对医生来讲更具有非同寻常的内涵与意义。

### （二）医德

医德即医生的职业道德，是建立在一定的社会关系和经济基础之上的社会意识形态，反映从业者的职业态度和价值观，是调节人们现实生活利益的重要领域，是衡量一个人道德情操的标尺。医生面临的是疾病和患者，良好的医德医风是医生从业的基本要求，医生的职业道德与普通从业人员的职业道德有很大不同。

在西方社会的医疗职业化过程中，通过医学教育也形成了行业团体的伦理准则，界定了医生对患者的态度、及其所负的责任与义务。古代西方医生在开业时宣读的一份有关医德的誓词，主要内容取自古希腊被尊称为西方医学之父的希波克拉底的誓言，形成对医生态度和价值观最深远的影响。医生所秉承的价值理念应该是"尽余之能力与判断力所及，遵守为病家谋利益之信条……"。1948年，世界医协大会对这个誓言加以修改，定名为《日内瓦宣言》，成为受到全世界认可的医生职业态度价值观。

医德是在医务人员执业活动过程中应该遵循的行为规范和道德准则，可用来调节医患之间、医务人员之间、医务人员与社会之间的关系，使医疗活动协调进行，对促进公民健康权利的实现发挥应有的作用。白求恩曾经说过，医德不是医生之间职业上的陈规陋习，而是医学界与人民之间的基本道德和正义准则。我国自古以来就有"无恒德者，不堪为医"的说法。作为医务人员，尊重患者的医疗需求、尊重患者人格、尊重患者权利，无论患者的职位高低与贫富贵贱都一律平等对待，医疗行为自始至终认真、规范。华佗"广施人道、不分贵贱"为我们树立了高尚的医德典范。

## 二、医德的内涵

医德就是从医者的职业道德。希波克拉底誓言和《日内瓦宣言》都明确提出了从医者必须具备的思想品质、伦理道德和行为要求，阐述了医学工作者应该具备的职业价值观念和事业信念，对从医者起到了激励、自勉、制约和衡量的作用。医德是医学工作的灵魂，是实现医生职业尊严的基本规范。

### （一）以人为本，以患者为中心

医疗卫生服务的质量价值核心在于以人为本。患者的健康是医务人员首先要关心的头等重要的事情。"以患者为中心"指的是以患者的健康为中心，综合采取措施帮助患者恢复健康、维护健康和促进健康。以患者为中心日益成为提高医疗服务质量的切入点，成为改善医疗服务质量的永恒主题，也常常是医院工作的最高宗旨。

医务工作者应该树立全心全意为患者服务的思想，把自己的全部身心投入到医学事业中，把解除患者疾苦、维护和促进健康作为自己的崇高使命。以患者为中心的理念贯穿到实际工作中就要求转变观念：从思想上充分理解和尊重患者，医患沟通中做到态度和蔼、服务热情，开展诊疗活动时尽可能选择质优价廉、符合患者需要的服务。正如古希腊名医希波克拉底所言：我愿在我的判断力所及的范围内，尽我的能力，遵守为患者谋利益的道德原则，并杜绝一切堕落及害人的行为。我不得将有害的药品给予他人，也不指导他人服用有害药品，更不答应他人使用有害药物的请求。

### （二）医技精湛、精益求精

医学研究的是人类健康与疾病问题，这是一个充满极多不确定性和未知数的领域。如果医生由于技术不精，1%的诊治失误就意味着患者要承担100%的后果与痛苦，这是一个充满极大挑战性和风险性的领域。所以，医生应该努力钻研业务，掌握精湛的医疗技术，才能在治疗疾病、维护健康的领域做出应有贡献。药王孙思邈在其《千金要方》的自序中写道："人命至重，有贵千金，一方济之，德逾于此"。意思是人的生命贵于千金，而他把可以救人性命的药方所产生的价值看得比千金还贵重，因此以"千金"命名此书。作为医务人员，应该牢固树立"救死扶伤"的责任意识，真诚地从患者角度着想，在临床实践中不断提高和完善自己的医疗技术水平，医技精湛是真正高尚医德的重要表现。

### （三）淡泊名利、廉洁行医

社会上脆弱和边缘化人群往往过多地承受健康问题。医疗行业服务于"健康"——这一人类生存与发展的第一需要时，不可避免地会遇到自身利益和服务对象权益之间的矛盾，而且这种矛盾在医疗服务领域具有相当大的普遍性。鉴于医疗服务的这种特殊性，世界卫生组织总干事陈冯富珍呼吁："世界需要全球卫生卫士，需要我们捍卫价值观，保护和维护健康，包括健康权"。作为健康的守护神，许多优秀的医务工作者主动将"淡泊名利、廉洁行医"作为自己的从医格言，自觉加强职业道德修养，在工作中任劳任怨、不求回报、服务大众健康。

**知识链接**

#### 杏林春暖的故事

三国时期名医董奉，医术高明，给穷人治病从不收钱。被治愈的患者无以为报，便在他宅屋旁边种植杏树，患重病而被治好者，每人植杏树五株；轻病被治愈者，每人植杏树一株。几年后，杏树多达十几万株，蔚然成林，这就是脍炙人口的一段佳话——"杏林春暖"。

### （四）保守秘密，保护患者隐私

医生替患者保守秘密是传统职业道德准则。理想的诊疗活动是建立在医患充分信任基础之上的。患者信任医生才会把自己的身心疾苦仔细向医生诉说，才有助于医生对病情做出准确判断。但患者在陈述病情时，往往会涉及大量隐私，因此，为患者保守秘密、保护患者隐私也成了衡量医生职业道德操守的重要内容。医生有责任为患者主动保守秘密。同时，在诊疗活动中也要言语谨慎，尽可能减少谈论隐私给患者或家属产生不必要的心理压力和伤害。

**知识链接**

#### 医学生誓言

健康所系、性命相托！当我步入神圣医学学府的时刻，谨庄严宣誓：

我志愿献身医学，热爱祖国，忠于人民，恪守医德，尊师守纪，刻苦钻研，孜孜不倦，精益求精，全面发展。

我决心竭尽全力除人类之病痛，助健康之完美，维护医术的圣洁和荣誉。救死扶伤，不辞艰辛，执着追求，为祖国医药卫生事业的发展和人类身心健康奋斗终生！

## 第四节 业务素质

医生是医疗行业的核心资源，好医生更属于该行业的稀缺资源，如何判断一个医生是否合格？什么样的医生才算好医生？本节综合"好医生"所需要具备的各项业务素质进行详细阐述。

### 一、德才兼备，以德为主

我国著名外科专家裘法祖院士曾讲："德不近佛者不可以为医，才不近仙者不可以为医"。他把医生的道德水准与佛性相比拟，把医生应该具备的医疗技术与仙术相并论。可见高尚的医德和精湛的医技一样，是好医生所要同时具备的重要业务素质。德与才相比较而言，医德更是医生的灵魂，是医疗行为的向导；而医技是能力，是提供服务的工具。德是才的统帅；才是德的辅助。俗语讲，无才无德是愚人；有德无才谓君子；有才无德是小人；德才兼备方为"圣人"。中国古代便有"不为良相，便为良医"的说法，经世济民、治国理政与悬壶济世、救死扶伤的道理相通，都需要德才兼备的优秀人才。

**（一）准确把握医德的核心**

**1. 敬畏生命** 医生面对生老病死问题，首先是"敬畏生命"。生命属于每一个人，每个人的生命只有一次；医生要敬畏患者，患者把生命交给你，她是你的老师；医生要敬畏医学，运用医学知识可以帮助患者，而这是一个充满复杂性和具有极多未知领域的行业，在敬畏态度的引领下，刻苦钻研、谨慎应用医学技术。医学不是纯科学。

**2. 尊重患者** 医学尽管需要准确无误、精益求精的医疗技术照顾患者的生理、病理需要，但医学并不是纯粹的自然科学，纯自然科学观念将不可避免地导致医生忽略患者作为社会存在的其他方面的需要和需求，会使医疗工作陷入非人性化的技术至上主义。医生需要认同"以患者为中心"的服务理念，做到尊重患者，让患者对医疗处置做到知情同意并极力保护患者隐私。遵循"安全""及时""有效""公平""高效"的原则提供服务。

**3. 关心自己的身心健康** 未来的医生将逐渐发展为能够照顾患者生理、心理和社会适应三个维度的健康，首先自己要有健康良好的身心状态。面对复杂的医疗需要、复杂的诊疗活动和复杂的医疗环境，医生要保证自己身体健康、心情开朗、心态积极。医生自己要有正直、诚实、勇于承担责任的自我角色认同，具有开放的心态，尊重事实、承认不足，不断培养团队合作的精神，同时与患者之间要建立和谐的人际关系。

**（二）全面认识必备的业务知识与技能**

**1. 医学专业知识与技能** 不论是门诊还是住院，医生是诊疗方案的主要制订者和决策者。医生的知识、技术直接关系到疗效和质量。好医生需要全面掌握医学专业理论知识，包括基础医学、临床医学、预防医学，以及必备的临床技能等。

**2. 非医学专业知识与技能** 一个好医生不仅拥有过硬的临床技术，更十分注重人际交往与沟通技巧。耐心地解答患者或家属的问题和疑虑，不断地给予鼓励和支持。医生的沟通能力、领导能力也同样会直接影响疗效和服务质量。人际交往与沟通能力表现在以下四个方面。①倾听能力：耐心倾听、细心引导患者对病情的讲述。②学会换位思考：充分地理解、尊重患者。③患者沟通：注重沟通的时间、内容、形式。④选择合适的专业沟通内容与方法，一个好医生是一个好的教育者，通过专业让患者和家属知道问题所在、问题根源以及问题严重性，争取患者的理解、支持与配合。

## 二、系统思维，循证治疗

医学研究人体结构与功能，人体的器官、细胞生理与病理现象，与生俱来、客观存在。但随着专业知识深入发展，出现唯器官论、唯细胞论、唯基因论，随着诊疗活动的专业化，临床出现内、外、妇、儿分科，继之还有消化、血液、循环的三级学科划分，不可避免地会影响临床医生思维，形成知其然，难知其所以然的对健康与疾病的局限性认识。一个好医生需要深刻理解疾病防治、健康维护的本质规律和特征，就需要建立系统思维模式，从局部与整体，内因和外因相联系的角度，全面、系统地把握人类健康与疾病的规律。

### （一）系统思维

健康、疾病、乃至生命具有极其复杂性，往往遵循系统演变的规律。医生处理复杂的健康与疾病问题，正确的临床思维非常重要。临床思维就是临床医生透过现象看本质，揭示疾病本质规律的过程。对医学生进行系统思维训练无疑是一种正确的理性思维模式。教学医院普遍重视医学生的临床技能训练，但临床思维培养却是极其薄弱的环节。

系统思维是现代科学思维的重要方法之一。我国医学界从 20 世纪 70 年代开始进行这方面的探索。系统思维与传统的还原论和线性因果关系的临床思维不同，把生命看作一个系统，从整体与局部、系统要素与系统结构的角度，把握整体功能演变过程。所谓整体包含三点含义：一是系统内部要素的不可分性，把各个组成部分分割开，系统也就无法存在了；二是系统内部任何一个要素的改变，都会引起其他要素的变化；三是整体功能大于部分功能之和。临床医学生在各科轮转实习时，要注意培养系统思维方式，防止以有限的单一专科知识来分析整体复杂的临床病情。同时还应学会利用内外环境的系统思维方式，通过选择和改变环境来控制和消除疾病。系统思维与传统中医思维有着极高的契合性，因而系统思维更多受到中医学者的关注。

### （二）循证医学

循证医学（evidenced-based medicine，EBM）已成为现代医学研究的主流思想和模式。是指所有的临床诊疗活动中，慎重、准确、明智地应用当前所能获得的最好的研究证据，同时结合医生的个人专业技能和临床经验，考虑患者的价值与愿望，将三者完美地结合制定出适合患者的治疗方案。循证医学并不是一门独立的学科，而是"唯物主义"、"实事求是"思想在医学实践中的体现，是现代医学人才应该具备的一种理念。

## 三、批判性思维与创新发展

批判性思维是 21 世纪高等教育的目标之一，更是医学生的重要素质。

批判性思维是对事物正确判断的高级认知过程，是对现有知识、技术和信息进行批判性评价，是医生解决实际问题的必备能力。由于医学实践性极强，并存在很大的不确定性及未知性，故要求学生必须具备批判性思维能力，才能在临床中恰当地应用知识、信息，正确、合理地解决临床问题。批判性思维能力对临床医学生业务素质具有非常重要的意义。

医学作为一门科学，历经了古代经验医学的奠基阶段和实验医学的初期发展阶段，20 世纪以来开始进入现代医学的发展阶段。尽管如此，关于生命的许多奥秘尚待揭晓，疾病的许多问题尚待阐明。这就要求医生终身学习，不断更新知识结构、了解专业上的最新发展和动向，能够钻研新的知识，提高工作技能，具有发展创新精神和创新能力。创新发展是临床医生业务素质的重要组成部分。

## 本章小结

为准确阐述临床医学人才应该具备的素质和素养，本章首先从介绍素质和素养这一抽象概念出发，对素质结构模型进行介绍，提出素质或素养不仅是人们适应社会发展需要的所应具备的基本条件，而且可以成为预测和区分未来员工岗位胜任力和绩效好坏的重要依据。因此，医学生深入了解和掌握临床医学人才应该具备的素质和素养具有重要意义。

临床医学人才除了完整的知识结构、适宜的能力，还应该具备对岗位胜任力有决定性影响的深层次素养内涵。思想文化素养包括基本的思想政治素养；追求卓越的动机；利他性医学价值观；负责、可靠、严谨、审慎的自我形象；尊重、理解患者的同情心、同理心。文化素养是充分了解患者所需要具备的哲学与社会人文科学知识。职业道德素质就是医德，临床医学人才应该具备"以人为本、以患者为中心""医技精湛、精益求精""淡泊名利、廉洁行医"和"保守秘密、保护患者隐私"的职业道德。

业务素质包括："德才兼备、以德为主"、"系统思维、循证治疗"以及"批判性思维、创新发展"等。

## 思考题

1. 请简述素质结构模型的内涵。
2. 请谈谈对世界医学教育最低标准与临床医学人才素质培养之间的关系？
3. 临床医学人才应该具备的思想素养、文化素养有哪些？
4. 临床医学人才应该具备什么样的职业道德素养？
5. 请全面分析、讨论临床医学人才应该具备的职业素养。

（韩　颖）

# 第八章 医生角色与患者角色

（学习要求）

**1. 掌握** 医生角色与患者角色的概念。

**2. 熟悉** 作为一名医生，如何更好地进行印象管理，获得患者信任。

**3. 了解** 人际关系和社会角色的概念及其文化差异。

## 第一节 概　　述

### 一、社会角色理论

在西方，"角色"一词来自于拉丁文的"*persona*"，是演员在戏台上扮演角色所戴的特殊面罩，它表现剧中人物的身份，与我国京剧的脸谱有异曲同工之处。20 世纪 80 年代，当美国心理学家米德（Mead）将其引入学术领域时，常用其来描述处于不同人际关系中的人们，因为各自所处的社会位置而需要扮演不同的社会角色（social role）。

前苏联社会心理学家布耶娃（1968）认为，对角色进行社会心理学分析应当把角色行为的主观方面与客观社会关系密切联系起来，社会角色是一个人在给定的情景或者群体中发挥作用时，人们期待他做出的一套由社会所界定的行为模式，即角色期望。社会角色是社会职能，归根到底决定于个体在社会关系系统中所处的地位。

社会的发展推进了职业分类，对于特定的职业和角色，人们会根据其社会功能而赋予不同的社会期望（social expectation）。对于医生和患者（患者）的角色分析，应该基于各自的社会诉求，以及对方所应承担的社会责任和社会义务。因为不同的社会角色，在各自的情感、态度、认知、行为方面，会有不同的表现。理解医生角色和患者角色的内涵，应该紧密联系医疗人际关系理论，医患关系的定义脱胎于社会心理学的"社会角色"理论。社会心理学家勒温（Lewin）的"场论"（psychological life space）可用来定义医患之间的社会角色关系，因为人际关系、群体决策、舆论、气氛等群体心理动力场都是影响医患双方认知、情感、态度、行为差异的重要因素。

### 二、医患角色源于医患关系

#### （一）医患关系的本质

医学的研究对象和服务对象是人，是人的生命和健康。医学存在的前提是对人生命的敬畏与关爱。在临床医学职业活动中，存在着医生与患者（患者）之间的关系。在这种关系中，涉及医疗活动的各方面人的关系互动，我们称之为医患关系或医患人际关系（interpersonal relationship）。这类关系关乎医学职业活动的成果。

随着现代医学和社会经济的高速发展，医患关系不再特指医务人员与患者在医疗过程中产生的特定医治关系。其中，"医"由单纯的医学团体扩展为参与医疗活动的医院全体人员；"患"也由单纯的求医者扩展为与其相关的各种社会关系。医患关系不仅反映患者与医生和医院的关系，而且也反映患者相关的公众群体与整个医疗体制，甚至整个社会的关系。

但从本质上来讲，医患关系仍然是一种人际关系，是人们在共同活动中彼此为寻求满足各种需要而建立起的相互间的关系，它反映了个体或者群体在寻求满足社会心理需要、事业需要和生活需要时的心理状态，与角色、信任等社会心理学概念密切相关。

### （二）医患角色关系及其类型

在西方医学社会学领域，针对医患关系的分类理论在20世纪中叶就已提出。帕森斯（Parsons）在《社会系统》中明确提出采用社会角色来解释患者行为的观点，而基于疾病的严重程度、技术的社会要求和伦理要求，史拉萨（Szasz）和霍伦德（Hollender）对帕森斯的理论进行了补充，医患角色的关系被分为三种模式：医生主动而患者被动、医生主导而患者配合、共同参与。Twaddle进一步探究了不同角色本身的特征和疾病的严重程度在这些关系中对行为的影响。而Schwartz和Kart则将其进一步归纳为"主动—被动"模式、"指导—合作"模式以及"相互参与"模式（表8-1）。

表8-1　萨斯·荷伦德医患关系模式列表

| 模式 | 医生地位 | 患者地位 | 适用范围 | 类似关系 |
| --- | --- | --- | --- | --- |
| 主动-被动型 | 主动地位 | 被动地位 | 难以表述自己主观意见的患者 | 父母-婴儿关系 |
| 指导-合作型 | 指导地位 | 合作地位 | 大多数有意识患者 | 父母-儿童 |
| 共同参与型 | 帮助患者 | 主动参与 | 慢性病和心理治疗 | 成人-成人关系 |

1. **"主动—被动"模式（active - passive mode）**　"主动—被动"模式是一种单向作用的模式，而不是相互作用的。它把患者置于被动地位，虽然医生也确实在为患者尽力，但由于患者处于被支配的地位，在诊疗中不利于发挥患者的主观能动作用。这种医生处于主动的主导地位的一种模式，常用于手术、麻醉、抗感染治疗等技术，也用于休克、昏迷、某些精神疾病、智力严重低下等疾病。

2. **"指导——合作"模式（guidance - cooperation mode）**　"指导—合作"模式是医方指导，而患方配合的有限度地合作的过渡模式。在这个模式中，医生是主角，患者是配角。由于患者处在并不严重但又确实患病需要治疗的情境下，同时患者神志清醒，有正常的感知能力，情感、意志和行为尚处于正常范围，只是由于疼痛或有其他不适的症状，处于忧郁和苦恼之中，此时主动寻求医疗帮助，而且乐于合作。在这个模式的临床实践活动中，医生的作用占优势，同时又有限度的调动患者的主动性，使患者密切配合。

3. **"相互参与"模式（mutual participation mode）**　"相互参与"模式是一种以平等关系为基础的医患关系模式，在这一模式下，医患双方有近似的同等权利，从事于双方都满意的活动。在临床实践中强调医生和患者都处于平等的地位，是一种同志或朋友般相互依存、相互需要和相互作用的民主的关系，都具有治好疾病的共同愿望和要求，医生和患者均为主动，彼此相互依存，作为伙伴在一起工作，致力于双方都感到满意的活动。

在西方社会的医疗职业化过程中，通过医学教育也形成了行业团体的伦理准则，界定了医生对患者的态度，以及医生在道德上所负有的义务与责任。对医生态度和价值观的期望影响最深远的是古希腊伯里克利时代的医师、欧洲医学奠基人希波克拉底。"希波克拉底宣言"一度被作为医生执业誓言。对医生所秉承的价值理念规定是"尽余之能力与判断力所及，遵守为病家谋利益之信条，并检束一切堕落和害人行为；不得将危害药品给与他人，并不作该项之指导；无论至于何处，遇男女贵贱，我之唯一目的，为病家谋幸福，并检点吾身，不作各种害人及恶劣行为"等。而在1948年瑞士日内瓦世界医学学会之后，《日内瓦宣言》成为受到全世界认可的医生职业态度与价值观。

**知识链接**

### 日内瓦宣言

经过世界医学学会的修正，2006 年《日内瓦宣言》被确定为："准许我进入医业时：我郑重地保证自己要奉献一切为人类服务。我将要给我的师长应有的崇敬及感激；我将要凭我的良心和尊严从事医业；患者的健康应为我的首要的顾念；我将要尊重所寄托给我的秘密；我将要尽我的力量维护医业的荣誉和高尚的传统；我的同业应视为我的手足；我将不容许有任何宗教，国籍，种族，政见或地位的考虑介于我的职责和患者间；我将要尽可能地维护人的生命，自从受胎时起；即使在威胁之下，我将不运用我的医学知识去违反人道。我郑重地，自主地并且以我的人格宣誓以上的约定。

## 三、医患角色特征的文化差异

在医患关系问题上，我们不仅要汲取西方的经典理论所奠定的科学基础，同时也要认同文化的广泛影响。尤其是在医学发展过程中，医学的科学化对医患的影响较为深刻。在西方，医生的思维过程形成了对疾病的科学认知的过程，通过模式化的工作程序不断地反复印证科学认知的可重复性。然而，这种偏向于机械的过程和患者体会往往与医院冰冷的设备、仪器相联结，脱离了最初医生与患者直接接触和对话的关系模式。当各种检查报告被医生所获得的时候，患者将面临着一张负有法律效力的医学文书。使得呈现在我们眼前的界定是，医疗技术服务不过是一项专业性很强的，可以通过购买得到的商业服务。

但是中国社会有着与西方文化截然不同的关系界定和社会角色性质。在中国人的观念世界里，其"人际关系"有着区分于西方社会的明确特征。最明显的表现是，"面具"一词常常被本土心理学家作为"面子"的文化雏形。"面子"是本土心理学关系研究的出发点。在东方文化下，人际关系主要根据关系各方的身份形式来分类，依据费孝通先生的"差序格局"理论，关系越是靠近亲缘的核心，其内容越是具有肯定性情感的、合作的、亲密的；越是远离亲缘核心，便越具有否定性、越少合作、越疏淡。因此，中国人的人际关系内涵是由情感的充分肯定到充分否定的变化决定的。这种"进了一家门便是一家人"的逻辑，必然引致拉关系、攀人缘、结人情、做面子等大量努力，促进了"关系"从无到有的各种办法和方式的产生和通行。在医患关系中，最常见的是"经熟人介绍的就诊"。但与之相反，在西方文化中，人际关系主要根据关系的内容进行分类，如竞争关系、交换关系、依恋与吸引关系、说服与被说服关系、选择比较与被选择比较关系、合作关系等等。这导致在遇到人际之间的矛盾时，医患之间习惯于采取"事理"的是非判断，而非"伦常"的是非判断，注意的是事件本身，"对事而不对人"。这种相对理性的人际关系模式无形之中避免了很多复杂的医患纠纷。但在中国，一方面，人们相信，只有"关系"进入到被请托医生的视野之内，才可能求取最佳的医疗方案。如果假设医生的"能力"和"水平"没有问题，那么在中国患者眼里，这个"仁术"并不当然的普惠的落实到他/她的身上，而一定是在建立了"关系"之后，在"术"之前才会有"仁"。

这些结论虽然不能全面覆盖医患关系的所有问题，但至少提示我们，需要理解为什么医生的一些行为在一种文化下导致或关联着一特定结果，而在另一文化中却导致或关联着另一结果。

**临床案例** 安小姐因为腹痛和大便出血而到医院就诊，CT检查明确了在盆腔的直肠部位有"占位性病变"，因为这很容易让人联想到"癌症"，于是，她的丈夫努力寻找"关系"，托熟人找到了陈医生，陈医生看在熟人的面子上，很快地收治安小姐，并缩减了一些"检查项目"，诊断"直肠占位性病变"待查，"直肠癌"的考虑被列在第一位。尽管已经履行了手术前"知情同意书"的签字手续，但是在手术计划实施之前，陈医生还是例行地请了妇科医生会诊，以排除是否存在"妇科问题"，在会诊意见上提示"还需要进一步检查以明确诊断"。这时，患者和家属已经难以忍耐"癌症"的压力，透过请托的熟人送"红包"促请陈医生尽快手术，于是手术按计划进行，病理结果为"子宫内膜异位症"，按照医学上的理解，此类疾病并非需要手术治疗。术后一段时间，安小姐认为术后出现的便秘症状系属手术原因所致（而医学意见认为术后更常见出现的并发症是腹泻），遂一纸诉状将陈医生告至法院。

**问题** 陈医生在复杂的医患人际关系中应该如何正确地履行自己的角色？

我国研究者也发现，患者在就医行为上存在明显的"关系取向"，医生接受并认可"关系就医"。对于患者来说，"关系就医"的目的总体来说就是为了获得照顾，取得更好的诊疗效果；从医生的角度来说，对关系患者当然会提供一定程度的关照。但是，医患双方在"照顾"这一概念上的理解并不一致。医生认为对关系患者的照顾主要集中在"优先"和"沟通"方面。而患者在诊治疾病过程中关注、希望得到方方面面的照顾。因此，医患双方在"关系就医"取向下对看病治疗过程中的许多问题的看法存在偏差和矛盾。比如"检查过多过细"、"省略某些应该进行的检查"和"减少用药"都是不规范治疗的表现，与"治疗更规范"相悖，患者明显在关系对治疗方案的效果影响方面存在认识上的矛盾。另一方面，在实际医疗服务过程中，"检查过多过细"、"省略某些应该进行的检查"和"减少用药"主要体现的是人情世故方面的关照，而不是技术方面的问题。再者，患者所认为的关系对治疗方案的影响更主要的体现是人性化服务和特殊照顾方面的影响。

# 第二节　医生角色

虽然医患间的沟通和医患关系是医患双方的事务，但医学本身的特殊性决定了其主导方面在于医务人员，因此，探讨医生在医患互动中所扮演的角色，是把握医患关系的重要途径。帕森斯指出，在患病个人没有能力履行正常的责任和完成普通生活中的行为时，医生起着社会控制力量的作用。在面对病患时，医生的责任就是尽量医治患者，使得患者康复，能够重回正常的社会生活中去。然而，受到生物—心理—社会医学模式的影响，在"系统论"和"控制论"思想和理论的介入下，医生的角色从唯生物因素的"生物医学二元论"（biomedical dualism）下的"专家角色"逐步过渡到注重生物—心理—社会健康的整体论下的"伙伴角色"；当人们的健康水平和健康意识逐步提高，民众观念、文化和政治观念产生种种变化之后，医生还需要承担起"服务者"的角色，医生和患者的相对地位也产生了一些改变。越来越多的人意识到"以患者为中心、以团队为基础"的医学人才培养模式成为新时期医学教育的复兴之道。

## 一、医生角色特征

French 和 Raven 认为权力有五种来源：奖赏权（reward power）、强制权（coercive power)、法制权（legitimate power）、参照权（referent power）和专家权（expert power）。医生和患者的关系在很多方面与这种分类相契合。如果患者谨遵医嘱，认真配合治疗，会获得医生的肯定和称赞，正如帕森斯所言，通过对患者角色的认可，控制患者非常重视的奖励，以增加医生的权威和患者对其的依赖性；医生通过行医的过程，付出技术和劳动，患者对医生进行口头上的褒扬，这是"奖赏权"的范畴；在良好的社会文化环境和医患关系中，医生是作为"悬壶济世"、"治病救人"的高尚形象存在于患者心目中的，患者对医生的信任、尊重来源于"参照权"。而医生作为医学专家所具有的专业技术、专业知识、专业信息，则是对患者产生影响，让患者信任、依从医生的另一种权力来源，即"专家权"。

在一般的社会情景下，人们服从权威的原因有两个：规范性的影响和信息源的影响。人们希望别人喜欢自己（规范的影响），并且希望自己的主张是对的（信息的影响）。首先，人们倾向于做别人做的事或者别人要求自己做的事情，从而使自己能被社会接受和承认。其次，如果在一个模糊的情境下，人们会相信其他人关于适当和正确行为方式的暗示，更会可能按照专家或者可靠的消息传达者告诉他们的方法做事情。在承担医生角色时，如果专家权力足够大，那么很容易利用自己的权威去影响患者的服从性。

**案例讨论**

> **临床案例** 一组研究人员进行了下述的专门研究，旨在检验医院情境下服从的情况。一名护士（被试）接到一位不相识的医生打来的电话，医生指示她指导患者服药，以便在他到来之前能够见效。他随后会去病房签药方。医生开出一剂叫做阿斯土汀的药20毫克，阿斯土汀药瓶上的标签却标明常规量为5毫克，并警告说最大剂量不得超过10毫克。
>
> 当医生的做法不合乎医护实践的规范时，护士会根据一位陌生人打来的电话让患者服用超额剂量的药物？当12位护士面对这个难题时，10个人说：她们不会服从。然而，护士们做的却又是另一回事了，就像先前那个我们熟知的故事。当身临其境时，几乎所有护士都服从了。22人中有21人让患者服了药（实际上是一种无害物质），直到一名参与研究的药剂师阻止她们。
>
> **问题** 应该如何看待以上案例中突显的问题？

医生权威往往是双刃剑。对权威的顺从实际上是人们固有习惯的一部分，这些习惯是人们从小在不同的环境中习得的，这就是绝对服从权威。如果权威的要求是合理的，并且值得服从，那么这一推论是利于社会的。但是这一规则很容易被过度使用。患者由于情景因素和专业知识的缺乏会盲目服从医生的权威，即仅仅因为权威的地位而服从医生，此时患者无法判断医生的要求和命令是否合理。因此，在医患关系中，就需要医生的自律与完善的监督体制来防患权力的滥用。

与医生的专家权力相对应，使得医生必须扮演好学者角色。与奖赏权和参照权相对应，医生必须扮演好团队合作者角色。

**1. 学者角色** 作为合格的临床医生，医生的专家权力来源于良好的职业素质、娴熟的临床技能和较高的科研水平。医学科研和临床工作的联系在于：一个好的临床医生需要细致入微地观察疾病的发生、发展规律，患者病情的变化和对治疗的反应，这些科学思路与科研工作的要求和逻辑相一致，而通过科学化的临床工作所获得的信息能够为医学科研提供研究课题、研究素材等基础，更好地促进医学科研的发展；而科学研究者所具有的严谨思维、科学方法有助于将浩如烟海的临床资料纳入系统化管理，全面地收集信息，使得临床工作游刃有余，有的放矢，促进临床工作者透过现象把握本质。临床医生只有掌握了相应的科学研究知识，才会知道哪些临床资料是有价值的。从某种意义上说，临床医生所从事的诊断、治疗过程，就是临床研究过程。

为了扮演好学者角色，临床医生需要培养科研意识、科研思维、掌握基本的科研方法；培养创新意识，转变思维模式；还要塑造创新人格；敢于质疑，培养批判精神。

**2. 团队合作者角色**　由于现代医疗团队不仅包括一组同专业的人员在一起紧密地工作，还包括在不同领域有着不同专业和技能的医疗团队。更进一步地，医生还需要与患者、患者家属、健康专家、护士和医疗辅助人员等进行有效的协作，从而为患者提供优质医疗和服务。所以，医生需要扮演好团队合作者的角色。

在团队中，医生可能是领导者，也可能不是。但在一个采用合作模式的医疗团队中，医生需要先确认团队中的成员在不同环境下与自己的关系，然后才能有效利用团队中的成员们在相互作用、制约过程中形成的"团体动力"，发挥团队的效能和集体的动力，利用集体优势解决医学难题。在此过程中，医生一方面通过与其他医学专家的相互交往，发挥自身的优势，学习他人的长处。另一方面，与患者及其家属也可以建立相互信任的积极关系，从而发展奖赏权和参照权。

**3. 治疗者角色**　事实上，现代西方国家对医生"专家"（professionalism）角色的强调并不仅仅局限于医生的专业知识（expertise）、技能竞争性（technical competencies）和伦理常识（ethics）。医生更多地通过"治疗者"的角色艺术性地发挥作用，治疗者角色包含价值观、服务承诺、使命和建立适宜治疗关系的能力等许多有意义的方面，即使这些维度的内容与认知能力并未紧密挂钩。

**4. （四）健康促进者角色**　健康促进者（health advocate），是指医生有责任利用他们的专长和影响力去提高个人、团体和整个人群的健康水平。当扮演这个角色时，医生通过健康教育制度、促进健康的公共政策、健康服务系统等途径，去确认和减少健康危险因素（而不仅仅是病因），以维护和改善健康、提高人类生命质量。这是体现"生物—心理—社会—环境大医学模式"医生角色先进性的方面。

为了有效承担这一角色，医生不仅需要掌握健康教育和健康促进的基本理论和方法，如社会医学、行为医学、心理学、社会学、教育学等，还需要具体健康教育的规划设计、执行和评价的能力。当然，还需要具备开阔的眼界以能深切体会到这一角色的"功在千秋、利泽万代"的深刻意义。

**5. 管理者角色**　医生的管理者角色包括两个方面。第一，指医生在负责医疗工作的同时，参与相应的行政管理和人力资源管理工作（如担任科室主任、医院领导等），承担卫生服务管理者的角色，在医院的不同层级中承担资源生产、筹资和财务管理等工作，控制医疗卫生质量、合理分配医疗卫生资源。第二，主要指"以患者需要为导向"，采用系统、科学、循证的方法进行问题评估和做出临床决策，承担临床管理者的角色。

## 二、医生角色义务

不同的社会角色和职业角色有着不同的义务。医生的义务主要包括以下几个方面。

**1. 人道主义的义务**　医生在治疗疾病和抢救生命的时候，需要实行人道主义的义务，在涉及生死攸关的紧急情况，需要争分夺秒，不计工作时间和报酬，有时甚至可能会危及医生自身的健康，甚至是生命。这是医生行业所应该具备的基本素质。

**2. 告知义务**　医生有向患者如实告知其健康状况和病情的义务，包括患者的检查发现、病情严重程度、可能需要接受的治疗、医疗费用及病情的预后等。

**3. 为患者保密的义务**　医生不得在未经患者同意和授权的情况下向他人透露患者的个人

信息。在特殊的紧急情况下，如患者有自杀、攻击、恐吓他人行为，影响到社会公共安全或自身安全时，应首先告知患者的亲属，联系不到亲属时，应向相关部门报告。

**4. 健康教育的义务** 医生有义务对患者进行健康教育，解答和提供关于患者疾病的医学知识，指导患者的健康管理，促进康复。

**5. 为患者提供其他医学资源的义务** 医生有义务向患者提供获得进一步诊治的医疗信息资源，使患者不至于延误病情失去治疗的时机。

## 三、医生角色管理

医生这个职业在西方经历了职业化的过程，但医生的职业化权力受到政府、卫生保健组织、患者等群体的施压和监控。医生职业化的后果之一就是医生之间的配合像是"流水工作"，患者们感到越来越难以读懂这个分割的条块系统，患者的不满情绪也日积月累。虽然从现代化的历史脉络上来看，医生的角色是从"专家"逐渐向"治疗者"转变的，但在一些国家和地区，这两种角色是不断交互发展，不可分离。

在经济体制改革的影响下，"类市场化"的价值观不断涌现，受到医疗体制改革和人民迅猛增长的医疗服务需求的影响，中国的医生们不得不面临角色矛盾冲突的考验。在这种情况下，对自己的角色进行有效的印象管理，是培养医患双方的积极情绪、提高患者依从行为、以及医疗活动顺利开展的保障。对于医生角色的印象管理，既要注重与患者面对面的接触和沟通，又要善于通过网络、媒体等大众平台做好医患互动，提高信任，化解矛盾。为了建立利于医疗活动和医患沟通的角色形象，需要向患者传递让患者感到安全、信任、责任和智慧的信息，这样才能让患者放心地将生命托付给医生，成为患者及家属的健康承担者。

### （一）医患的社会心理学理论

**1. 确认社会角色** 根据符号互动论，在与对方互动的时候，需要将对方的行为置于整体的社会背景之中，才能更好地理解对方所扮演的社会角色的意味与行为的意义。要站在他人的角色立场去了解别人如何看待自己，才能有效地控制自己的社会行为并使别人感到满意。因此，医生需要换位思考，站在患者的角色立场去了解他们对自己的看法，才能为顺畅的医患互动奠定良好的基础。

**2. 刻板印象（stereotype）** 在人际交往过程中，根据职业和当下的社会形象对个体进行社会分类，将某种十分固定的负面评价放到对方身上，是经常发生的一种社会偏见，被称之为"刻板印象"。在这个时代的中国，由于各种原因，社会大众对医生形成了一种负面的刻板印象，往往认为医生为了生存，会将从患者身上攫取经济利益放在第一位，缺乏对医生"以患者为中心"的职业道德的信任。负面的刻板印象会引起态度和行为上的对立，具体到医患情景，经常发生的如情绪上的愤怒、厌恶，认知上将医生当做替罪羊，以及攻击行为等。为了缓解刻板印象，需要增加真诚友好的接触和沟通，淡化与消极刻板印象相关的角色特征、谋求与患者之间的合作关系、努力增加自己个性化的、与刻板印象不符合的表现。

### （二）正确应用媒体资源

公众对广义的健康以及全球健康的关注程度前所未有，随着互联网的蓬勃发展，这些关注也通过互联网进行跨领域、跨国界的爆炸性传播。为了营造良好的医患氛围，无论是传统新闻媒体，还是新媒体，都应该担负起社会责任，在报道医患事件时避免过度渲染患方权益受损。对医疗机构、医务人员的评价要力争公允、客观。以免放大医患矛盾，激化社会公众的不满情绪，影响社会和谐。

### （三）沟通技巧

**1. 语言** 语言分为口头语言、书面语言及肢体语言。不同语言的使用根据对象和场合而有所取舍，医生在医患沟通中对于语言的选择，一定要注意符合患者的文化背景。

（1）在向患者询问和收集病史、与患者协商诊疗方案、向患者告知病情和预后时，要发挥医生的参照权力，注意口头语的使用，要做到简练、清晰，通俗、易于理解，不要充满医学术语让患者费解。应用生动通俗的语言，形象的比喻，清晰的逻辑关系，与患者进行沟通，更容易达到沟通的目的。

（2）在教育患者时，要运用专家权力，医生使用的语言需要一定的职业化。尤其是在病历记录及医疗文书的书写，病情证明、会诊记录、医学鉴定等场合，要采用职业化的书面语言。

（3）医患双方目光、表情、姿势、动作等都传递着重要的信息，包括态度、情感、评价、价值等内容。因此，在与患者沟通时，也可以适当运用肢体语言，进行更好的表达与情绪沟通。

**2. 情绪/情感** 积极情绪或情感的社会功能主要与行为趋近系统相关，即驱动个体趋近可能出现的快乐或者奖励等。但消极情感是行为抑制系统的一个方面，主要功能是回避，即让个体远离可能出现的危险、痛苦或惩罚。因为行业的特点限制，导致患者的情绪往往都被疾病所影响，难以表现出安详和欣慰等与当下和过去相关的积极情绪。而诊疗是一个社会交往过程，如果医患双方的消极情绪体验大于积极情绪体验，势必会促进不信任、防御性心理、防御性医疗行为，而降低为战胜疾病而产生的积极动机和努力。所以，医患双方都应该努力保持积极情绪。

除此之外，医生还需要保持情绪的稳定性与共情的能力。比如能理解患者的痛苦，设身处地站在患者的角度理解患者的感受和需要，对患者提供情绪支持的能力，但不做情绪化的判断和决定。因此好医生除了好技术，还需要体现人文关怀和与患者的情感交流能力。

最后，还要注意对移情（transference）的处理。移情是患者无意识地将自己对亲人（父母、姐妹、兄弟、恋人等）的情感，如爱、憎、愤怒、依恋等指向医生或其他治疗者的情况，而反移情（counter transference）则是医生或其他治疗者将自己无意识的需要、欲望及亲密情感关系指向患者。医生需要知道发展职业以外的关系的后果并对此负责。

# 第三节 患者角色

早在1951年，帕森斯在《社会制度》中就用患者角色（sick role）的概念表明，患者不仅仅指患病的个体，患者应该被认为是一种社会角色。因为社会对患者有一种社会期望，并有一系列的制度和社会规范会强化这种社会期望。

## 一、患者角色概念

人们可能会觉得，在医疗健康领域，责任是医生、护士和医院的事情。事实并非如此。帕森斯提出的病人角色（同"患者角色"）的概念包括四个方面的问题，即患者免除其社会角色相关义务的边界条件、患者是否需要为患病承担责任、患者在患病之后的义务以及患者在疾病治疗和康复中的责任。具体分析如下。①相对于患者在正常状态下的社会角色所承担的义务，在其患病之后，可免除的程度需要视疾病的性质与严重程度而定。如医生为接受开胸手术后的患者开休假证明，但偶尔长青春痘的患者就无法免除相应义务。②一般来说，患者不需要为患病承担责任。因为患病一般不会是患者自己所希望的。患者自己也是疾病的受害者。但也有例外，比如服药自杀、故意地自残、已知自己患有传染病而故意传播等情况下，病人必须要负有相应责任。③社会功能的完好离不开每一个健康的个体，因此从满足社会需要来说，患者应该履行配合和接受治疗的义务，以早日痊愈。④患者的责任在于主动寻求医生的有效帮助，并在诊疗活动中积极配合医生的诊疗活动。为度过艰难的疾病状态而寻求他人的帮助也属于患者自己的责任，这些帮助包括可靠的技术支持和情感支持。

上述概念体现了进入患者角色后新的权利和义务关系的产生与变更。首先，患者可以不用为自己所患的疾病承担责任，某些正常义务还可以有条件地免除；同时，患病是不符合社会需要的状态，作为患者角色必须承担两个新的义务：一是想要努力康复，二是主动寻求技术上的帮助并积极与医生配合进行治疗。当然，任何理论都有其局限性。帕森斯的理论可能并不适用于当下社会中的一些变化，也没有明确规定患者需要承担的道德责任和法律义务，更没有涵盖有病不治、无病装病等奇葩现象。

患者对医生也具有权力。例如医生通过行医的过程，付出技术和劳动，患者对医生进行口头上的褒扬；而在一定的历史时期和文化下，还会进行物质上的褒奖，例如送匾额、送礼，这是"奖赏权"的范畴。如果患者对医生缺乏信任，在某些导火索被引燃的状况下，对医生进行攻击甚至于施以暴力，是患者自以为对医生拥有"惩罚"的权力。

## 二、患者角色的构成要素和特征

### （一）患者角色的构成要素

患者角色主要由 3 个要素构成。

（1）生理、心理和（或）精神上的异常变化。

（2）由于生理、心理和（或）精神上的异常变化，个体开始求医行为。

（3）在求医行为中产生的社会关系，包括与医疗机构之间的社会关系，或与医务人员之间的社会关系。

### （二）患者角色特征

当进入病人角色时，会产生一系列的改变，既包括原有社会角色的变化，也包括心理和行为方式上的变化。

**1. 原有社会角色退位**　由于个体所罹患疾病，其性质和病情可能相当严重，在这种情况下，患者所原有的社会角色不得不退居次要地位。因此，患者在健康状态下的工作责任和家庭义务被减轻甚至免除。当病情十分严重时，还有可能以病人角色作为其主要的社会角色。

**2. 自我控制力减弱**　随着疾病的发生、发展，病人躯体上的病痛、心理上的压力可能逐渐增大，从而导致病人出现内稳态失衡、情绪不稳定、缺乏理性等状况，尤其会造成自我控制力的减弱和独立能力的降低。患者可能会过度依赖身边的家属、朋友和医护人员。尤其是当他们对医护人员的言语行为达到过度敏感的程度时，很容易产生医患纠纷。

**3. 不确定感增强**　不同的疾病具有各自的特征。与疾病相关的不确定性问题很早被定义为"疾病不确定性"（illness uncertainty）。主要用来解释病人如何处理与疾病相关的刺激和明确相关的含义，属于认知范畴。病人的疾病不确定感主要来源于以下 4 方面：①不明确疾病的症状；②不明确复杂的治疗和护理；③缺乏与疾病的诊断和严重程度有关的信息；④不可预测疾病的过程和预后。根据以往研究，在患者中，有 50% 的患者都会产生较强烈的疾病不确定感。

**4. 求助动机增强**　痛苦的疾病状态促成患者的积极求医动机，患者会通过各种渠道去获得专业的医疗资源。一定程度的求助动机有利于诊疗活动的顺利进行，但是也要进行合理的疏导，避免求助动机过于强烈而滥用医疗资源。

**5. 康复动机强烈**　在疾病所带来的各种损伤和痛苦之下，病人会产生强烈的康复动机。康复动机有利于医患之间的有效合作。但此时，也要谨防不法分子利用患者或者患者家属的强烈康复希望进行诈骗。

**6. 人际合作愿望加强**　个体的社会身份转变为患者身份后，很快会意识到学会与医护人员、亲友以及其他患者之间密切合作。自身追求康复的愿望和他人的经验，都会促使患者人际合作的愿望较患病前显著增强。

### 三、患者角色的共性变化与管理

个体角色变为患者角色之后，会面临以下诸方面的变化：即角色行为缺失、角色行为冲突、角色行为减退、角色行为强化以及角色行为异常等。

**1. 角色行为缺失**　角色行为缺失是指个体未能成功地进入患者角色。主要包括两种情况。

（1）自知力丧失　是指即使已通过就诊作出确切的诊断，患者本人却否认自己有病或根本意识不到自己是患者。如精神病、重度痴呆、孤独症等疾病的患者。自知力丧失的患者更容易对社会、家庭或本人造成伤害，因此必要时需采用强制治疗和严密监控，以及进行长期训练。

（2）不愿承认患者角色　一些疾病或症状，如肥胖、血脂异常，会存在患者不愿意被插上这类标签的情况。对于这类患者，应向他们进行详细的、通俗易懂的解释，转变他们的态度。对他们的家属、工作单位、学校或所在组织团体的负责人也要进行相应解释，争取他们的配合，给予患者强有力的心理支持，并根据实际情况和有关政策，尽可能消除患者的偏见，帮助他们尽快适应角色。

**2. 角色行为冲突**　指的是患者角色与他们患病之前的社会角色发生冲突。人们在现实社会中所承担的社会角色是多元化的，包括家庭中的角色、工作中的角色、甚至是社会团体中的角色。患者之后，可能需要以当前的患者角色为主，其他社会角色退居从属地位。此时如果患者难以顺利完成不同角色之间的转变时，会对治疗和康复活动造成不利影响。因此，医务人员应通过健康教育，帮助患者转变认知，暂时淡化社会角色，配合医务人员完成诊疗活动。对于涉及其他社会角色的相关人员，可建议他们尽可能分担患者的日常工作、家务负担，使者专心治病。同时争取社会环境中其他人员的支持，避免过度关注和干预，保护患者利益。

**3. 角色行为减退**　即患者虽然进入患者角色，但由于强烈的其他角色（如家庭、工作中的角色）需要，患者不能兼顾自己的患者角色，比如带病工作，或者间断就诊，甚至放任病情恶化或者放弃治疗。

对此，医务人员除了对患者的责任感做出肯定之外，需要指出这种行为对患者的治疗和康复所带来的负面影响。尤其是需要指出因为短视所带来的恶性循环的可能性：不健康的状况下是很难有工作效率的，不仅带来生理上的痛苦，长远看来也不利于有质量的工作成果，这是一种对家庭、单位和社会不负责任的表现，会加重社会负担。

**4. 角色行为强化**　指的是患者因为患病所带来的缺乏自信、过度依赖的现象。患者留恋"病人角色"，甚至强化这一角色。他们往往喜欢把小病当成是大病，把大病当成是重病，把重病当成是病危。即使他们已经病愈，却霸占床位拒绝出院。这种心理的出现可能是各种原因造成的，比如患病后体力和工作能力下降、医院环境比原来的工作生活环境更好，贪图患病后所享受的精神和经济利益而不愿放弃等。

对此，医务人员应帮助他们树立信心，需要将病人的真实健康状况告知其家属、单位以及其他有关人员，争取社会支持，阻止患者继续从"患者角色"中攫取不当的精神或者经济利益。帮助他们完善正常社会功能，重新回归社会，恢复工作、学习和生活状况。如有必要，需要寻求心理医生的帮助和指导。

**5. 角色行为异常**　是指患者对自己所患的疾病有自知力，但由于饱受病痛折磨而出现不良情绪或心理状态，例如焦虑、抑郁、悲观或绝望，从而造成患者自暴自弃、不遵医嘱、攻击行为、离家出走、甚至自虐、自残和自杀等行为或行为倾向。

对于这类患者，医务人员应对他们予以心理疏导，并逐级上报，联合患者家属、亲友、同事密切关注其情绪状态变化。向专业部门寻求介入共同策应，帮助他们恢复正常。

总体而言，在患病之后，患者可能出现上述一系列生理、心理等方面的变化，导致生理、心理和行为异常。临床医务人员、患者家属以及社会各界应对病人角色变化有足够的认识，以帮助病人正确认识角色变化，及时转换角色。

## 本章小结

医患关系的本质是人际关系。反映了个体或者群体在寻求满足社会心理需要、事业需要和生活需要时的心理状态，与角色、信任等社会心理学概念密切相关。医患关系的模式是从"主动—被动"模式、"指导—合作"模式向"相互参与"不断发展的。不同的医患关系模式适用于不同的疾病类型和具体情境。但不论任何模式，医生在道德上都负有既定的义务与责任。由于中国社会有着与西方文化截然不同的关系界定和社会角色性质，"关系就医"模式经常见到。但对于这一模式的理解和看重，医患之间存在着认知差异。医生除了获得"专家权"，扮演好"学者"角色外，更要获得"参照权"，扮演好"治疗者"角色。在与同事和患者相处的过程中，还要扮演好"团队合作者"的角色。医生权威往往是双刃剑。作为合格的临床医生，医生的专家权力来源于良好的职业素质、娴熟的临床技能和较高的科研水平。但同时，也要更多地通过"治疗者"的角色艺术性地发挥作用，包含值得称道的价值观、服务承诺、使命和建立适宜治疗关系的能力等。最后，医生有责任利用他们的专长和影响力去提高个人、团体和整个人群的健康水平。并与同事和患者建立和谐的关系，进行团队合作。现代中国社会要求医生进行良好的形象管理，正确运用媒体资源、沟通技巧。在与患者沟通的各个不同阶段和不同场合，采用各种适宜的语言，调整情绪，进行良好的沟通。患者进入角色可能会遇见一些困难，如角色冲突、减退、过度强化和异常等，需要根据不同的情形进行适当处理。

## 思考题

1. 有哪些与患者角色相关的问题容易引起医疗纠纷？
2. 对于没能正确进入患者角色的患者，应该如何进行沟通？
3. 哪些心理学理论是与医生角色相关的？

（杨　芊　杨廷忠）

# 第九章　医学人际关系与沟通

学习要求

1. **掌握**　人际关系的概念、特点、规律。
2. **熟悉**　人际关系的建立与发展，医患关系建立的原则和沟通技巧。
3. **了解**　医患关系的影响因素和促进沟通的途径与方法。

## 第一节　人际关系概述

### 一、人际关系的概念

人际关系（interpersonal relationship）是指人与人之间通过直接交往形成的相互之间的情感联系。社会学家认为它是在社会交往过程中形成的、建立在个人情感基础上的、人与人之间相互吸引或相互排斥的关系；社会心理学家认为它是人与人之间在心理上的亲疏远近距离。行为科学家认为它是人与人之间的行为关系，具有一定的感情色彩，以喜欢、信赖、厌恶、仇恨等方式表达。人际关系包含三个层次的内容。

**1. 互动性**　人际关系存在于人与人之间的沟通交往中，它是人际沟通的实质，表现为人与人之间思想和行为的互动。

**2. 情意性**　人是有情感和意志的，因此人际关系是现实生活中有情感、有意志的人之间所形成的一种沟通关系，即人际关系中包含着丰富的情感和意志等因素。

**3. 社会性**　人际关系具有社会性，是人们进行社会交往的联结点。

### 二、人际关系的发展规律

人际关系存在于沟通过程中。沟通模式表明，沟通者和接收者之间构成了一组人际关系，并且借助于语言实现思想的互动。沟通者把自己的意图传达给对方，对方在接收之后很快获得理解，并把理解后的意见反馈给沟通者；沟通者在了解对方的意见后继续与对方进行思想互动。这样，人与人之间的沟通才能继续进行。人与人之间的关系是通过人们的思想互动和行为互动表现出来的。在互动过程中，通过了解和帮助双方产生某些感情，如同学感情、同事感情、父子感情等。这些感情是现实生活中人与人之间关系的凝结。人们通常用远近、亲密和疏远来形容人与人之间关系。因此，人与人之间感情的远近是衡量人际关系亲密程度的重要指标。

### 三、人际关系的作用

美国著名人际关系专家戴尔·卡耐基说过：一个成功的企业家只有15%是靠他的专业知识，而85%是要靠他的人际关系与领导能力。人际关系对我们每个人的职业发展都很重要，对从事疾病诊断和治疗的临床医学工作者来讲尤其重要。发展和建立恰当的人际关系有以下重要作用。

**1. 塑造自己** 良好的人际关系，是一个人心理健康发展、个性走向成熟的重要条件之一。改善人际关系可促进身心健康，对防治身心疾病也有很大的作用。良好的人际关系对塑造自己的良好心理、行为有重要帮助，从而能自立于社会。

**2. 控制环境** 良好的人际关系有利于人们建立和谐、融洽、友爱、团结的人际环境，能够使人们在工作中互相尊重、互相关照、互相体贴、互相帮助，充满友情和温暖。在这种人际环境中工作，会使人们感到心情舒畅愉快，促进身心健康。

**3. 提高效率** 在工作中建立良好的人际关系，可以摆脱自我中心倾向，学会与其他人协调一致，获得他人的支持和帮助，取得他人的认可，即使出现困难，也能够借助于周围人的关心、帮助顺利解决，从而极大地减轻工作压力。同时，与周围人保持良好的关系，还有利于形成内部比较融洽的群体气氛，增进群体的团结合作，便于发挥出群体的整体效能。这些都有利于提高工作效率。

## 四、人际关系理论

### （一）社会认知理论

**1. 社会认知的概念** 社会认知（social cognition）是个体对他人、自己及人际关系的心理状态、行为动机和意向作出的推测与判断的过程，包括感知、判断、推测和评价等一系列的心理活动过程。从社会心理学的研究角度，又可将社会认知称为社会知觉或人际知觉。社会认知包括对别人的了解认识、对自己和别人关系的认知、对别人和别人之间关系的认知，还可以包括自我认知。

**2. 社会认知的特征** 社会认知是人的社会行为的基础。作为一种特殊的社会心理过程，社会认知具有如下几个基本特性。

（1）知觉信息的选择性 在人际交往过程中，每个人的特征是多方面的，交往的对方并不会全部接受所有看到的信息，而是对信息进行加工，从而形成对他人的印象。通常情况下，某些特征更容易被选择，而且对其印象的形成起关键作用。心理学上将这种容易选择的个性品质称为中心特质，而将不容易选择的特质称为边缘特质。不同的社会文化环境，有不同的中心特质，因而会形成不同的人际知觉特征。

（2）社会认知的互动性 社会认知是认知者和被认知者之间的互动过程。认知者在获得信息时，被认知者会通过印象装饰来改变认知者对自己的印象。

（3）认知行为的一致性 社会认知是对一个人的特性所形成的印象知觉，它的特点是将认知对方作为一致性的认知对象来观察，而不是客观地从多角度来分析及判断。例如人对社会认知对象进行判断时，如果信息间相互存在矛盾时，通常人们会歪曲或重新组合来自外部的信息，以减少或消除不一致性，于是就形成了互不矛盾的一致印象。比如一个人不会被看作既是热情的又是冷淡的。

**3. 社会认知的偏差** 在人际交往中对一个人的认知受很多复杂因素的影响，如主观经验、环境、知识与文化背景等。这些因素往往会导致个体对他人的认识发生一些偏差，这些偏差一般具有一定的社会心理规律。

（1）首因效应 由美国心理学家洛钦斯首先提出，指交往双方形成的第一次印象对今后交往关系的影响，也即是"先入为主"带来的效果。虽然这些第一印象并非总是正确的，但却是最鲜明、最牢固的，并且决定着以后双方交往的进程。如果一个人在初次见面时给人留下良好的印象，那么人们就愿意和他接近，彼此也能较快地取得相互了解，并会影响人们对他以后一系列行为和表现的解释。反之，对于一个初次见面就引起对方反感的人，即使由于各种原因难以避免与之接触，人们也会对之很冷淡，在极端的情况下，甚至会在心理上和实际行为中与之产生对抗状态。

（2）近因效应　是指在人际沟通过程中，知觉对象最近给人留下的印象。例如，某人本来工作挺积极，表现很好，而最近工作出了差错，由于近因效应的作用，有些人容易只看到眼前的表现，对他作出表现差的评价。再如，一个平时表现一般的人，突然做了一件好事，有些人往往会对其刮目相看，并肯定他以往的一贯表现。这种人际知觉的一左一右，均是近因效应的典型表现。这种偏差的产生有两个条件：一是"近因"与"远因"相比，客观上对人的刺激要强一些，给人留下的印象清晰，会冲淡过去所获得的有关印象。二是从主观上说，接受刺激的主体在已有的生活体验中，对特有的"近因"看得比较重，接受这种"近因"刺激的灵敏度比较高。近因效应往往掩盖甚至否定对一个人的一贯了解，从而影响对他人的全面认识。所以，在对他人认知时，不能只看一时一事，而要历史地、全面地看，这样才能清除由于近因效应产生的认知偏差。

（3）晕轮效应　是指在他人的某种特殊表现突出时，印象深刻，由此引起对其他特征的忽视，从而产生以点概面的现象。这种情况犹如大风前的月晕逐步扩散，形成一个更大的光环，故称之为晕轮效应，也叫光环效应。美国心理学家阿希曾做过一个试验：他给被试者一张列有五种品质的表格（聪明、灵巧、勤奋、坚定、热情），要求被试者想象一个具有五种品质的人，结果被试者普遍把具有这五种品质的人想象为一个友善的人。然而，他把这张表格中的"热情"换为"冷酷"。再要求被试者根据这五种品质（聪明、灵巧、勤奋、坚定、冷酷）想象出一个适合的人时，却发现被试者普遍推翻了原来的形象，而产生了一个完全不同的形象。阿希的试验揭示了人际知觉中的一种普遍的心理现象：如果认识到一个人具有某种突出的优点，就认为其他方面都好，这个人就被一种积极肯定的光环笼罩，即"以俊遮丑"；相反，如果认识到一个人具有某种突出的缺点，这个人就被一种消极否定的光环笼罩，认为其他方面都不好，即"以丑遮俊"。晕轮效应的产生是由于某一品质的信息量大，其他品质的信息量小，导致刺激强弱程度不同造成的。这种心理效应的危害是一叶障目，以偏概全。

（4）社会刻板印象　对各类人持有的一套固定的看法，并以此作为判断评价其人格的依据，称为社会刻板印象。在认知他人、形成有关他人印象的过程中，由于各种环境因素，很容易发生这样或那样的认知偏差。如果这种偏差发生在对一类人或一群人的认知中，就会产生社会刻板印象。

（5）投射效应　是指在人际交往中，总是假设他人与自己有着相同特性的倾向，即把自己的特性投射到其他人身上，所谓"以小人之心，度君子之腹"，反映的就是投射效应的一个侧面。

**（二）心理方位理论**

**1. 心理方位的概念**　心理方位是人际交往的双方在互动过程中产生的心理上的主导性及权威性的程度，是评价及衡量人际关系的基本指标之一。心理方位主要包括两种情况：一是心理差位关系，二是心理等位关系。比如甲乙两人发生互动关系时，他们在心理上分别处于上、下位，那么处在心理上位的一方在人际交往中的主导性和权威性，则明显地高于处在心理下位的另一方，此时两人的心理方位关系就称之为心理差位关系。如师生关系、主雇关系、父子关系等。若两人发生互动关系时，彼此之间没有心理上下位之分，两人的心理方位关系称为心理等位关系。如朋友、邻居、同事关系等。

**2. 心理方位的基本类型**　心理方位按照其确定方式分为法定权威型和精神权威型；按照其表现形式分为外显型心理方位和内隐型心理方位，按照其确定时间分为始定型心理方位和渐定型心理方位。此处着重介绍法定权威型和精神权威型。

（1）法定权威型　即确定交往双方心理方位关系的因素是社会地位或角色关系，是外因性的，但不一定得到对方的心理认可。如两人同等学历，甲成为乙的上司是由主管部门的任命，不能得到乙的内心认可，乙虽然表面上必须服从甲的领导，实际上却做不到对甲心服口服。

（2）精神权威型　即交往双方的心理方位关系的确定来自于双方心理上的共同认可，是一种内在的认可关系。这种关系一般与社会地位及角色不一定具有完全对等的关系，是交往双方在彼此完全了解之后，从内心服从这种人际关系。如一个德高望重的师长和他的学生之间建立了深厚的感情，他的学生对他会表里如一地敬重和遵从。

### （三）心理距离理论

**1. 心理距离的概念**　心理距离是指两个社会角色因情感亲疏程度而表现出的人际间的心理距离的变化。心理距离存在于人类生活的各个方面，从物质存在形式看，体现为时间距离和空间距离；从人文社会特征看，体现为社会距离和心理距离。在大众传播中，心理距离存在于传播者与受众、传播者与被反映对象等多个方面，它是构建传受关系的基础。正确认识和把握心理距离，是形成和谐的人际关系、实现理想人际效果的条件。

**2. 心理距离的规律**　通过对人际关系心理距离的分析和描述，无论其远近，人际间的亲密或隔阂都必然遵循着一定的规律。

（1）双向距离的可能不等值律　这个规律是指，人际个体互动时所产生的心理距离大多可能是非等值的这样一条符合现实的规律。心理距离的不等值要求在进行人际交往过程中，一定要注意保持人际交往中的心理平衡，千万不要对人际关系中的心理距离强求一致，并且能够宽容对方，才可能减少人际冲突的挫折，才能得到良好的人际效果。

（2）认知距离与实际距离的可能不等值律　认知距离是指人们对人际关系距离的社会认知。具体讲就是人们对于自己交往的对象的人际行为进行判断推测时，往往根据自己的经验与体会，来确定他人与自己的心理距离，常常无法摆脱"以己度人"的主观倾向。特别是在一些复杂的情况下这些主观的推测与判断总不免与实际状况存有偏差。

（3）基础距离与即时距离的可能不等值律　基础距离是人际双方在长期交往过程中所形成的心理距离。即时距离是双方在某一时刻或某一特定人际互动过程中产生的心理距离。也可以认为，任何一种人际结构中都共存着"基础距离"和"即时距离"。一般来说，即时距离服从基础距离，基础距离越近，即时距离的调节越迅速。但若在一段时间内有连续、多发的即时距离增大，也会影响原有的基础距离。

### （四）人际吸引理论

**1. 人际吸引的概念**　人际吸引（interpersonal attraction）也称为人际魅力，是人与人之间产生的彼此注意、欣赏、倾慕等心理上的好感，从而促进人之人之间的接近以建立感情的过程。人际交往是社会行为的基本形式，是人际关系产生的基础。而人际吸引是人际交往的第一步。

**2. 人际吸引的规律**

（1）相近吸引　地理上与空间上距离的邻近使人们有了经常交往及互动的机会，这样既增加了人们之间感情的交流与联系，也加深了相互之间的熟悉程度。

（2）相似吸引　以人们彼此之间的某些相似或一致性特征为基础的吸引。心理学家贝尔勒（Byrne D.）1961 年的研究发现，在人们对他人不了解的情况下，观念及态度是否一致，高度决定了人们对他人的喜爱程度。

（3）相补吸引　当交往双方的需要和对对方的期望成为互补关系时，就会产生强烈的吸引力。互补吸引实际上是一种需要的相互满足，当两个人可以以互补的方式满足对方的需要时，会形成良好的人际关系。

（4）相悦吸引　相悦是指人际关系中能够使人感受到精神及心理上的愉快及满足的感觉。双方在心理上的接近与相互肯定，从而减少了人际交往时的摩擦与冲突，这种相互之间的赞同与接纳，是彼此间建立良好人际关系的前提。

（5）仪表吸引　仪表包含先天及后天获得性素质两个方面。如身材及容貌属于先天性素质，而衣着、打扮、风度、气质则与后天的教养、文化及知识层次有关。

（6）才能吸引　敬仰性吸引是才能吸引的典型例证，这种吸引关系一般是单方面的对某人的某种特征的敬慕而产生的人际关系。如有才能的领袖、演技精湛的演员等。

（7）个性品质吸引　一般情况下个性品质具有无与伦比的吸引力，而且这种吸引力不仅持久而且稳定，对人际关系的影响深刻。如女性吸引人的个性品质是温柔、体贴、富有同情心、开朗、活泼等。

# 第二节　医疗人际关系

医疗服务作为一种社会实践活动，存在着大量的人际交往，表现为多种形式的人际关系，包括服务机构内部及其与外部有关的组织、患者、家庭等关系，其中最重要的是医患关系。医患关系是主要的医疗人际关系之一。早在现代医学出现之前，人们就已经认识到医患关系的重要性。医患关系的重要作用在于其与疾病的诊断、治疗和转归有着密切的联系。良好的医患关系能提高患者对医疗活动的依从性和患者满意度，增加其对医务人员的信任度，提高战胜疾病的信心，有利于疾病的治疗和康复。

## 一、医患关系概述

### （一）医患关系的概念

医患关系（doctor – patient relationship）是人际关系的一种，是人际关系在医疗情境中的一种具体化形式。著名的医史学家西格里斯曾说过："每一个医学行动始终涉及两类当事人：医师和病员，或者更广泛地说，医学团体和社会，医学无非是这两群人之间多方面的关系。

狭义的医患关系就是指医生与患者之间维护和促进健康而建立的一种人际关系。广义的医患关系是指以医生为中心的群体与以患者为中心的群体之间为维护和促进健康而建立起来的一种人际关系。所谓"医"是指为人们提供医疗卫生保健服务的整个群体，包括医生、护士、医技人员、卫生管理人员等。所谓"患"首先是指来就诊的患者及其相关的人，如家属、亲戚、朋友、监护人、同事等；其次是指来求医的患者，也包括虽然健康但为了预防疾病、促进健康而要求咨询、体检或采取各种预防措施的人。因此，医患关系更社会化的定义是指整个医疗卫生系统与社会之间的互动关系。

### （二）构建良好医患关系的意义

良好的医患关系是诊疗活动的润滑剂，可增进医患之间的相互了解，缩小医患双方的心理距离，有助于临床诊疗活动的顺利进行。

对患方来讲，良好的医患关系可以减轻患者因疾病所造成的心理应激，增强患者对医生的信任感和安全感，提高患者的遵医率；良好的医患关系本身就具有心理治疗的作用，它为患者带来愉悦的情绪反应，有利于疾病的治疗。

对医生来说，良好的医患关系使医疗活动充满生气，医疗人员能从中获得更多的心理满足，从而有益于保持与增进医护人员的心理健康。

对医疗工作来讲，良好的医患关系有利于医疗工作的顺利进行。医患关系的稳定、和谐使医生与患者之间能保持及时的信息交流，以诊断为例，如果医患之间没有充分的信息交流，医生就难以收集到完整、准确地病史资料。尽管现代医院拥有大量高、精、尖的医疗设备和技术，但如果没有患者及家属的配合，它们也难以发挥自身的作用。再以治疗为例，患者遵从医嘱是治疗成功的关键，而患者的依从性与医患关系的好坏有着密切的联系；此外，疾病的防治往往涉及改变患者的生活习惯，如果没有患者的配合则难以获得预期的效果。

## 二、医患关系的模式

医患关系模式是医学模式在人际关系中的具体体现。常见的医患关系模式包括维奇模式、布朗斯坦模式和萨斯－荷伦德模式，其中萨斯－荷伦德模式已被医学界广泛接受，被称为"技术性"医患关系，有三种基本模式，对医疗效果起着重要作用，具体内容如下所述。

**1. 主动－被动型**　这种传统的医患关系长期以来占据主要地位。医生完全处于主动地位，患者完全被动服从，医师的权威性不受任何怀疑，病员不会提出任何异议。这种医患关系淡化了患者的地位，消弱了患者的权利，不能适应医学模式的转变及健康观念的变化，更不能促进医患关系健康向前发展，仅适用于全依赖型诊疗活动中，如昏迷、全身麻醉后、休克患者及婴幼儿等，但是对此类患者应有更强的责任感和同情心。

**2. 指导－合作型**　这是一种现代医学实践中医患关系模型，医患间存在相互作用，这种使使者由"被动"变为"自愿"的模式比前一种模式有所进步。适用于清醒、有感觉和自我意志的患者，患者主动寻求医生帮助而且愿将医生置于权威地位，医生的意见受到尊重，病人可提出疑问并寻求解释。这是目前大多数人心目中理想的医患模式，但从总体上说医患的权利是不平等的。

**3. 共同参与型**　此型医患关系中，医生和患者有近似相等的权利和地位。此模式中患者的独立性更强，医患关系是双向的，双方处于平等的地位，有着治好疾病的共同愿望和积极性，医师的意见常常涉及病员的行为生活习惯和人际关系的调整。患者不仅主动配合，而且可参与医疗决定与实施，有一定的自我诊治能力，从而达到心理上、社会适应上完好状态。

## 三、医患关系的影响因素

现代医学模式影响下形成的医患关系越来越强调患者的权利与地位，医患之间越来越体现出双向、平等的朋友式医患关系。因此一般人际关系发展理论对良好医患关系的建立也有重要的指导作用。下面首先谈一下一般人际关系建立与发展的影响因素。

### （一）人际关系建立与发展的影响因素

人际关系的建立与发展是一个动态过程，一般认为，影响人际关系深入发展的因素有以下三个方面。

**1. 个性品质**　个性品质是影响人际关系建立和发展相对稳定的重要因素。社会心理学研究表明，个体的个性品质时刻对人们的交往发生深刻的影响。社会心理学家安得森曾经系统地研究了个性品质对人际关系的影响问题，他的研究揭示了最积极的品质（如真诚、诚实、真实等）、中间品质（如固执、刻板、大胆等）和最消极的品质（古怪、不友好、敌意等）三种个性品质。积极的品质会对人际关系产生积极的影响，消极的品质会对人际关系产生消极的影响。

**2. 自我意识水平**　所谓自我意识，是指一个人对自身社会形象、身心状态和人际关系状况的判断。自我意识水平低，是人际关系不良的主要障碍之一。主要表现在两方面：一方面是缺乏对自己的准确评价；另一方面是缺乏对他人行为举止的准确理解和判断的能力。常见的自我评价过高和自我评价过低都会对人际关系造成障碍。

**3. 社会技能**　社会技能是指个体在特定的社会情境中，运用已有的社会知识经验与他人进行恰当而有效的社会交往，并实现互动目标的活动方式。社会技能包括：与他人交往的行为，如接受权威、谈话技巧、合作行为；与自我有关的行为，如情感表达、道德行为、对自我的积极态度；与任务有关的行为：参与行为、任务的完成、遵循指导等。社会技能是建立良好人际关系的手段和方法，是形成良好人际关系必不可少的条件。善于应用社会技能，会促进人际关系的发展；而如果缺乏社会技能，就会阻碍人际关系的发展。

**（二）医患关系的影响因素**

近年来，在"看病难、看病贵"的呼声中，医患矛盾和医患纠纷逐渐加剧，医患关系日益紧张，影响了卫生事业的良性发展。那么良好医患关系的建立和发展到底受哪些因素的影响？医患关系是建立在一定的社会、文化、经济、伦理道德基础之上的，医患关系明显受这些因素的影响。除此之外，医、患双方的因素也有重要影响。

**1. 社会因素**　社会因素是影响医患关系发展的非直接因素，却引导和决定着医患关系的发展方向和模式。在卫生服务领域内过度市场化的卫生政策，导致公立医院的公益性下降，医院关注经济效益胜于关注社会效益，再加上一段时期药品流通领域比较混乱，导致药价虚高引发看病贵的问题，医疗行业在公众心目中的形象整体下滑，使社会对医疗卫生系统产生信任危机，成为影响医患关系的根本原因。

**2. 医学的特殊性**　医学服务于人的生命与健康，具有技术含量高、风险性高，对准确性的要求比较高，但由于发展的局限性，目前还有许多未知的领域需要通过临床实践不断探索、总结，医务人员很难全面认识每个患者与疾病相关的所有状况，也不可能预知患者可能会出现的还未被认识的病症。医学未知性和要求精确性之间的矛盾影响了医患沟通中的信息交流，医患沟通中存在很多无法全面告知患方的情况，一旦出现难以预料的后果，患者与家属不理解，就可能导致医患关系恶化，引发医疗纠纷。

**3. 医方因素**　医方对医患关系有直接影响。在医疗市场化过程中，医方被推向市场，朴素的施治与被治行为演变为经济行为，朴素的医患关系退化为经济关系。经济利益使得医学原本的道德利他主义和患者至上的原则难以坚守，医院规模不断扩张，收入不断增加，患者诊治疾病的成本和疾病经济负担不断加重。而医学人文素质教育不足，在医患接触中缺乏对患者应有的尊重、同情和关爱，导致患者就医体验不佳。除了上述客观因素之外，医务人员的自身修养也会影响医患关系。

（1）不注重医患沟通　很多医务人员仍然习惯于在信息不对称的方式下开展医疗服务工作，将医患关系视为主动－被动型的关系，觉得患者是来求医的，缺乏服务意识，有"居高临下"的思想。医务人员认为患者只能被动地听从指令，而忽视患者的心理和情感需求，不重视倾听患者的诉说和提问。他们没有认识到医患沟通可以通过影响患者的心理因素，从而影响疾病的康复，影响医患关系。这样会导致医疗实践中医患之间缺乏信息交流，医患沟通不顺畅。

（2）缺乏人文素养和沟通技巧　医学的服务对象是人，医学本身蕴涵着丰富的人文精神，医学与人文融为一体才能更有效地为人类服务。医学人文精神强调尊重患者的情感世界，尊重患者意愿。由于一些医务人员缺乏人文精神，人文知识贫乏，对患者没有同情心，缺乏关怀、关爱，在医患沟通中不能敏锐地觉察和尊重患者的心理感受，不会根据患方的情绪、表情、心理反应，运用不同的语言和非语言的沟通方式使患者获得精神、心理的慰藉和改善，从而影响了医患沟通的效果。

（3）业务知识水平不高　医患沟通中医务人员需要丰富的医学知识和经验，而医疗实践中有的医务人员业务知识水平却不高。由于医学业务知识和经验的限制，沟通中难以全面详尽地介绍诊疗情况、告知患病风险和预后，难以说清要说明的问题，也不能较好地解答患方提出的疑问。这样医方就难以取得患方的信任，导致医患沟通不良，进而影响医患关系，医疗过程中一旦出现不满意后果，极易引发医疗纠纷。

（4）医德医风修养不高　医务人员不注重良好医德医风的培养，工作中索要红包、吃回扣，部分医疗机构不合理用药、滥施检查、不合理收费等，使医疗机构和医务人员的形象严重受损，在群众中留下了不良的印象，部分患者及家属由此对医疗机构、医务人员抱有成见，影响了医患沟通效果。

在新的医学模式影响下，医务人员一方面应该提升职业道德水平和职业素养，转变医学模式观念、提升服务能力、减少医疗过失；另一方面，应注重培养自己优秀的人格特征、人际交往能力和个人品质，转变服务态度，增强与患者的了解与沟通，提高患方的服务满意度。

**4. 患方因素**　患方对医患关系的形成与发展有直接影响。患方自身的认知、态度和服务期望也会影响医患关系的发展。

（1）患方的健康意识与维权意识不断增强　近年来，随着社会主义市场经济的快速发展和医疗卫生体制改革的不断深入，常常以消费者的角色对医院提出较高层次的服务要求，患方的健康意识和维权意识的不断增强，这符合事物发展的客观规律，是社会文明进步的体现。但是患方常常因为对医疗过程缺乏专业性了解和认识，再加上沟通不足，很容易将医疗过程中出现的不满意转化为对医疗机构及医务人员的质疑而引发医疗争议。

（2）患方对医疗工作的特殊性缺乏应有的认同　绝大多数患者及家属对医学专业的了解带有片面性，普遍存在对医疗服务期望值过高的现象，然而，医学能够彻底解决的健康问题还相当有限，医患之间常常由于沟通不彻底，使得双方对疾病本身及其预后的认识难以达成一致，是导致医患关系紧张的重要原因之一。这种认识上的固有缺陷也成为医疗纠纷的导火索。患方对医疗工作缺乏必要的理解与宽容，在期望值过高的情况下一旦出现治疗效果不满意，便会造成医患关系紧张。另一方面，如果患方同时面临疾病和经济的双重损失，往往会进一步加剧医患关系的紧张程度。此时患方更容易对医方产生信任危机，将不良的疾病后果容易归因于医生赚了"黑心钱"所致。另外，目前社会上的职业医闹现象，迎合了患者预后欠佳时希望得到补偿的心理，同时也使得医方进一步加剧了对患者的提防，医患之间的不理解和隔阂日益加深，影响了医患关系的良性发展。

总之，患者对自身疾病的认识水平、文化修养、就医目的、对医疗服务的要求、心理状态、患病体验和对治疗结果的满意度都会影响医患关系。

此外，医学科学技术发展水平和医疗管理因素也是影响医患关系的重要因素。如医学观念、医学方法论、医疗技术水平、仪器设备应用等医疗设置的合理性；医疗资源的可用性和可得性；医疗机构的服务与管理程序；管理制度与监督制度的完善程度；收费的合理性与监督机制都可以在一定程度上影响医患关系的构建与发展。

## 四、如何建立和谐的医患关系

**1. 正确处理医患双方的权利和义务**　首先，患者应享有一定的独立和自愿的决定权利。我国《民法》规定"公民有生命健康权""享有名誉权，公民的人格等受法律保护"。因而可以看出，第一，公民的人格和维护生命健康的要求必须受到医务人员的尊重；第二，公民对自身的生命健康有最终的决定权。但人是社会的人，患者的权利不可能脱离一定的社会条件和社会所能提供的医疗可能而单独的存在和实现。其次，在医疗活动中，医生亦是具有一定的独立的、自主的权利，如采用何种方法治疗，动不动手术，服用何种药物等，患者虽然可以对疾病的诊治提出各种参考意见，但这些不能干预和代替医生根据医学科学作出的决定，医生权利的这种独立性是由医疗职业特点所决定的。但医生的这种权利正受到来自患者的严峻挑战，主要表现为：①随着现代社会的发展，人们的文化素养普遍提高，医患双方的医学知识差距正在缩小；②由于医疗风险和利益驱动而导致对医生的不信任，使患者不再轻易地把自己完全托付给医生；③患者的自主意识增强，对自身的健康更加关注，认为应对自己的健康负责。

如何处理患者与医生的权利冲突，有以下三种方式：第一，强制的方式，虽然不适合当今社会。第二，情感方式，它以人的自主和自愿为前提。要求通过人情的感化和感情的沟通处理各种复杂的人际关系，有利于避免因情感对立而矛盾激化，但易滋生主观随意性。第三，契约的方式，契约的表现形式是各种各样的，有文字契约，口头契约和示意契约，由于文字契约具有长久准确、稳定，便于查找、核对等特征，在医学上有广泛的应用前景和价值。

**2. 加强医德建设，提高医疗质量，实现"以患者为中心"的新医疗模式** 首先要求医务人员树立正确地人生观和价值观，正确处理医患关系，提高奉献精神。其次要自觉磨炼意志，不断总结经验、教训，使技术精益求精，把高尚的医德情操和精湛的医疗技术交融在一起。同时还必须建立"以患者为中心"的新医疗模式，坚持把患者放在"中心"位置，想想者所想，急患者所急，积极创造条件，尽可能地满足患者生理、心理、环境生活等全方位、最大限度的需求。

**3. 给患者以庄重、可亲的印象** 在医患交往中，医务人员留给患者的第一印象如何，将在一定程度上影响到今后医患的相互关系。医务人员的服饰、发型、神态、举止端庄、朴实、整洁、稳重，给人以可敬、可信、可亲的形象，患者就会感到可以亲近、值得信赖，有一种安全感。这不仅有助于建立良好的医患关系，而且也有利于诊疗活动的顺利进行。

**4. 良好的服务态度** 医务人员对患者的态度、情感表露是交往技巧的重要组成部分。在与患者的交往中，医务人员发自内心的深切同情、理解会通过言谈举止自然地流露出来，给患者以温暖和支持。当然，这种同情、理解和关心必须以良好的职业道德为基础，否则就难以维持长久。从某种意义上讲，医务人员对患者的基本态度是与患者交往能否取得成效的关键。

**5. 在积极交谈中建立和谐的医患关系** 医患关系首先是语言的关系，它是一种双向语言交流，在这一交流过程中医患关系双方各自承担不同的角色，在相互融合中完成交流沟通。医生要完成诊治任务，就必须认真倾听患者的主诉，善于提问。这就要求医生有丰富的自然和社会科学知识、合作处世方面的技巧，还需要有真诚、耐心、理解、同情，才能进入患者的内心世界，使患者敞开心扉、畅所欲言。在建立和谐气氛的同时，准确了解病情，达到正确诊断和治疗的目的。

医患间的交谈是医患交往的主要方式之一，其内容和形式也是多种多样的，根据不同的患者，不同的谈话内容，采用不同的交流方式对取得医患间交往的成效是至关重要的。在注意交谈方式的同时，还必须注意交谈的语言内容，具体说就是：①语言因人因病而异。对不同职业、不同文化程度的人，或有不同疾病的人，谈话内容应有所不同，有所选择；②语言因事因情而异。针对患者的不同情况，不同情绪，应选择不同的交谈内容，如情绪低者设法开导，情绪激动者应设法加以稳定；③语言因时因地而异。根据交谈的次数、时间长短，确定交谈的内容，如第一次问病史应细致、全面，以后交谈时则可以进一步了解患者的心理状态及其他情况。

# 第三节 医患沟通

为了建立良好的医患关系，给患者一个和谐的就医环境，在医疗过程中医患之间的沟通显得尤为重要，那么什么是医患沟通？如何进行有效的医患沟通是我们需要深入研究探讨的问题。

## 一、医患沟通

**1. 沟通** 即："用任何方法彼此交换信息"。多数学者认为，沟通是"某个人传递刺激

（通常是语言的）以影响另一个人行为的过程"。沟通具有信息共享的性质，又具有通过运用信息影响他人的性质。沟通过程中，不仅传递信息，还传递我们的情感、价值取向、意见观点等。所以沟通是指为了设定的目标，在个人或群体间传播信息、思想和情感的过程。

**2. 医患沟通** 医患沟通指医务人员为了促进、维护患者健康，提高患者生活质量，在医疗服务全过程中与患者及其家属不断交换信息，达成共识，制订并实施适合患者个体需要的医疗护理方案。

**3. 医患沟通的重要性** 医患沟通的重要性体现在以下几个方面。

（1）加强医患沟通是顺应现代医学模式转变的需要 现代医学模式是生物—心理—社会医学模式，要求构建一种新型的医患关系，医疗活动逐渐以诊疗为中心转变为以患者为中心。医患关系演变为医患"共同参与型"，这种新型的医患关系，把医生和患者置于平等地位，要求医方在提供医疗服务的同时，必须尊重患者，平等相待。这就要求医务人员既要重视生物、遗传等致病因素对患者健康的损害，又要重视心理、社会因素对患者健康的损害，真正做到以患者为中心，而医患双方的沟通与交流是实现这一目标的基础。

（2）加强医患沟通是提高医疗服务质量的需要 在医疗服务工作中，坚持以患者为中心，提供人性化服务，真正做到尊重患者、关爱患者、服务患者，代表了广大患者的利益，是提升患者满意度和医疗服务质量的需要。医务人员加强与患者的沟通交流，时时体现对患者的细心、耐心、关心和爱心，处处体现对患者的人性化服务，是医疗服务发展的必然趋势，也是医疗服务工作中不可缺少的。把人性化服务落实到为患者提供优质服务中，体现在医疗服务的流程中，期间进行良好的医患沟通可促进医疗服务质量的提升。

（3）加强医患沟通是医学科学发展的要求 医学科学是一门实践性强、风险性高的学科。在生命过程和许多疾病中，还有很多东西没有被人类完全认识，有的虽已认识但没有行之有效的解决方法。医学科学的发展，有赖于广大医务工作者的不断探索、不断总结、不断提高，同时也非常需要广大患者的支持和配合。

（4）加强医患沟通是患者及家属的需要 患者到医院看病，希望与医务人员进行平等交流，获得尊重，享有充分的知情权。如果对自己的病情不明白，就不容易理解医疗方案，也可能因此而产生矛盾。医务人员如能告之真实病情，就能赢得患者的配合及家属的支持，使治疗取得更好的效果。

## 二、医患沟通原则

### （一）提倡患者至上原则

无论是医疗、护理还是后勤人员，其服务对象都是患者，患者的利益是医院首先要考虑的。为增进医患沟通，构建和谐医患关系，广大医护人员应真正树立起"全心全意为人民服务，一切以患者为中心"的服务理念，关爱每一位患者。

### （二）积极、主动服务原则

主动是沟通的首要原则，因此要主动与患者沟通，面对紧急情况时尤需如此。医院应主动积极地做好服务工作，与患者交流各种有用信息，尤其需要提前将医疗过程中可能出现的各种情况，包括已经发生的情况和可能发生的情况及时告知患方，而不是被动地等待询问。只有大家提高和增强了对服务的认识，激发在服务过程中的主动性，才能减少因沟通不当而引发的医疗纠纷。

### （三）通俗化原则

医患双方对医疗信息掌握不平衡，法律要求医生在进行诊疗活动时必须就有关重要信息向患者解释说明，但是医学是一个具有很强专业性的学科，医生作为专业人员，掌握大量的专业词汇，如何用简单易懂的词语向普通患者解释清楚目前的病情或者治疗方案，有时是一个棘手的问题。而患者一般都是用感受来表述自己的病情，比如"头痛"、"肚子痛"等身体感觉。医学哲学家图姆斯在《病患的意义》这本书中写到："和医生讨论我的病情已经使我经常的感到，我们似乎在谈论不同的事物，目的也不同，双方从未完全相互理解。这种相互交流的无效多半并不是因为漫不经心或迟钝，而是由于双方对疾病的性质和看法的根本性分歧。与其说疾病代表我们之间一个共有的事实，还不如说代表着两种截然不同性质的现实，它对一方的重要性和特殊性的意义有别于另一方"。如果医生专业术语使用过多或是使用过于专业化的医学术语和专业词汇，会使患者困惑不解。产生交流障碍，甚至误解，影响相互之间的沟通与交流，为护患纠纷埋下隐患。

在医患沟通中要将医疗专业知识通俗化，要以患者听懂、了解、知情为目的，医疗信息的传递要努力让患者理解、认同医疗过程，避免空话、套话。另外，对不同患者，可依据其知识水平采取不同的谈话技巧。住院患者由于在文化水平、专业知识上与医护人员相比存在着较大差别，在进行医患沟通时避免过多使用对方不易听懂的专业术语。

### （四）尊重原则

尊重患者是进行良好医患沟通的基础。尊重患者就是尊重患者的权利，尊重患者的知情权，维护患者的人格尊严和保护患者的隐私权。在这基础上包容患者家属的心理、语言、个性、习惯。表达尊重主要体现在对患者的关注、倾听和适当的共鸣。医务人员要站在患者的角度和立场考虑问题，想患者所想、急患者所急。有损于患者人格、尊严的事不做；有损于患者人格、尊严的话不讲；保护患者隐私，不拿患者的生理缺陷开玩笑；尊重患者的正当权利和意见，不轻易否定患者的意见，不要将自己的观点和想法强加给患者，以取得患者的信任。作为医务人员应该明白我们和患者是平等的，自己比患者多的仅仅是专业知识和技能，尊重和理解是态度而不是一种技能。从患者角度看，只有医务人员真正关心患者的痛苦，真正了解患者的心情，真诚的态度才会从他们的交谈话语、姿态、动作、眼神和表情中流露出来，使患者感到自在和舒适。避免使用刺激对方情绪的语气、语调、语句，避免压抑对方情绪，刻意改变对方的观点。

### （五）真诚原则

在与患者的沟通中，态度要诚恳，要真诚地表达对患者的关心，希望为患者寻求最佳的治疗和处理方法，制订治疗方案要站在患者的角度考虑，以最小的付出达到最大的治疗效果，让患者及其家属充分体会到医疗机构及医务人员的诚意。同时要积极的聆听，只有当你认真、耐心地聆听完患者的诉说后，你才能准确地判断疾病的发展过程，才能做出明确的诊断。积极耐心聆听患者的诉说，对于患者心理上来说也是一种释放和安慰。所以我们应该在日常的工作中除了是一名医生外，也是一名耐心的聆听者，在聆听中正确引导患者去讲出与疾病相关的重要的内容，显现出自己真诚的态度。

### （六）详尽原则

急诊科是抢救急、危、重症患者的主要场所，医务人员多重视抢救措施的及时实施和有效性，易忽略详尽告知的原则，导致患者及家属对急诊科医务人员的不满，因此，详尽告知的原则尤为重要。在与患者或家属沟通时，要将医疗过程中可能发生的情况，如医疗行为的效果、疾病的转归、相关并发症、药物的不良反应及医疗措施的局限性和危险性等情况，尽可能详尽地告知患方，让其有心理准备，防止因事先告之不详或不予告知，导致治疗过程中出现一些患者不能理解的问题而引发医疗纠纷。患者及家属在了解了疾病情况后，与医务人员共同制订医疗、护理方案，医患之间才能达到真正的和谐关系。某些医务人员由于缺乏法律意识，对医患关系认识不够深刻，与患者及家属的交流过程中不够认真，太过随意，容易引起患者的误解，交待病情及预后时太过肯定，不够谨慎。在这种情况下，很容易引起医疗纠纷。

### （七）保护原则

医患沟通中要运用保护性语言，防止语言信息对患者产生不良心理刺激。医务人员应认识到患者就医时存在着对医务人员潜在的信赖感，这种心理状态是一种被保护的渴望，当医务人员用语言及实际行动去保护、关怀患者，使患者的渴望得到满足，双方沟通就会很顺畅，患者也会很好地配合医务人员完成诊疗计划。

## 三、医患沟通技巧

**1. 了解患者的价值观、情感、态度及文化背景**  患者的文化程度、生活环境、文化背景、信仰和价值观，直接影响患者对某些事件的看法和采取的行为。医护人员只有在充分了解患者情况的基础上，才能与患者进行很好地沟通，避免误解。

**2. 尊重患者**  每位患者都有尊严，应该以礼貌、尊敬的态度对待他们，以真心、爱心赢得患者的信任。尊重患者是与患者进行良好沟通并建立良好的医患关系的先决条件。病重或视力差的患者，存在生活部分或完全不能自理等问题，易产生孤独、焦虑、自卑的感觉，医护人员应主动关心患者，多与其沟通，了解和满足患者的需要。

**3. 要有同情心**  是否关心患者，对患者是否有同情心，是患者是否愿意与医护人员沟通的基础和关键。对患者而言，生病后总认为自己的病痛很严重，希望医护人员特别关注、关心他，照顾他；以他为中心，一切以他为重。

**4. 使用开放式谈话方式**  开放式谈话原则上是患者提出问题，即询问患者，患者根据其实际情况回答。而不是由医护人员提供答案，让患者在几个答案中选择。

**5. 积极的倾听态度**  认真、积极的倾听态度，表示出对患者的谈话感兴趣，愿意听患者诉说，是鼓励患者继续交谈下去的动力。如果是正式谈话，需事先安排合适的时间，不要让其他事情分散自己的注意力。仔细倾听患者的诉说，不轻易打断患者的陈述。

**6. 传递温暖的感觉**  在与患者沟通时，尽量在各方面使患者感到舒适，如安排谈话的时间、地点、沟通的方式等。在日常医护工作中，应表现出愿意与患者接触、愿意帮助他，关心他的行为和态度，使患者感到被尊重、被关心和被重视。真诚对待患者，赢得患者的信任。医患之间只有建立较深的信任感，才能达到较高层次的沟通。

**7. 巧用非语言沟通**  手势、面部表情、语调等也能传递出对患者的关心和对沟通的关注等信息。在患者行走时搀扶他，痛苦时抚慰他，紧张时握住他的双手以及帮助患者整理用物，将其用物放在患者易于取拿之处，这些行为都是无声的语言，传递着医护人员的关心和爱心。

**8. 注意观察患者的非语言表达方式**  可通过观察患者的面部表情、姿势、眼神等，了解患者的真实信息。患者可能并没有用语言表达自己的情绪，但从患者的表情中医护人员也可以得到一些信息，如从患者捂住腹部的姿势上，医护人员能判断出患者可能有腹部不适等。

**9. 保护患者的隐私**  如谈话的内容涉及患者的隐私，不要传播给予治疗和护理无关的医务人员，更不能当笑料或趣闻四处播散。如有必要转达给他人时，应告诉患者并征得其同意。

**10. 理解患者的感觉**  人是经验主义的，对于人和事的理解高度依赖于自己的直接经验，因此，自我经验的丰富无疑是医务工作者理解和同情患者的前提。但是，由于受年龄、阅历和生活视野等因素的限制，人们亲身体验、亲眼所见的事物总是不够的，这就需要靠"移情"来补偿。移情不是指情感的转移，而是对人更高一层的理解与同情。它的含义包括：①用对方的眼光来看待对方世界；②用对方的心来体会对方的世界。如果我们能设身处地的从患者的角度理解患者的疾苦，倾听他们的诉说并给予真诚的关怀，就能使医疗工作更有成效。

**11. 对患者的需要及时做出反应**  在绝大多数情况下，医护人员与患者交谈都带有一定的目的性。患者的一般需要和情感需要将得到回应。如患者诉说某处疼痛，护士应立即评估患者的疼痛情况，并给予及时处理；如问题严重，护士不能单独处理时，应及时通知医生进行处理，不能因有其他事情而怠慢患者。

**12. 向患者提供健康教育**　医疗活动中，应尽量利用和患者接触的时间，向患者提供有关信息，解答患者的疑问进行健康教育。在向患者提供信息时，应使用通俗易懂的语言，尽量不用或少用医学专业术语。

## 本章小结

　　本章对一般人际关系的概念，发展规律，人际关系的作用，以及一般人际关系理论进行了系统介绍，在此基础上进一步对医疗人际关系中的重要关系——医患关系和医患沟通进行阐述。第二节重点介绍了医患关系，包括医患关系的概念、模式、以及医患关系构建的主要影响因素，在此基础上介绍建立和谐医患关系的主要方法。第三节介绍医患沟通。医患沟通是建立良好医患关系的关键环节。本节对沟通的本质特征，医患沟通的概念和重要性，医患沟通的基本原则进行介绍，最后谈一点医患沟通的技巧。通过本章的学习，可以对医疗人际关系中的重要内容——医患关系和医疗沟通相关内容有所把握，对今后的临床实践有重要意义。

## 思考题

1. 简述人际关系的概念，发展积极人际关系的作用。
2. 医患关系的概念和主要模式是什么？适应现代医学模式发展的医患关系有什么特点？
2. 试述医疗沟通的概念和重要性，以及医患沟通的基本原则。

（韩继明　张华华）

# 第十章　医学中的伦理与法律

**学习要求**

**1. 掌握**　医学伦理学理论及应用原则；医师注册、考核制度，医师的权利与义务；医疗事故的预防与处置、技术鉴定的法律规定。

**2. 熟悉**　医疗事故的法律规定；医疗事故的概念、构成要件；社会医疗保险的主要内容。

**3. 了解**　现代医疗技术的伦理问题，生命与死亡的伦理观及相关法律法规。

## 第一节　医学中的伦理

在患者不同意的情况下，可否对精神疾病患者进行强制治疗？患者对自己的疾病是否有知情权？医疗保密原则？安乐死是否可行？迅猛发展的生物技术应用等，都是医学中的伦理问题。

### 一、医学伦理学的概念与原则

#### （一）医学伦理学的概念

医学伦理学是用伦理学理论和原则来探讨和解决医疗卫生工作中医患关系行为的是非善恶问题的学科。医学伦理学来源于医疗工作中医患关系的特殊性质。患者求医时一般要依赖医务人员的专业知识和技能，并常常不能判断医疗的质量；患者常要把自己的一些隐私告诉医务人员，这意味着患者要信任医务人员。这就给医务人员带来一种特殊的道德义务：把患者的利益放在首位，采取相应的行动使自己值得和保持住患者的信任。

医学伦理学研究的主要内容有：医学伦理的基本原则、规范、作用及发展规律；医务人员与患者之间的关系（医患关系）；医务人员之间的关系（医际关系）；卫生部门与社会之间的关系。

#### （二）医学伦理的基本原则

**1. 不伤害原则**　不伤害原则指在诊治过程中不使患者的身心受到损伤，这是医务工作者应遵循的基本原则。一般地说，凡是医疗上必需的，属于医疗的适应证，所实施的诊治手段是符合不伤害原则的。相反，如果诊治手段对患者是无益的、不必要的或者禁忌的，而有意或无意的强迫实施，使患者受到伤害，就违背了不伤害原则。

不伤害原则不是绝对的，因为很多检查和治疗，即使符合适应证，也会给患者带来生理上或心理上的伤害。如肿瘤的化疗，虽能抑制肿瘤，但对造血和免疫系统会产生不良影响。

**2. 有利原则**　有利原则是指医务人员的诊治行为以保护患者的利益、促进患者健康、增进其幸福为目的。

有利原则要求医务人员的行为对患者确有助益，必须符合以下条件：患者的确患有疾病；

医务人员的行动与解除患者的疾苦有关；医务人员的行动可能解除患者的疾苦；患者受益不会给别人带来太大的损害。

**3. 尊重原则** 尊重原则是指医务人员要尊重患者及其做出的理性决定。医务人员尊重患者的自主性绝不意味着放弃自己的责任，必须处理好患者自主与医生之间的关系。尊重患者包括帮助、劝导、甚至限制患者进行选择。医生要帮助患者选择诊治方案，必须向患者提供正确，易于理解，适量，有利于增强患者信心的信息。当患者充分了解和理解了自己病情的信息后，患者的选择和医生的建议往往是一致的。当患者的自主选择有可能危及其生命时，医生应积极劝导患者做出最佳选择。当患者（或家属）的自主选择与他人或社会的利益发生冲突时，医生既要履行对他人、社会的责任，也要使患者的损失降低到最低限度。对于缺乏或丧失选择能力的患者，如婴幼儿和儿童患者、严重精神病和严重智力低下等患者，其自主选择权由家属或监护人代理。

**4. 公正原则** 医疗公正系指社会上的每一个人都具有平等合理享受卫生资源或享有公平分配的权利，享有参与卫生资源的分配和使用的权利。在医疗实践中，公正不仅指形式上的公正，更强调公正的内容。如在稀有卫生资源分配上，必须以每个人的实际需要、能力和对社会的贡献为依据。

**（三）医学伦理原则的实践**

**1. 知情同意原则** 知情同意原则（principle of informed consent）是临床上处理医患关系的基本伦理准则之一，也称知情承诺原则。临床医师在为患者作出诊断和治疗方案后，必须向患者提供包括诊断结论、治疗决策、病情预后及诊治费用等方面真实、充分的信息，尤其是诊疗方案的性质、作用、依据、损伤、风险、不可预测的意外及其他可供选择的诊疗方案及其利弊等信息，使患者或家属经深思熟虑自主作出选择，并以相应方式表达其接受或拒绝此种诊疗方案的意愿 和承诺；在得到患方明确承诺后，才可最终确定和实施由其确认的诊治方案。

**2. 医疗最优化原则** 指在选择和实施诊治方案时，尽可能用最小代价取得最大效果，使诊治达到最佳程度。中国医学伦理学界对最优化原则有狭义与广义两种理解和界定。狭义最优化原则把视野严格限定在生物医学模式内，其要求为：①尽最大努力争取最佳疗效；②尽最大努力确保诊疗安全无害，即以科学的损伤观为指导，千方百计杜绝责任性伤害，防范意外伤害，控制必然性伤害；③尽最大努力减轻患者身心痛苦；④尽最大努力降低诊疗费用。广义最优化原则的视野则确定于生物—心理—社会医学模式。其要求为：①整体优化，即诊治中坚持患者与生态环境的整体观、患者个体的整体观和疾病的整体观，主张对疾病诊治要从活生生的患者出发，充分考虑致病的综合因素、治病的综合手段、影响的综合后果，力求诊治的整体优化；②求最大善果，即在若干非负性后果的备选医疗方案中，选择最大正值的医疗方案，在若干善果中争取最大善果，其具体指标是疗效最佳、康复最快、痛苦最小、危险最少、费用最低；③求最小恶果，即在损害不可避免时，把此种负性后果控制在最小范围和最低程度。当损害只涉及患者时，力求以最小损伤求得最佳治疗效果；当损害涉及患者、他人、社会多方利益时，以优先考虑患者、同时兼顾社会公益为原则，力求以最小代价求得最佳效果。

**3. 医疗保密原则** 医疗保密（medical confidentiality）通常是指医务人员在医疗中不向他人泄露能造成医疗不良后果的有关患者及其疾病的隐私。保守秘密是医患沟通中一个重要的伦理学原则。患者出于自己健康的需要和对医生的信任，经常将本来并不与他人分享的私人信息告诉医生，医生有义务尊重患者的信任并为患者保守秘密。医疗保密不仅指保守患者隐私和秘密，即为患者保密，而且也指在一些特定情况下不向患者泄露真实病情，即对患者保密。保密原则与对患者讲真话并不矛盾，在施行保护性医疗时，医务人员不向患者讲真话，而采用"善意的谎言和欺骗"，这是符合道德规范的。

对患者隐私权的保护并不是无限制的、绝对的，恪守医疗保密原则必须满足以下四个伦理条件：①必须以不伤害患者自身的健康与生命利益为前提；②不伤害无辜者的利益；③必须满足不损害社会利益的伦理条件；④不能与现行法律相冲突。

**4. 生命价值原则** 尊重人的生命；尊重生命的价值；人的生命是有价值的，如果生命质量低劣，就没有义务加以保护与保存。

## 二、现代医学发展中的伦理问题

### （一）基因工程伦理问题

基因是 DNA 上有遗传意义的片段，包含一定数量的碱基，是以 DNA 序列的方式存在的遗传信息的基本单位，它决定着生物的性状、生长与发育。

基因工程，又称基因拼接技术或 DNA 重组技术，是指采取类似工程设计的方法，按照人们的需要，通过一定的程序将具有遗传信息的基因，在离体条件下进行剪接、组合、拼接，再把经过人工重组的基因转入宿主细胞大量复制，并使遗传信息在新的宿主细胞或个体中高速表达，最终产生出的基因产物。

基因诊断也称 DNA 诊断、DNA 探针技术或基因探针技术，是指通过直接探查基因的存在和缺陷来对人体的状态和疾病作出判断。基因治疗是指改变人体活细胞遗传物质的一种医学治疗方法，即通过基因诊断出异常的基因后，将外源基因导入目的细胞并有效表达，用正常基因代替异常基因，从而达到治疗疾病的目的。不过鉴于基因重组及表达控制机制尚不甚明了，加上社会宗教、伦理道德方面的因素，对人生殖细胞的遗传操作是受到限制的，基因治疗目前仅在体细胞范围内进行。然而，即使没有医学技术上的问题，很多社会伦理问题也很难解决。如：人类是否可以利用遗传工程随心所欲地改造自己呢？到底哪些基因可用于转移呢？或者我们是否可以随意"创造"一个个体呢？客观地讲，基因工程技术是日臻完善的新医疗方法，尤其对于一些目前尚不能治愈的疑难病症，例如恶性肿瘤的术后复发和转移、单基因遗传病、心血管病等，基因治疗提供了一个全新的治疗思路。正确认识基因治疗后，从伦理方面我们还应该认识到，基因诊疗作为一项全新的医疗技术，可能给患者带来不可预料的伤害。这是临床应用基因治疗之前必须解决又非常难以解决的问题；其次，还必须考虑基因技术研究的高投入必将带来昂贵的临床应用费用和质量控制的问题。还有人担心如果某种可以增强人的体能特征的基因被确定和被克隆下来，通过基因治疗的操作来增加人的体能，比如增加运动员的身高或短跑速度，这与运动员服用兴奋剂有什么本质区别？由于可能影响到人类及其个体成员的命运，所以不同的意见和观点仍然在激烈地争论着。

### （二）胚胎干细胞研究伦理问题

胚胎干细胞成为当今生命科学和生物技术研究的热点。尽管人胚胎干细胞有着巨大的医学应用潜力，但围绕该研究的伦理道德问题也随之出现。这些问题主要包括人胚胎干细胞的来源是否合乎法律及道德，应用潜力是否会引起伦理及法律问题。从体外受精人胚中获得的胚胎干细胞在适当条件下能否发育成人？为获得细胞而杀死人胚是否道德？使用来自自发或事故流产胚胎的细胞是否恰当？随着研究的进一步深入，世界各国对于胚胎干细胞的争论也越来越多。

### （三）异种器官移植伦理问题

可供移植的人体器官不足，一直是困扰医学界的难题，许多人因等不到器官而死亡。为解决这一问题，科学家们将目光投向了猪。由于猪器官的大小与人相似，因此如果进行异种器官移植的话，猪器官是最佳选择。人类与猪毕竟不属同一物种，让异类物种器官植入人类体内，确实让人不太舒服。异种器官移植研究陷入进退两难的尴尬伦理境地。

### （四）克隆人伦理问题

生命科学与人自身及人类社会的联系比其他任何自然学科都更加紧密，它关系到每一个人的命运，所以由此引发的争论当然也最激烈。克隆人引发的争论有技术上的，也有社会伦理方面的。其焦点问题还在于它带来了某些潜在的威胁和社会伦理方面的问题。

克隆技术一旦用于人类自身，人类新成员就可以被人为地创造，成为实验室中的高科技产物，他们不是来自合乎法律与道德标准的传统的家庭，兄弟、姐妹、父母、子女之间的相互人伦关系必将发生混乱。人们很难想象和接受这种对人类社会基本组织——家庭的巨大冲击。这对人类社会现有法律、伦理、道德产生威胁，对人类的观念是严峻的挑战。

## 三、死亡伦理观

当代人类对死亡的研究是建立在现代医学发展基础之上的。医学始终把防治疾病、减少死亡、延缓死亡和增加寿命作为主要目的，但死亡是每个人的必然归宿。只有科学地认识死亡，树立正确的死亡观，才能正确地对待亲友的死亡，才能对临终患者进行适当而正确的护理和照顾。

### （一）死亡标准与脑死亡概念

**1. 死亡标准**　死亡是一个单向的、不可逆的过程。从细胞坏死开始，到组织、器官受损，最终整体死亡，是有一个时间经过的。在以脑死亡为标志的死亡定义产生之前，人类漫长的历史时期中不同民族、不同地域的人们，主要以呼吸、心跳停止为死亡标志。但是在当代医学科学技术条件下，使用呼吸器、心脏起搏器及其他抢救装置，可以在脑功能完全丧失的情况下继续维持心肺功能，生命似乎仍在继续，所以人类死亡就面临着一个新的定义。

**2. 脑死亡**　脑死亡是指当心脏还继续跳动，大脑的功能由于脑组织严重外伤或脑的原发性疾病而不可逆地全部丧失，最终导致人体死亡。现代医学研究结果已充分证明，死亡并不是瞬间来临的事件，而是一个连续进展的过程。1968年，美国哈佛大学医学院死亡意义审查特设委员会提出了以下四条脑死亡判定标准。

（1）不可逆的深度昏迷　患者完全丧失了对外部刺激和身体的内部需求的所有感受能力。

（2）自主呼吸停止　人工呼吸停3分钟仍无自主呼吸恢复的迹象，即为不可逆的呼吸停止。

（3）脑干反射消失　瞳孔对光反射、角膜反射、眼运动反射（眼球－前庭、眼球－头部运动等）均消失，以及吞咽、喷嚏、发音、软腭反射等由脑干支配的反射一律丧失。

（4）脑电波平直或等电位。

凡符合以上标准，并在24小时或72小时内反复多次检查，结果一致者，即可宣告其死亡。但同时规定，服用过镇静、抑制药物、低温（小于32℃）或其他代谢原因导致的可逆性昏迷除外。对婴幼儿的脑死诊断也须慎重。

脑死亡标准的制定，除了真实地反映了当代死亡标准的进展，有利于对死亡真实性的判定，最大意义是对器官移植和生命复苏有着其深刻的伦理学意义。

**3. 脑死亡标准的社会伦理意义**

（1）有利于减少卫生资源的浪费　当代医学高新技术可以有成效地人工维持心跳、呼吸。先进的医疗技术可以停止临床死亡的发展，使个体保持一种无意识的"植物性生命"。这种状态无论对死者还是社会都失去了价值。但对有限的医疗资源的占用和消耗却是惊人的，给社会卫生资源造成了极大的压力。脑死亡标准的确定，可以提示人们不必再维持大脑已经死亡的毫无意义"植物性生命"，从而节省了宝贵的卫生资源，也减少了家属的身心劳累与经济负担。

（2）有利于科学地确定死亡、维护生命　随着现代医疗技术的发展，传统"心跳和呼吸停止"的死亡标准，并不是现代社会判断死亡的可靠标准。以呼吸心跳作为死亡标准导致"死而复生"的例子比比皆是。临床上人工复苏技术的改进，人工呼吸机的应用，即便脑细胞广泛坏死的患者，也可使呼吸心跳仍旧得以维持。在当代医学高新技术条件下，心肺的可置换性也已经使其失去作为死亡标准的权威性。采用脑死亡标准来确定死亡，既可以避免传统死亡标准的弊端，又使人的生命得到维护。

（3）有利于推动器官移植等医学科学的进展　器官移植需要从尸体身上取出活的器官，要求时机适宜。按照传统的死亡标准，如果从脑死亡而心跳呼吸仍在机械维持下存在的尸体上"过早"摘取可供移植的器官就成了"杀人"，过晚则器官的成活率降低，失去了移植的意义，导致器官移植不能有所进展。当前，很多患者在等待着器官移植，而传统的死亡标准大大地阻碍着器官移植的发展。有些学者提出，如果我们不接受脑死亡的定义，死人（脑死亡者）仍是死人，而活人（需要器官移植的生命移植者）将不再是活人。随着器官移植的广泛开展，以脑死亡作为死亡标准，就可以使更多的人获得生命的延续。

（4）有利于从整体上认识人的死亡　传统的死亡标准，单纯从心跳呼吸来确立死亡，是属于生物学死亡的标准；而脑死亡标准，则能够把人的死亡提高到即是社会、法律和哲学的高度来认识。人是兼意识、感觉为一体的有机生物系统。脑是思维、感觉的器官，也是对全身各器官进行统一指挥的器官，任何器官都不能取代大脑。脑死亡标准之所以重要是因为它有利于人们从整体上认识人的死亡。

（5）有利于社会文明的发展　脑死亡定义的提出及实施，并不是偶然的，它不仅反映了医学和生物医学工程技术的发展对道德和法律所提出的要求，也反映了社会物质文明和精神文明发展的程度。近30年来，在生命道德观方面西方社会占主导地位的是以人的社会性作为导向的生命质量观与生命神圣观的统一。所以，推行脑死亡标准将有利于人类社会物质文明和精神文明的发展。

### （二）临终关怀与安乐死

人一出生就注定要走向死亡，这是自然规律，任何人都无法逃避。关怀临终者是人类真爱生命的品质，精心安排临终者的死亡过程是社会伦理的主要内涵。随着人口老龄化与疾病谱的转变，医疗、养老领域迅速衍生出对临终关怀的需求。临终关怀是现代社会对工具理性和现代性反思的产物，也是社会成熟与文明的标志。

**知识链接**

#### 临终关怀

临终关怀始见于中世纪，当时主要是对朝圣者或旅客提供休息、补充体力的中途驿站。我国两千多年前成立的"庇护所"，及以后的"养病房"、"救济院"、"普善堂"有照顾患者、老人的意向，老人病故给予棺材埋葬费，资金由各级政府供给，但较少有医疗照顾，这是临终患者关怀的雏形。

现代临终关怀的倡导者和奠基人是桑德斯（CicellSaunders）博士。她在长期从事的晚期肿瘤患者的护理工作期间，目睹垂危者的痛苦，对濒死患者未能给予充分的照顾而深感内疚，出于慈爱之心和道德情感，她决心改变这一状况，并毅然投入到临终关怀事业中，1967年在英国伦敦创立了世界著名的圣克里斯多费临终关怀机构（ST. Christophers' Hospice），"点燃了临终关怀运动的灯塔"。70年代后期，临终关怀传入美国，80年代后期被引入中国。

**1. 临终关怀**　临终关怀（hospice）就是对濒临死亡患者的照顾。其基本的思想和理念包括：帮助临终患者了解死亡，坦然面对和接纳死亡；以同情心对待濒死患者；尊重濒死患者的权利，满足濒死患者的意愿；重视濒死患者生命品质，维护濒死患者的生命尊严。

临终患者最需要的是家庭温暖、医生的安慰和关心、人与人的接触和没有痛苦地离开。作为人而不是物，这些患者需要保持其身份，也要对事物做出选择，并从他人那里得到呼应。然而，他们经常遇到的则是四面冷冰冰的墙壁、态度粗暴厌烦、缺少安慰照料的医生。临终患者时时伴随着死亡的痛苦，这就要求医务人员要对患者和家属抱有极大的同情心，以谅解、宽恕的心情和态度去工作，给患者以最大的精神支持和希望，使患者在最后一刻仍能保持人的尊严，选择自己了却余生的方式。临终关怀可以对没有治愈希望的患者进行积极的控制疼痛和其他症状、解决心理和精神问题，提高患者生活品质，使临终关怀对象达到最好生活状态的一种医学人文照顾。

**2. 临床关怀的道德责任**　①控制症状、减轻痛苦；②帮助患者接受死亡的事实；③掌握说明病情的最佳方式；④尽量满足患者的需要；⑤照顾好患者亲属。

**3. 死亡认识的转折点**

（1）拒绝死亡　非理智的选择。医学自从诞生之日起，就一直被视为"生人之术""活人性命"与死亡抗衡的职业。无论何时何地、何种情况，医学在死亡面前只有一种选择，即不惜一切代价的反对死亡。即使是患者进入了不可逆转的死亡状态阶段，医学也要采取"死马当活马医"的策略，与死亡抗衡到底。从表面上来看，这集中地体现了医学的人道主义精神，但是，从本质上来看，对具体的患者来说并非如此。

**知识链接**

### 马丁之死

德国哲人贝克勒等在《向死而生》书中描述马丁之死："马丁一生下来就是残废，8岁起瘫痪。他跑遍了诊所和医院，整天同轮椅、氧气瓶、听诊器打交道。当他的膝盖发痒时，自己却搔不得，要请别人代劳。他在床上不能翻身。如果想变换位置，也得请人帮助。马丁不久前死了，年仅14岁。他死得非常痛苦，是慢性窒息。他在生命终结时受苦很多，以至于我要恳求您，上帝，请结束他的生命吧！缩短他的痛苦吧！许多人，其实所有认识并喜欢马丁的人都恳请您这么做。您终于使他摆脱了痛苦。上帝啊，我要向您发问，"这个目光友善温馨可爱的孩子为什么要经受如此长久的痛苦呢？"如果不是借助医学手段，不是医学的努力，马丁的痛苦就不会维持这么长久。本故事说明，医学的举措不仅要追求动机的善良性，还要追求后果的人道性。在临床死亡中愚昧地绝对反对死亡是不明智的做法。

（2）听任死亡　放弃治疗的伦理缺陷。临床死亡中的一个常见类型是听任死亡。听任死亡是指患者所患的疾病使其进入濒死亡状态，无论采取任何医学手段都毫无效果，无法阻碍死亡的降临时，不再进一步加以医疗干涉，允许处于疾病晚期的临终患者自然死亡（natural death）。当今，在我国的医疗实践中听任死亡的临床死亡形式，在不同地区的医院里和不同等级的医院里日益增多。一方面是人们对死亡的认识正在发生转变；另一方面这种临床死亡既满足了垂死者的需要，又避免了法律责任的追究。听任死亡的做法与绝对反对死亡的做法相比，虽然在理性上进了一大步，但是在伦理上却是存在着极大缺陷。这种伦理学上的缺陷主要表现在：它虽然可以从客观上缩短临终患者的疼痛时限，但是它却缺乏医学人道主义的临终关怀。绝大多数听任死亡的患者都是在无可奈何的心身痛苦中死去，听任死亡缺乏伦理味。

（3）接受死亡  死亡文明的转折点。接受死亡是人类用理智战胜情感，用勇气战胜软弱的体现；是人类用千百年来一直逃避的目光第一次理性地正视人的生命的终点。

在死亡已成为不可避免的现实面前，无论是临终患者、家属或是医务人员，在经历了反对死亡和听任死亡的选择之后，最后走向接受死亡的选择。

不同的国家，不同的地区，不同的民族，由于越来越多的人对死亡采取接受的态度，在临床死亡中作出接受死亡的选择，现代生命伦理学从生命价值论角度进行研究揭示，这种选择不仅在理性上是可取的，更重要的是在道德上是进步的。这一选择象征着人类在死亡面前摆脱了"听天由命"的束缚，象征着人类在生命与死亡面前已从"优生"的实践迈向"优死"的选择。这一选择意味着人类在临床死亡面前，将采取积极态度、科学选择、伦理关怀、心理安慰、医疗支持、法律保障等综合措施来对待临床实践中的临终患者，使临终患者在良好的心身状态下终结其生命。

# 第二节  医疗中的法律问题

医疗活动中不仅包含深刻的伦理问题，而且深受复杂的法律规范约束，以协调各参与主体的行为，维护良好的医疗秩序，更好地保护医患权益。

## 知识链接

### 医疗损害责任

我国《侵权责任法》第七章专门对医疗损害责任作出了明确规定：

第五十四条  患者在诊疗活动中受到损害，医疗机构及其医务人员有过错的，由医疗机构承担赔偿责任。

第五十五条  医务人员在诊疗活动中应当向患者说明病情和医疗措施。需要实施手术、特殊检查、特殊治疗的，医务人员应当及时向患者说明医疗风险、替代医疗方案等情况，并取得其书面同意；不宜向患者说明的，应当向患者的近亲属说明，并取得其书面同意。

医务人员未尽到前款义务，造成患者损害的，医疗机构应当承担赔偿责任。

第五十六条  因抢救生命垂危的患者等紧急情况，不能取得患者或者其近亲属意见的，经医疗机构负责人或者授权的负责人批准，可以立即实施相应的医疗措施。

第五十七条  医务人员在诊疗活动中未尽到与当时的医疗水平相应的诊疗义务，造成患者损害的，医疗机构应当承担赔偿责任。

第五十八条  患者有损害，因下列情形之一的，推定医疗机构有过错：

（一）违反法律、行政法规、规章以及其他有关诊疗规范的规定；

（二）隐匿或者拒绝提供与纠纷有关的病历资料；

（三）伪造、篡改或者销毁病历资料。

第五十九条  因药品、消毒药剂、医疗器械的缺陷，或者输入不合格的血液造成患者损害的，患者可以向生产者或者血液提供机构请求赔偿，也可以向医疗机构请求赔偿。患者向医疗机构请求赔偿的，医疗机构赔偿后，有权向负有责任的生产者或者血液提供机构追偿。

第六十条  患者有损害，因下列情形之一的，医疗机构不承担赔偿责任：

（一）患者或者其近亲属不配合医疗机构进行符合诊疗规范的诊疗；

（二）医务人员在抢救生命垂危的患者等紧急情况下已经尽到合理诊疗义务；

（三）限于当时的医疗水平难以诊疗。

前款第一项情形中，医疗机构及其医务人员也有过错的，应当承担相应的赔偿责任。

第六十一条　医疗机构及其医务人员应当按照规定填写并妥善保管住院志、医嘱单、检验报告、手术及麻醉记录、病理资料、护理记录、医疗费用等病历资料。

患者要求查阅、复制前款规定的病历资料的，医疗机构应当提供。

第六十二条　医疗机构及其医务人员应当对患者的隐私保密。泄露患者隐私或者未经患者同意公开其病历资料，造成患者损害的，应当承担侵权责任。

第六十三条　医疗机构及其医务人员不得违反诊疗规范实施不必要的检查。

第六十四条　医疗机构及其医务人员的合法权益受法律保护。干扰医疗秩序，妨害医务人员工作、生活的，应当依法承担法律责任。

实际上，为规范医疗活动，维护医疗秩序、保护个体和群体健康，国家制定和出台了一系列与医疗卫生活动有关的法律规范，统称为国家卫生法。国家卫生法由国家制定或认可，并由国家强制力保证实施的法律规范的总称。目前我国出台的医疗卫生法律法规有《中华人民共和国执业医师法》、《母婴保健法》、《药品管理法》、《医疗机构管理条例》、《医疗事故处理条例》、《医疗机构病历管理规定》、《病历书写基本规范》（试行）、《处方管理办法》（试行）等。这些法律法规贯穿于各种医疗卫生活动中，对调整医疗卫生法律关系具有普遍指导意义。

## 一、我国的医疗卫生法律法规

### （一）根据效力划分的卫生法律法规

我国的医疗卫生法律法规，根据法律效力划分有三个层次：一是法律，是由全国人大或全国人大常委会制定，法律的效力低于宪法，不能与宪法相抵触。医疗卫生法律涉及《侵权责任法》、《执业医师法》、《母婴保健法》和《药品管理法》。二是行政法规，是由国务院颁布的规范性文件，医疗卫生行政法规有：《医疗事故处理条例》、《医疗机构管理条例》等。三是卫生部门的规章，是国务院直属的卫生行政部门在其职权范围内制定的规范性文件，如《病历书写规范》、《临床技术操作规范》、《临床输血技术规范》。从效力上看，法律效力大于行政法规效力，行政法规效力大于部门规章效力。

### （二）根据法律关系主体划分的卫生法律法规

**1. 医疗卫生机构及组织管理方面**　医疗机构管理、卫生监督及疾病控制机构管理、血站管理、医学会及医学协会管理、红十字会管理等法律规定。如：《医疗机构管理条例》、《血站管理办法》、《中外合资、合作医疗机构管理暂行办法》、《红十字会法》等。

**2. 医疗卫生技术人员管理方面**　执业医师管理、护士管理、药师及药剂师管理、卫生监督人员管理、其他卫生技术人员管理等法律规定。如《执业医师法》、《护士管理办法》、《卫生监督员管理办法》等。

**3. 生命健康权益保护方面**　医疗事故处理、人口与计划生育、医疗保障、初级卫生保健等法律规定。如《医疗事故处理条例》、《人口与计划生育法》、《计划生育技术服务管理条例》等。

**4. 特殊人群健康保护方面**　母婴保健、精神疾病患者保护治疗、未成年人保护、残疾人保障、老年人权益保障等法律规定。如《母婴保健法》、《残疾人保障法》、《未成年人保护法》《老年人权益保障法》《精神疾病司法鉴定暂行规定》等。

**5. 健康相关产品的卫生管理监督方面** 食品卫生、药品管理、血液及血液制品管理、化妆品管理、保健用品理、医疗器械器材和生物材料管理等法律规定。如《食品卫生法》《药品管理法》《献血法》《血液制品管理条例》《化妆品卫生监督条例》《健康相关产品国家卫生监督抽检规定》《放射防护器材与含放射性产品卫生管理办法》等。

**6. 疾病预防与控制方面** 传染病防治、国境卫生检疫、职业病防治、地方病防治、性病及艾滋病防治、结核病防治等法律规定。如《传染病防治法》《国境卫生检疫法》《职业病防治法》《艾滋病监测管理的若干规定》《性病防治管理办法》《结核病防治管理办法》《传染性非典型肺炎防治管理办法》《职业病诊断与鉴定管理办法》等。

**7. 公共卫生管理方面** 突发公共卫生事件应急处理、学校卫生监督、放射卫生防护监督、公共场所卫生监督、生活饮用水及爱国卫生等法律规定。如《突发公共卫生事件应急条例》《学校卫生工作条例》《放射工作卫生防护管理办法》《放射性同位素与射线装置放射防护条例》《公共场所卫生管理条例》《生活饮用水卫生监督管理办法》等。

**8. 环境污染防治方面** 大气污染防治、水污染防治、环境噪声污染防治、固体废物污染防治、医疗废物管理等法律规定。如《大气污染防治法》《水污染防治法》《环境噪声污染防治法》《固体废物污染环境防治法》《医疗废物管理条例》等。

**9. 中医药与民族医药管理方面** 中医医疗机构管理、中药管理、民族医药管理、气功医疗管理等法律规定。如《中医医疗机构管理办法（试行）》《中医药条例》《医疗气功管理暂行规定》等。

## 二、中华人民共和国执业医师法

执业医师法是调整医师资格考试、执业注册和执业活动中产生的各种社会关系的法律规范的总称。1999年5月1日起施行的《中华人民共和国执业医师法》是规范医师执业活动的主要法律。

《执业医师法》的适用对象是依法取得执业医师资格或者执业助理医师资格，经注册取得医师执业证书，在医疗、预防、保健机构中从事相应医疗、预防、保健业务的专业医务人员。《执业医师法》中所称的医师，包括执业医师和执业助理医师。

医师应当具备良好的职业道德和医疗执业水平，发扬人道主义精神，履行防病治病、救死扶伤、保护人民健康的神圣职责，医师的执业活动受法律保护。

**（一）医师资格考试制度**

在我国取得医师资格的途径是参加医师资格考试。医师资格考试分为执业医师资格考试和助理执业医师资格考试。考试类别分为临床、中医（包括中医、民族医、中西医结合）、口腔、公共卫生四类。考试方式分为实践技能考试和医学综合笔试。

**（二）医师执业注册制度**

医师资格考试成绩合格取得执业医师资格后，申请人即可向可以向所在地县级以上人民政府卫生行政部门申请执业医师注册。《医师执业证书》即是证明医师取得执业许可的法律文件。未经注册取得《医师执业证书》者，不得从事医疗、预防、保健活动。

**（三）医师执业活动中的权利**

医师执业权利，是取得执业证书的医师在执业活动中依法所享有的权利。任何人不得侵犯或者剥夺医师的法定权利。《执业医师法》规定，医师在执业活动中享有下列权利：

1. 在注册的执业范围内，进行医学诊查、疾病调查、医学处置、出具相应的医学证明文件，选择合理的医疗、预防、保健方案；

2. 按照国务院卫生行政部门规定的标准，获得与本人执业活动相当的医疗设备基本条件；

3. 从事医学研究、学术交流，参加专业学术团体；

4. 参加专业培训，接受继续医学教育；

5. 在执业活动中，人格尊严、人身安全不受侵犯；

6. 获取工资报酬和津贴，享受国家规定的福利待遇；

7. 对所在机构的医疗、预防、保健工作和卫生行政部门的工作提出意见和建议，依法参与所在机构的民主管理。

### （四）医师执业活动中的义务

医师执业义务，是取得执业证书的医师在执业活动中依法必须履行的责任。医师在执业活动中必须履行下列义务：

1. 遵守法律、法规，遵守技术操作规范；

2. 树立敬业精神，遵守职业道德，履行医师职责，尽职尽责为患者服务；

3. 关心、爱护、尊重患者，保护患者的隐私；

4. 努力钻研业务，更新知识，提高专业技术水平；

5. 宣传卫生保健知识，对患者进行健康教育。

### （五）医师执业规则

医师执业规则是医师在执业活动中依法应当遵守的规定和原则。《执业医师法》规定，医师执业应当遵守以下规定：

1. 医师实施医疗、预防、保健措施，签署有关医学证明文件，必须亲自诊查、调查，并按照规定及时填写医学文书，不得隐匿、伪造或者销毁医学文书及有关资料，不得出具与自己执业范围无关或者与执业类别不相符的医学证明文件。

2. 对急危患者，医师应当采取紧急措施及时进行诊治；不得拒绝急救处置。

3. 医师应当使用经国家有关部门批准使用的药品、消毒药剂和医疗器械。除正当治疗外，不得使用麻醉药品、医疗用毒性药品、精神药品和放射性药品。

4. 医师应当如实向患者或者其家属介绍病情，但应注意避免对患者产生不利后果。医师进行实验性临床医疗，应当经医院批准并征得患者本人或者其家属同意。

5. 医师不得利用职务之便，索取、非法收受患者财物或者牟取其他不正当利益。

6. 遇有自然灾害、传染病流行、突发重大伤亡事故及其他严重威胁人民生命健康的紧急情况时，医师应当服从县级以上人民政府卫生行政部门的调遣。

7. 医师发生医疗事故或者发现传染病疫情时，应当依照有关规定及时向所在机构或者卫生行政部门报告。医师发现患者涉嫌伤害事件或者非正常死亡时，应当按照有关规定向有关部门报告。

8. 执业助理医师应当在执业医师的指导下，在医疗、预防、保健机构中按照其执业类别执业。在乡、民族乡、镇的医疗、预防、保健机构中工作的执业助理医师，可以根据医疗诊治的情况和需要，独立从事一般的执业活动。

### （六）法律责任

**1. 民事责任** 《执业医师法》规定，医师在医疗、预防、保健工作中造成事故的，依照法律或国家有关规定处理。未经批准擅自开办医疗机构行医或非医师行医，给患者造成损害的，依法承担赔偿责任。

**2. 刑事责任**

（1）医疗事故罪 医务人员由于严重不负责任，造成就诊人死亡或者严重损害就诊人身体健康的，构成医疗事故罪，处三年以下有期徒刑或者拘役。

（2）非法行医罪　未取得医生执业资格的人非法行医，情节严重的，构成非法行医罪，处三年以下有期徒刑、拘役或者管制，并处或者单处罚金；严重损害就诊人身体健康的，处三年以上十年以下有期徒刑，并处罚金；造成就诊人死亡的，处十年以上有期徒刑，并处罚金。

（3）非法进行节育手术罪　未取得医生执业资格的人擅自为他人进行节育复通手术、假节育手术、终止妊娠手术或者摘取宫内节育器，情节严重的，构成非法进行节育手术罪，处三年以下有期徒刑、拘役或者管制，并处或者单处罚金；严重损害就诊人身体健康的，处三年以上十年以下有期徒刑，并处罚金；造成就诊人死亡的，处十年以上有期徒刑，并处罚金。

### 三、医疗事故处理法律制度

医疗事故处理法是调整医疗事故预防与处置、技术鉴定以及赔偿活动中产生的各种社会关系的法律规范的总称。目前，在我国基本形成了以宪法、基本法律、卫生法律与专门法律相结合的医疗事故争议处理法律体系。《宪法》和《刑法》、《民法》、《刑事诉讼法》、《民事诉讼法》和《执业医师法》、《医院管理条例》、《医疗事故处理条例》中的有关规定是处理医疗事故争议的法律依据。

**（一）医疗事故的概念及构成要件**

医疗事故，是指医疗机构及其医务人员在医疗活动中违反医疗卫生管理法律、行政法律、部门规章和诊疗护理规范、常规，过失造成患者人身损害的事故。医疗事故应当具备以下要件：

1. 医疗事故的主体是医疗机构及其医务人员；
2. 医疗事故必须发生医疗活动中；
3. 医疗机构及医务人员的行为具有违法性；
4. 必须有造成患者人身损害的不良后果；
5. 医疗机构及其医务人员主观上存在过失；
6. 过失行为与损害结果之间必须具有因果关系。

**（二）医疗事故的等级**

根据对患者人身造成的损害程度，医疗事故分为四级。

一级医疗事故：造成患者死亡、重度残疾的。

二级医疗事故：造成患者中度残疾、器官组织损伤导致严重功能障碍的。

三级医疗事故：造成患者轻度残疾、器官组织损伤导致一般功能障碍的。

四级医疗事故：造成患者明显人身损害的其他后果的。

2002年7月19日，卫生部根据国务院授权制定了《医疗事故分级标准（试行）》，于同年9月1日起施行。《医疗事故分级标准（试行）》将医疗事故分类原则细化为十二个等级。

**（三）医疗事故处理的法律规定**

**1. 医疗事故的处理原则**　医疗事故处理活动中，应当坚持以下基本准则。

（1）公开、公平、公正原则。

（2）实事求是原则。

（3）及时便民原则。

**2. 医疗事故争议的解决办法**

（1）协商解决　发生医疗事故赔偿等民事责任争议，医患双方可以就医疗事故争议进行协商、谈判，从而消除争议，达成共识。当事人在自愿情况下的一种合意，对当事人具有契约上的约束力。

（2）行政解决　发生医疗事故争议后，医患双方可以申请卫生行政部门处理；也可以就医疗事故赔偿问题，请卫生行政部门进行调解。

（3）医疗事故赔偿争议的行政调解　医疗事故争议发生后，对已确定为医疗事故的，应医疗事故争议双方当事人请求，根据自愿和合法的原则，卫生行政部门主持对医疗事故赔偿问题进行调解，解决医疗事故赔偿争议的一种诉讼外活动。调解时，应当遵循当事人双方自愿原则，并应当依据本条例的规定计算赔偿数额。

（4）诉讼解决　发生医疗事故赔偿争议，医患双方不愿意协商解决或协商不成，也不同意由卫生行政部门来调解，或者对行政调解结果不服的，可以直接向人民法院提起诉讼，此种诉讼为医患双方之间的民事诉讼。诉讼是解决医疗事故赔偿争议的司法救济途径。

按照相关法律规定，医患争议的案由有三种：医疗事故损害赔偿争议、医疗服务合同争议和一般医疗损害赔偿争议，三种不同案由适用的法律依次是《医疗事故处理条例》、《合同法》和《民法通则》等有关规定。

## 四、现代医学发展过程中的相关法律问题

### （一）基因工程

**1. 基因工程引发的法律问题**

（1）基因诊断引发的法律问题　①如果医生为患者保密，是否损害了患者配偶或未来子女的利益，其配偶和孩子是否可以控告医生？②医生是否有为诊断出遗传病的患者保密的义务？③如果医生泄露了患者的基因图谱，患者就可能面临着就业、教育、保险、婚姻的危险，有些甚至会遭受冷落和歧视，对此医生是否应负责任？④通过产前基因诊断，发现胎儿有遗传病或有将来可能发病的基因，那么是应该继续保留还是舍弃？⑤对某些患有遗传缺陷疾病但却未影响其健康的人，是否应该普遍进行遗传的基因诊断等。

（2）基因治疗引发的法律问题　基因治疗是指改变人体活细胞遗传物质的一种医学治疗方法，即通过基因诊断出异常的基因后，将外源基因导入目的细胞并有效表达，用正常基因代替异常基因，从而达到治疗疾病的目的。一般分为体细胞基因治疗、生殖细胞基因治疗、增强基因工程和优生基因工程。

（3）克隆技术引发的法律问题　①任何人的出生或诞生都在其家庭关系乃至社会关系中，具有明确的法律身份和地位，克隆人也不例外。但是用克隆方式复制人，完全违背了人类繁衍的自然规律、人类社会的伦理模式和基本原则，它不仅完全改变了人类自然的通过男女结合的生育方式，而且混淆世代概念，使"亲属关系是一种以婚姻和血缘为纽带的社会关系"这个法律概念发生根本动摇。现行法律的亲属关系、亲权制度、监护制度、继承制度，将不能适应届时需要。②在人类社会中，每个人的生命都由于其惟一的独特性而获得个性特征和人格尊严。如果允许用克隆的方法在实验室内去复制人或者大批复制同一个人，人的尊严、价值和权利义务何在？③人的死亡是一个法律事实，会产生一系列的法律后果。而且人一旦死亡，生命便不复存在。克隆人却告诉我们，死人可以复制，假如一个人在死之前把自己复制出来，那么这个人是否是死去的人的延续？如果是的话，法律上生与死的概念将发生动摇与混乱。④克隆人为了优生，同样存在问题，哪些人值得克隆，哪些人不值得克隆？它的标准是什么？人们有理由担心，克隆人技术成熟后，既可以"复制名人"，也可以"复制狂人"，从而诱发社会失控。而且从克隆技术来说，多莉羊的成功率是434:1，即用434个含体细胞核的卵移植入去核卵内，经过种种阶段，最后只产生一只克隆羊。如果在人身上做，成功率可能更低，这样就不可避免地复制出许多畸形的人，或者一些带有遗传疾病的人复制出同样有遗传疾病的人。他们一旦产生，人们该如何对待？这些有缺陷的克隆人是否有权向

加害人索赔？这些都将成为新的法律问题。

**2. 我国基因工程立法的主要内容**

（1）基因工程安全管理　国家科委于1993年12月24日发布了《基因工程安全管理办法》。基因工程安全管理办法所称基因工程，包括利用载体系统的重组TDNA技术，以及利用物理或者化学方法把异源DNA直接导入有机体的技术。但不包括下列遗传操作：①细胞融合技术，原生质体融合技术；②传统杂交繁殖技术；③诱变技术，体外授精技术，细胞培养或者胚胎培养技术。凡在中华人民共和国境内进行的一切基因工程工作，包括实验研究、中间试验、工业化生产以及遗传工程体释放和遗传工程产品使用，从国外进口遗传工程体，在中国境内进行基因工程工作的，都要遵守基因工程安全管理办法。

（2）基因诊断与基因治疗　在我国，目前基因诊断在以下几个方面已进入临床实用阶段。①遗传病的产前诊断。通过基因诊断，可检测胎儿性别，这对与性染色体有关的遗传病的诊断是十分必要的。对于高发性的遗传病，如地中海贫血、镰刀状贫血、凝血因子缺乏等基因诊断已在临床应用多年，为优生优育作出了贡献。②致病病原体的检测。当致病病原体进入人体后，可引起相应的疾病。当我们了解其核酸序列后，就可以设计引物和探针，通过基因检测进行诊断。目前已应用于病毒（乙肝）、细菌（结核）、原虫（梅毒螺旋体）等病原体的检测。③癌基因的检测和诊断。通过研究，人们已阐明部分癌症基因与癌症之间的关系。目前，在临床上可以用基因检测方法诊断白血病、肺癌、神经胶质瘤等疾病。除此以外，基因诊断技术还广泛应用于DNA指纹分析、个体识别、亲子鉴别等司法鉴定，以及动植物检疫与转基因动植物中阳性基因的检测等方面。

对于基因治疗，目前我国仅同意体细胞治疗，1993年，卫生部制定了《人的体细胞治疗和基因治疗临床研究质控要点》，强调对基因治疗的临床试验要在运作之前进行安全性论证、有效性评价和免疫学考虑，同时注意社会伦理影响。

（3）无性生殖　在我国克隆技术也引起了社会各界的重视，卫生部为此召开了专家座谈会，认为应当支持和保护科学家采用克隆技术探讨医学领域中的重大课题，但是，在中国境内禁止开展克隆人的研究。我国对任何人以任何形式开展克隆人研究的态度是：不赞成、不支持、不允许、不接受，同时要大力普及有关克隆的知识，引导人们正确理解克隆的概念，以更好地支持科学技术的发展。

（4）基因的知识产权法律问题　基因资源与传统知识相似，是我国的又一长项。许多发展中国家以及基因资源较丰富的发达国家，已经开始重视这方面的保护。我国目前对于基因知识产权的法律保护涉及如下方面。①转基因植物或动物的发明。我国《专利法》第25条第4项规定，对"动物和植物品种"不授予专利，转基因动植物品种也包括在内。②转基因植物或动物的生产方法发明、转基因植物或动物的应用发明。根据《专利法》第25条第2款，动植物新品种的生产方法作为例外，可以授予专利权。③基因治疗方法发明。我国《专利法》第25条第3项规定，"对疾病的诊断和治疗方法，不授予专利权"，基因诊疗方法也包括在内。④人体基因专利。对人体基因的专利保护在我国较为复杂，也是近年产业界和理论界研究争论的热点。实际上我国专利立法已为人体基因打开了保护通道。1993年我国专利法首次修正后，化学物质被正式纳入专利保护范围。"遗传物质如基因、DNA、RNA和染色体等，都属于生物化学物质，因而也可以向其他化学物质一样被授予专利。"实践中，全国基因专利申请已达数千件，仅上海联合基因科技集团公司截止2001年3月就已申请了近3700项基因专利；但至今国家专利局尚未授予一例专利权。随着国际间基因专利争夺战的愈演愈烈，在对欧美国家进行考察之后，我国也逐渐倾向于授予人体基因专利权。

**（二）人工生殖技术**

**1. 人工生殖技术**　人工生殖技术，又称生殖技术、人类辅助生殖技术，是指用现代医学科学技术和方法对配子、合子、胚胎进行人工操作，以改变或代替人类自然生殖过程中某一环节或全部过程的人工技术方法。包括人工授精、体外授精、代理母亲及无性生殖技术。

**2. 人工生殖技术引发的法律问题及相关立法**　现代人工生殖技术的问世和应用，既给人类带来了福音，也给人类带来了许多社会伦理问题和法律问题。

（1）人工授精引发的法律问题及相关立法　①同源（夫精）人工授精（AIH）的法律问题：AIH 所生子女与生母之夫存在着自然血亲关系，被视为婚生子女一般没有问题。其争议主要在于丈夫死亡之后，利用亡夫生前存于"精子银行"的冷冻精液怀孕的新生子女，是否具有与婚生子女同等的权利？精子冷冻术的使用使本来较为明确的 AIH 子女的法律地位复杂化了。②异源人工授精（AID）的法律问题。AID 所生子女由于与生母之夫不存在自然血亲关系：AID 子女法律父亲的确定；AID 子女法律地位的确定；AID 供精者的匿名问题。从尊重和保护 AID 子女知情权角度来看，AID 子女应有权利知道其生物学父亲是谁，有权知道自己的出生背景。但 AID 夫妇又有要求供精者匿名（保密）的权利，由此产生冲突；AID 的生育权问题。单身妇女，包括未婚女子、离婚女子、寡妇、女同性恋者及其他女独身主义者，是否享有 AID 生育权？如果允许上述妇女通过人工生殖技术生育子女，社会就会产生一个难题——没有父亲的孩子。

（2）体外受精引发的法律问题及相关立法　①IVF 子女法律父母的确定。②IVF 的生育权问题。

（3）代理母亲引发的法律问题及相关立法　代理母亲的出现使自然生殖方式下统一一体的母亲的概念裂变为生物（遗传学）母亲、生身母亲、养育母亲三个个体。对于一个代理母亲生育的婴儿来说，有可能存在五个父母：精子赠予人，卵子赠予人，怀育胎儿的代理母亲，抚育该婴儿的夫妇。

（4）精子、卵子、受精卵和胚胎管理的法律问题　人工生殖技术发展到一定阶段，遗传物质可以在体外储存利用，这也使遗传物质的捐献、买卖、实验、移植、进口、出口成为可能，由此引发出精子、卵子、受精卵和胚胎的法律地位及相关的一系列法律问题。

### （三）器官移植

**1. 器官移植引发的法律问题**　器官移植触及人权、伦理、社会等诸多方面，引发了诸多法律难题：公民是否有义务提供器官？器官采集在什么情况下是合法的？患者对自己的废弃器官是否享有所有权？未成年人可否捐献器官？胎儿可否作为供体？能否采取强制措施摘取尸体器官？何时摘取器官最为适宜？人体器官是否可以买卖？利用动物器官进行移植是否损害了动物权利？器官的法律地位与性质？受体手术后的身份、人工器官等。

**2. 我国《人体器官移植条例》内容**　①人体器官捐献应遵循自愿无偿原则。②摘取尸体器官应在依法判定捐献人死亡后进行，相关医务人员不得参与死亡判定。③医疗机构实施人体器官移植手术不得收取所移植器官费用。④未满 18 周岁公民活体器官不得摘取用于移植。⑤未经移植技术临床应用与伦理委员会审查同意不得摘取人体器官。⑥申请器官移植手术患者排序遵循"公平、公正、公开"原则。⑦医务人员须对人体器官捐献人、接受人和申请移植手术患者个人资料保密。⑧任何组织或个人不得以任何形式买卖人体器官。

### （四）脑死亡

**1. 我国脑死亡立法的进展**　中国医学界于 20 世纪 80 年代开始讨论建立我国自己的脑死亡标准。我国的香港和台湾地区已通过有关法律法规，规定可以将脑死亡作为死亡的标准。

2002 年 10 月 26 日，在武汉举行的全国器官移植学术会议上，中国第一个脑死亡诊断标准浮出了水面。2003 年卫生部脑死亡判定标准起草小组起草制订的《脑死亡判定标准（成人）（征求意见稿）》和《脑死亡判定技术规范（征求意见稿）》，对脑死亡的判定标准和技术规范作了详细的规定。

**2. 我国脑死亡法所采取的立法模式**　在脑死亡法的立法模式方面，我国台湾地区借鉴美国的做法而采取了专项立法模式，我国台湾地区在1987年6月制定了《人体器官移植条例》，并于同年9月颁布了《脑死亡判定步骤》。我国发布的《人体器官移植条例》已于2007年5月1日起正式施行，今后我国还会制定专门的《脑死亡法》。因此，我国在脑死亡法上所采取的立法模式是专项立法模式。

专项立法不意味将脑死亡与器官移植完全脱钩，相反，在《脑死亡法》中需要充分考虑器官移植的现实需要。如规定：摘取脑死者的器官用于移植的，需于脑死者生前征得其本人同意或于其死后征得其家属同意，器官的摘取依照《器官移植法》的有关规定进行。

脑死亡问题既是一个医学问题，也是非常现实和复杂的经济、伦理、法律问题，与我国广大民众几千年来形成的生死观念、道德信念和社会心理有非常直接的关系，因此，中国的"脑死亡"立法是会经历较长的法律进程。

## 五、医疗保障法律制度

### （一）医疗保障制度

医疗保障作为公共政策的一项内容，属于社会保障政策的有机组成部分，具有与社会保障相同的功能和作用。医疗保障制度，是指人们在患病、负伤、年老、生育等情况下，需要获得诊断、检查、治疗及其他健康维护时，由国家和社会为其提供必要的医疗服务与物质帮助的一种社会保障制度。社会医疗保障制度包括社会医疗保险、社会医疗救助、社会医疗福利及社会医疗优抚。同时医疗保障系统还包括非社会保障性医疗保障，该类医疗保障又可分为商业医疗保险、社区医疗保障和企业医疗保障等。

### （二）国外医疗保障制度模式

世界各国的医疗保障制度因基本国情的不同而呈现不同类型，甚至在同一国家的不同地区和不同历史阶段也呈现不同的医疗保障模式。自1883年德国制定了世界上第一部《疾病保险法》以来，医疗保障发展的历史已有一百多年。由于历史背景的不同，各国的医疗保障制度的模式也不相同，但从整体来看，西方市场经济国家的医疗保障制度，大致有四种模式，即商业医疗保险模式、社会医疗保险模式、全民医疗保险模式和储蓄医疗保险模式。

### （三）中国医疗保障制度立法探讨

为进一步完善多层次的医疗保障体系，构建和谐社会，建议出台《中华人民共和国医疗保险法》，以法律的形式建立我国基本医疗保障制度、完善保障方式、运行机制和管理办法，基本建立适合不同人群特点和满足多层次医疗需求的医疗保险体系，从根本上解决医疗保险的广覆盖问题。

**1. 社会医疗保险**　社会医疗保险是以国家为主体，依据法律和政策规定通过国民收入的分配和再分配，保障社会成员的基本医疗的一种制度。

社会医疗保险制度是通过大数法则分摊风险的机制和社会互助的原则，将少数社会成员随即产生的各种疾病风险分摊到全体社会成员的一种医疗保障制度。我国社会医疗保险的主要内容如下。

（1）参保范围　大多数国家的社会医疗保险制度都是通过法律强制实施的，而非个人或者保险人的自由选择，这是与商业医疗保险制度的重要区别之一。

（2）资金来源　社会医疗保险通过对有收入的人群征收医疗保险费的形式来筹集资金。这种筹资模式有以下主要特点：一是缴费的强制性，有一定收入就必须缴费；二是体现了互济性，即收入越多缴费越多，体现了高收入人群对低收入人群的互济；三是雇员和雇主共同承担缴费义务，在强调自我保健责任的同时，也体现雇主对雇员的责任；四是社会医疗保险基金实行以支定收，收支平衡的基本原则。

（3）待遇标准　社会医疗保险的待遇包括医疗服务的范围及其医疗保险基金支付的标准。在不同的国家，由于经济社会发展水平和医疗保险的筹资水平不同，社会医疗保险的待遇水平差别比较大。

（4）医疗费用的支付方式　社会医疗保险对医疗机构的费用支付的最大特点是"第三方支付"，即在参保患者接受医疗机构的服务并按规定支付个人负担的医疗费用后，所发生的其他费用全部由社会医疗保险经办机构与医疗机构结算。也有部分国家采用报销制的办法，即个人先垫付医疗费用，然后到医疗保险机构报销，但这种办法由于缺乏对医疗机构的费用控制，以及不方便患者就医，逐渐在社会医疗保险制度中被摒弃。

**2. 农村合作医疗制度**　2003 年我国试点新型农村合作医疗制度，其实施原则如下。①农民自愿参加的原则。农民自愿参加是建立新型农村合作医疗制度的前提。②多方筹集资金的原则。考虑到农村经济发展水平和农民的承受能力，新型农村合作医疗强调政府的资金扶持和引导，多方筹资的原则。③以收定支，保障适度的原则。要坚持以收定支、收支平衡的原则，既保证这项制度持续有效运行，又使农民能够享有最基本的医疗服务。要科学合理地确定补偿水平、补偿机制和最高限额，做到略有节余滚动发展。④先行试点，逐步推广的原则。建立新型农村合作医疗制度必须从实际出发，通过试点总结经验，不断完善，稳步发展。新型农村合作医疗制度实施后进行了配套改革：对新型农村合作医疗进行立法，实行依法管理；深化农村卫生改革，提高医疗服务质量。

## 本章小结

随着现代高新医学技术的发展和临床应用以及医疗改革不断深化，使医学中的伦理和法律问题日趋突出。通过"医学伦理学与卫生法"的学习，使医务人员能正确看待医疗技术应用的两重性及医疗改革中存在的问题，掌握现代医学伦理学与卫生法学基本理论、原则，对临床医疗问题能进行伦理学与法学的分析、决策和处理；强化和提高卫生工作者，尤其是临床医务人员现代医学伦理与法律观念和意识，提高医疗人性化服务和法制实践能力。

## 思考题

1. 简述医学伦理原则及其在临床医疗中的实践。
2. 现代医学发展引发了哪些伦理问题的思考？
3. 试述脑死亡的标准制定及其伦理意义。
4. 试述《执业医师法》对执业医师权利、义务和法律责任的规定。

（赵文杰）

# 第十一章　临床思维

学习要求

**1. 掌握**　诊断、治疗的思维；临床诊断中常用的思维方法；急诊概念与特点；误诊的概念与分类。

**2. 熟悉**　临床诊断的基本形式、治疗原则、治疗分类；急诊诊断原则、治疗思维；误诊的思维原因和避免误诊的方法。

**3. 了解**　诊断的概念与诊断的基本过程，诊断的程序图，临床诊断必须明确的问题，急诊思维程序及其特殊情况；误诊原因及其不良影响。

## 第一节　临床诊断思维

诊断是认识主体（医生和护士）按照内在思维范式对客体（患者）的表现作出解释和说明，是一切临床医疗工作的前提。医生从接触患者开始，诊断的思维过程就已在进行之中，无论是询问病史、体格检查或是决定使用实验室检测、影像学检查等手段，皆受临床诊断思维的支配。

### 一、临床诊断思维过程

广义的诊断包括诊查、断定和验证诊断三个基本过程。

诊查就是对患者进行病史询问、体格检查和有选择地进行辅助检查，尽可能真实全面地搜集临床资料的过程。经过正规训练的医生，通常不会忽视与病情直接相关的病史和检查，甚至还需了解患者完整的背景资料，如患者的社会与家庭背景、个性特征等。这对于准确诊断疾病十分重要，在慢性病及精神心理疾患中尤其如此。

对已获得的资料进行综合分析形成结论，则是"断定"的过程。医生常常不可能等待一切资料完备后才下诊断。获得完备的资料需要时间，有些资料不到病情的一定阶段无法获得，而患者急迫地需要治疗而不允许等待，危急重症患者更是如此。依据已有资料，对病情进行假定推断，作出初步诊断非常必要。初步诊断可以引导医生追查线索，并在对症处理或试验性治疗过程中积累更多资料来修改或证实原有判断。有时，在一个诊断后面打个"问号"比画个"句号"可能使你更接近于正确结论（图 11 – 1）。

任何一个诊断，不管根据多么充分而全面，分析多么合理，也只是在一定条件下对疾病过程中的某一阶段上的认识，即使是临床最后诊断，通常也只是相对的。诊断是否正确，必须通过治疗结果来验证或较长时间观察。临床上常有患者死亡乃至死后解剖都不能形成确诊意见的情况。

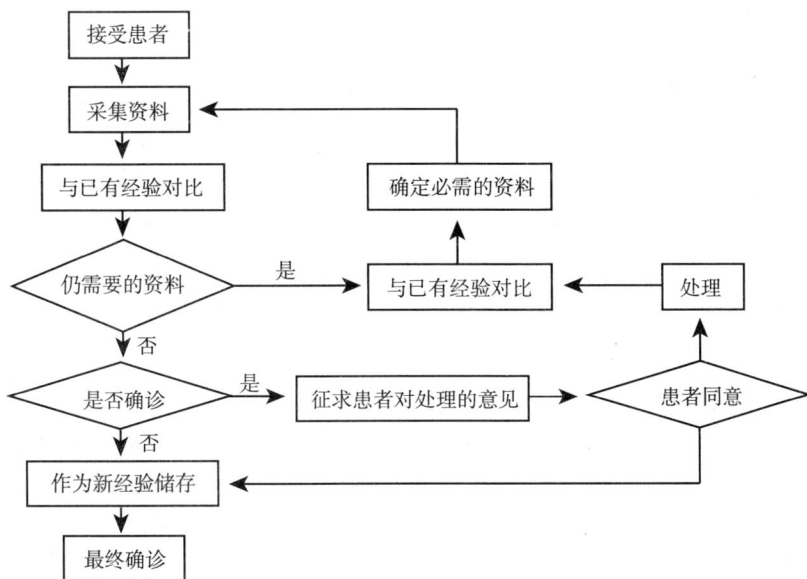

图 11-1  临床医生诊断程序图

## 二、临床诊断思维内涵

受个人临床和社会经验、文化背景和综合素质的影响，每位医生的思维内涵不可能完全相同，但面对就诊者必须明确以下几个问题。

### （一）就诊者的健康问题与健康需要

到医疗机构门诊就诊的居民，一般都会对医生叙述自己的主要症状，作为一个医生应首先确认其主诉是身体或生理的症状，还是心理、精神的不舒适，采取相应的问诊、体格检查以及必要的辅助检查，进而判断就诊者所提出的问题是正常情况被其疑心、敏感后放大？是亚健康状态？还是真的患病？就诊者在医生面前会有不同的需求，如有的不清楚自己是否患病，找医生确诊，有的是复诊，有的是来找医生开药，有的需要医生马上采取治疗减轻自己的痛苦。这些是就诊者的直接需求，还有潜在的需求需要医生注意，如就诊者对自身情况的知情权、对开具药物以及治疗方案的同意权、医生对自己隐私的保护等，往往医生容易忽略就诊者潜在需求的满足，而引起就诊者及其家属的不满，需要引起重视。

### （二）患者疾病的属性特征

**1. 疾病类型**  有的疾病会带来人体器官、组织、细胞的结构的明显改变，一般称为器质性病变，如创伤、脓疮、结石逐渐长大导致肾的萎缩等，反之没有明显这些改变的疾病称为功能性病变，如原发性高血压、2 型糖尿病等。疾病是良性的还是恶性的？传统习惯上癌症或恶性肿瘤称为恶性疾病，除此之外的疾病称为良性疾病。尽管许多良性疾病的治疗难度比癌症大、治疗效果甚至比癌症还差，但民众对癌症有特别的看法，治疗手段明显有别于良性疾病且副作用大，因此在诊断过程中有必要将其置于重要的位置予以排除或确认。疾病还可以按所在的身体系统或发生部位进行分类。不同类型的疾病，发病有不同的特点，诊治上也要应用不同的方法与手段，才有可能取得比较理想的效果。

**2. 疾病原因**  疾病发生的原因简称病因，又称为致病因素，指作用于机体的众多因素中能引起疾病并赋予该病特征的因素。病因种类很多，至少包括：①细菌、病毒、真菌、寄生虫等生物性因素；②机械、暴力、高温和低温、异常气压、强酸或强碱、植物或食物中的毒素、噪声、辐射等理化因素；③基因及染色体异常；④在胎儿期即引起疾病的先天性因素；

⑤免疫因素；⑥代谢异常；⑦精神、心理、社会因素。

**3. 疾病的其他属性**

（1）是否有并发症　及时就诊并得到正确处理的疾病可能不会发生并发症，没有并发症的疾病一般预后要好。如麻疹并发肺炎者，症状严重、处理困难，甚至可能致命。

（2）是否有危及生命的症状与体征　观察患者的脉搏、心率和心律、呼吸、血压、体温等生命体征，一般能判断患者是否有危及生命的疾病，从而给予相应处理。

（3）患者的功能如何　对于许多疾病还要对患者功能状况作出其评价，其直接关系到患者是否能承受治疗、应该给予何样医疗照护等。不同的疾病有各自的功能状况评价标准，在以后的临床实践中将会学到这些内容。

**4. 疾病的检查与治疗**

（1）辅助检查是否必要可行　每个患者都要获取其全部信息，既无必要也无可能。在何范围内采集信息取决于临床医生的经验和智慧。辅助检查必须依据患者症状体征加以选择，且要考虑到患者经济承受能力。原则上，能够用简单廉价的检查解决问题的，不应用复杂昂贵的检查。患者情况不允许时，即使必要的检查也应慎重考虑。

（2）检查结果与临床印象是否矛盾　当检查结果与临床印象相矛盾时，应重新审视所掌握的病史资料是否系统完整，重要的体征是否遗漏，原有临床判断是否正确。如果确信这些都没有问题，则需要对辅助检查表示怀疑，及时与相关科室的医生联系。无法达成共识时，则需要其他检查来予以论证或在治疗、随访过程中进一步观察。

（3）疾病治疗结果是否支持诊断　当现有检查结果不能支持疾病诊断，医生不能完全断定病情的情况下，可以按照经验和推理判断进行诊断性治疗，帮助医生证明其对病情的判断是否正确。简单地说，就是不能确诊的情况下进行的试验性治疗。

## 三、临床诊断思维模式

临床医学的艺术性决定了临床诊断思维具有丰富多彩的特征，而临床医学的科学性特征也决定了临床实践中有很多行之有效的诊断思维模式。

**1. 程序诊断思维模式**　在临床实践中需要根据病情思考并回答一系列问题，然后根据临床检查证据进行确证性或排除性诊断，图 11-2 和图 11-3 列出了两种情况的诊断思维程序。

**2. 归缩诊断思维模式**　尽管疾病的种类多种多样，成千上万，但医生在面对患者的健康问题时，应首先考虑常见病、多发病，在排除常见病、多发病以后再去考虑发病稀少的疑难疾病，不断缩小诊查范围，此即为归缩诊断思维。如城市新区的全科医生，儿童是其主要患者群体，儿童发热、高热的常见的病毒性上呼吸道感染、扁桃炎、胃肠炎等引起。如果家长以发热为主要表现带儿童就诊，全科医生则要先考虑这些儿童的常见健康问题，然后再考虑其他病毒、细菌引起的发热。

**3. 目录诊断思维模式**　在疾病的诊断治疗规范中，某一个疾病会再进行细分，如急性非淋巴细胞白血病可分为8型，每型都有其诊断标准；在中医对高血压的诊治中，也常把高血压分为肝火上炎型、阴虚阳亢型、痰浊内蕴型、瘀血内阻型、冲任失调型等。对疾病不同分型的诊断需要医生按诊疗规范中的目录把所有诊断标准记忆、理解并掌握好，然后根据采集到患者信息进行逐个对照，结合其他方法确定疾病的类型，此即目录诊断法。

**4. 除外诊断思维模式**　除外诊断就是不断利用有限的准确的患者信息排除可能的疾病种类进而确定正确的疾病种类的过程。其除常用与疑难疾病的确诊外，还常用于急诊中，如面对晚上以腹部疼痛、恶心为主诉来医院的年轻女性就诊者，医生就必须排除宫外孕的可能，有类似症状的还有阑尾炎、胃穿孔、腹部疝气、肠梗阻等，都必须用排除法尽快确诊进行快速治疗，否则造成延误会导致病人失去生命。

水肿
- 全身性水肿
  - 伴有心脏病史和体征：心源性水肿
  - 伴有尿常规检查异常和高血压：肾性水肿
  - 伴有门静脉高压征象：肝性水肿
  - 伴有血浆蛋白降低及明显贫血：营养不良性水肿
  - 伴有中度高血压和低血钾：原发性醛固酮增多症
  - 特发性水肿……，其他
- 局部水肿
  - 局部红、肿、热、痛感染症状：感染中毒性水肿
  - 皮肤如橘皮样、增厚及色素沉着：淋巴回流受阻
  - 下肢静脉曲张
  - 其他

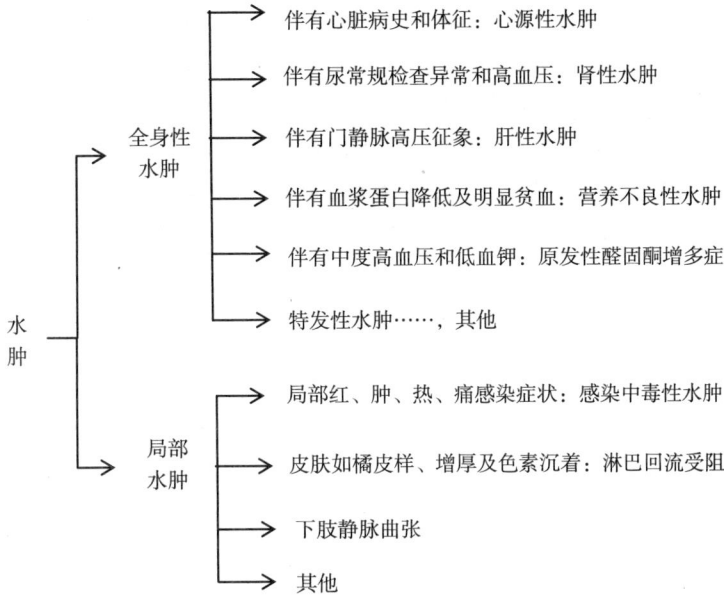

图 11-2 水肿的临床诊断思维程序

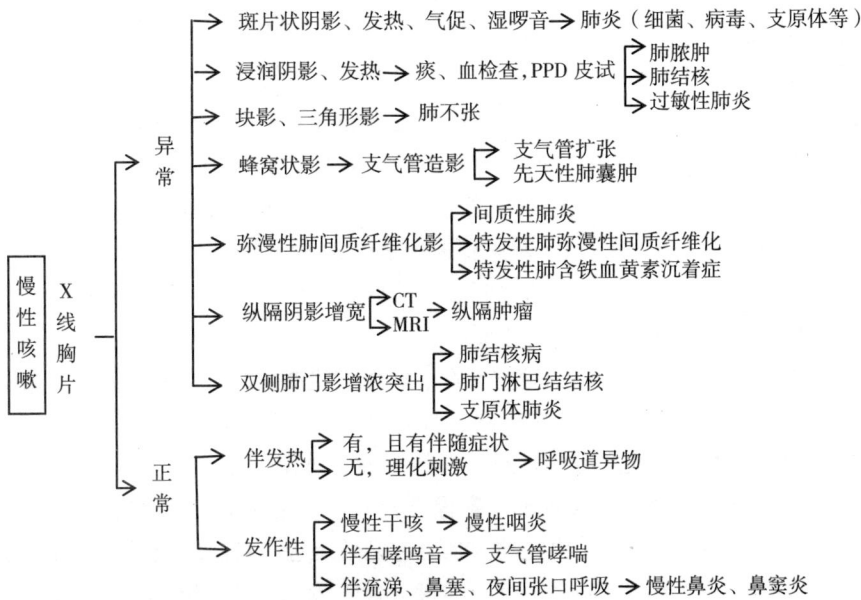

慢性咳嗽 X 线胸片
- 异常
  - 斑片状阴影、发热、气促、湿啰音→肺炎（细菌、病毒、支原体等）
  - 浸润阴影、发热→痰、血检查，PPD 皮试→肺脓肿 / 肺结核 / 过敏性肺炎
  - 块影、三角形影→肺不张
  - 蜂窝状影→支气管造影→支气管扩张 / 先天性肺囊肿
  - 弥漫性肺间质纤维化影→间质性肺炎 / 特发性肺弥漫性间质纤维化 / 特发性肺含铁血黄素沉着症
  - 纵隔阴影增宽→CT / MRI→纵隔肿瘤
  - 双侧肺门影增浓突出→肺结核病 / 肺门淋巴结结核 / 支原体肺炎
- 正常
  - 伴发热：有，且有伴随症状 / 无，理化刺激→呼吸道异物
  - 发作性
    - 慢性干咳→慢性咽炎
    - 伴有哮鸣音→支气管哮喘
    - 伴流涕、鼻塞、夜间张口呼吸→慢性鼻炎、鼻窦炎

图 11-3 慢性咳嗽的临床诊断思维程序

## 四、临床诊断的基本形式和方法

### （一）临床诊断的基本形式

通过全面收集资料和综合分析，最终形成的临床诊断有四种基本形式。

**1. 病因诊断（pathogenic diagnosis）** 病因决定着疾病性质，病因诊断能明确提出致病的主要因素和阐明本质的疾病名称，如风湿性心脏病的病因是链球菌感染及其后遗症，结核性脑炎的病因是结核菌感染，血友病的病因是凝血因子缺乏等，这样的诊断对疾病的发展、转归、预防和治疗有重要的指导价值。对病因尚不明确的疾病可用另外的方式表示，如克山病、大骨节病、再生障碍性贫血。

**2. 病理形态学诊断（pathomorphological diagnosis）** 严格来说，通过组织病理学或细

胞学检查才能作出病理形态学诊断。其能对病变的部位、性质、组织形态改变或细胞水平的病变提出明确的结论。当然，病理形态学诊断也可通过询问病史、体格检查、各种辅助检查等间接作出判断，如肝硬化、胸膜炎、脑血栓形成、急性肾小球肾炎。

**3. 病理生理学诊断（pathophysiological diagnosis）** 诊断疾病不仅要明确病因及病理形态改变，还要明确病变发生机制及所引起的功能变化以及机体的反应。这种对疾病发生发展规律的认识即病理生理学诊断。有些疾病的形态改变并不十分明显，而主要表现为功能性改变或机体代谢方面的变化，如意识障碍、心功能不全等。

**4. 综合诊断** 诊断应该尽可能为治疗提供详尽信息，例如酒精中毒性肝硬化，就包含了病因、解剖及病理生理诊断，治疗措施则随之相应提出。

**5. 临时诊断** 许多情况下，上述诊断难以在短时间内建立，则只能形成一个暂时的印象诊断。例如临床上最常见的"发热待查"，病因不明，病理生理学改变不明显，更不可能形成病理形态学诊断。在对症处理后诊断有可能明确，也完全有可能在症状消失或恶化后还是不能明确诊断。这是因为医学对疾病的本质还没有完全认识，企望对所有疾病都做到明确诊断是不现实的。

### （二）临床诊断方法

**1. 病史采集** 病史主要通过问诊和阅读以往病历获得。问诊在临床工作中的作用举足轻重，患者陈述的各种不适，以及通过问诊获得的患者饮食、职业、生活环境、人际关系、家族背景、社会角色等都可能与病情有关。有人估计诊断和治疗方案的线索中，60%~80%的信息来自问诊。有经验的医生通过问诊，诊断意见已经基本形成，接下来的事就是通过相应检查或治疗来验证印象诊断。有效的问诊首先来自与患者良好的沟通。

**2. 体格检查** 体格检查是医生运用自己感官、手法或借助传统辅助工具（如听诊器、血压计、温度计、叩诊锤、压舌板等），对患者进行细致观察与系统检查，找出机体正常或异常征象，其主要方法有视诊、触诊、叩诊、听诊、嗅诊，骨科、神经科等专科检查中还有一些特别手法。体格检查所发现的问题称为体征。

**3. 必要的辅助检查** 通常包括实验室检查、影像学检查、内镜检查、病理学检查，还有其他特殊检查，如心电图、心音图、脑电图、肌电图、肺功能等检查。实验室检查是指通过物理学、化学和生物学等实验室方法，对患者的血液、体液、分泌物、排泄物等进行检查，为临床诊断、治疗提供直接和间接依据。影像学检查一般包括普通X线、CT、MRI、DSA、核素检查、PET-VT和超声检查。内镜检查是通过光学装置，对深部或与外部相通的器官进行直接观察。依据其用途不同，有鼻咽镜、喉镜、食管镜、支气管镜、胃镜、纵隔镜、结肠镜、直肠镜、腹腔镜等。病理检查包括组织病理学检查和细胞病理学检查，后者依据标本的来源不同，尚可再分为脱落细胞学检查和针吸细胞学检查。

# 第二节　临床治疗思维

## 一、临床治疗思维过程

### （一）门诊治疗思维

在对门诊患者进行治疗时，一般应遵循如下思维过程：首先，确诊疾病名称，判断病情的紧急、严重、复杂程度，如高热不尽快处理可能会对患儿身体产生损伤，老年人同时患有高血压、糖尿病、冠心病则情况复杂；其次，根据疾病的诊断治疗规范，选择合适的治疗方法，如对上呼吸道感染的高热患儿对症治疗，开出解热镇痛药物，对局部脂肪瘤进行手术，或者综合运用各种治疗方法；再次，实施治疗，如家长拿到药物后尽快给患儿服下，医生到门诊手术室对患者进行消毒、铺巾、切除脂肪瘤、缝合、包扎。门诊多数患者需进行药物治疗，其治疗过程往往在患者家中完成，其治疗效果跟其遵守医嘱有很大关系，医生应对门诊病人详细交代药物使用的知识。

### （二）住院治疗思维

住院患者往往病情严重，疾病情况复杂，诊断治疗往往需要相对大型、复杂的医疗设备以及具有丰富经验的高水平专科医生以及配套的护理人员。对住院患者诊断治疗往往需要依靠团队的集体思维与合作，治疗思维过程如下：患者入院后，由住院医生详细、全面的问诊以及全身各系统的全面体格检查，并进行必要的辅助的实验室、影像学等检查，以便全面、深入、准确地了解病人情况。在此基础上，住院医生向以上级医生为首的医疗组汇报情况，由医疗组集体讨论后依据医疗组的经验决定治疗方案。如果系疑难病症，医疗组不能明确诊断，则进行科室集体讨论，必要时请院内外专家进行会诊，同时进行文献检索，甚至向国外专家寻求帮助，以便及时确诊和确定治疗方案。不同的情况，治疗方案有很大差别，如有些情况可以进行根治治疗，使患者得到治愈，如子宫肌瘤、子宫囊肿的手术治疗；有些情况只能消除目前威胁患者生命的症状，而无法彻底进行治愈，如糖尿病酮症酸中毒的患者，医生只能消除其危险状态，稳定其血糖水平，而无法彻底治愈糖尿病，有些情况则无法阻止病情发展，只能帮助患者减轻痛苦，如恶性肿瘤晚期患者。具体思维过程参见图 11 - 4。

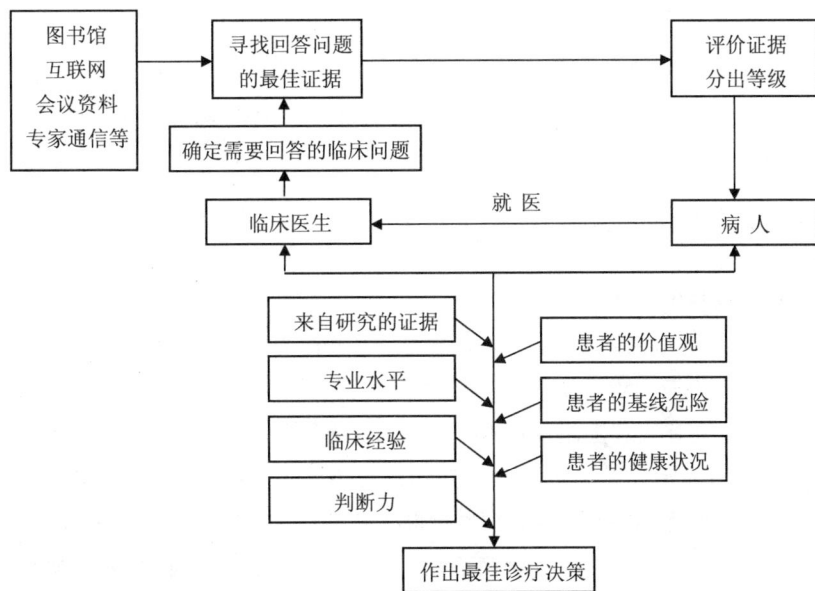

图 11 - 4　基于证据的临床决策模式图

## 二、临床治疗思维原则

治疗在临床实践中具有重要地位。治疗过程中，医生既要理解疾病又要理解患者。只有做到两个理解，才能保证质量、有效救治。为此，须遵循下列临床治疗思维原则：

**1. 以患者为中心原则**　进行临床治疗时，应以患者为中心，根据患者各方面的实际情况，考虑患者具体的需求，设计的治疗方案更人性化才可能得到较好的执行。即使住院患者的治疗工作，也应在生物 - 心理 - 社会医学模式的指导下，兼顾患者的身体康复需要、心理需要以及社会功能实现的需要，全面促进患者的康复，把以人为本的思想体现到医疗工作中。

**2. 整体性原则**　很多疾病的表现不是一个或几个器官局部的病理变化所能简单说明的，

大多还受心理精神因素、家庭、社会、人际关系和环境状况影响。患者从得病一直到诊察、治疗、康复，都有复杂的心理过程，每个医生都要学会从身体上、精神上、心理上为患者解除病痛，不仅要了解病情，而且要理解患者及其家属等的喜怒哀乐和工作状况，其效果是单纯医疗技术难以实现的。同时处理好全身与局部、治标和治本、预防和治疗等问题。将患者生理疾病、心理和环境因素视为系统性整体，进行防、治、保、康一体化综合治疗，以期获得最佳效果。

**3. 个性化原则**　患者每个人的性别、年龄、身高、体重、学历、家庭环境、职业等情况都不一样，在制定针对其的治疗方案时，应充分考虑其各方面的情况，符合其个体实际需要，使得治疗方案更具有针对性，体现个体化的原则。如一些调理气血的女性会嫌煎中药麻烦，而且现在的中药中农药残留、重金属残留也是很大的问题，则需要为她们提供中药有效成分的提取物或中成药；有的喜欢食疗，则要为她们提供养生药膳制作的指导。

**4. 最优化原则**　在进行临床治疗时，患者和医生都希望能达到最好的治疗效果，同时使得风险最小、并发症最少、药物的毒副作用最小，并尽量减少对患者身体的损伤，即效果最大化。但同时必然伴随先进医疗设备的使用，新颖的治疗方法以及药品的使用，这使得治疗成本高昂，尽管可以取得较好的效果，但不是所有的检查、治疗和药品都纳入到各种医疗保险范围内报销，不少病人负担不起。临床治疗所取得效益和花费的成本是永恒的矛盾对立统一体，很少有医生能做到以最低的成本取得最大的治疗效果，所以医生在临床治疗中，只能根据实际情况，寻求合适的治疗成本效益比。

**5. 预防为主原则**　防病于未然、防患于微末是古今通用的治疗准则。治疗过程中，医生有责任尽可能向患者介绍相关疾病的防治知识、康复过程中的注意事项，防止出现并发症、继发症。

## 三、临床治疗方法及其分类

### （一）根据治疗目的分类

**1. 对因治疗**　这是指消除病因的治疗方法，也被称为根治治疗。如上感带来病菌的侵入，患者咳黄痰，医生使用青霉素等抗生素杀灭病菌，从而消除黄痰及其伴随的其他症状。皮肤脂肪瘤的切除，胆囊炎伴随胆囊息肉时施行的胆囊摘除术等也可以列入此种治疗方法。

**2. 对症治疗**　对症治疗是临床经常使用的治疗方法，是指用药目的在于改善症状的治疗，或称治标。它虽然不能根除病因，但在诊断未明或病因暂时未明时无法根治的疾病却是必不可少的，如强直性脊柱炎的消炎对症治疗。在临床上，某些重危急症如休克、惊厥、心力衰竭、高热、剧痛、急速脱水时，对症治疗可能比对因治疗更为迫切。在可能的情况下，对因治疗和对症治疗同时进行。

**3. 诊断性治疗**　诊断性治疗是指医生在不能完全断定病情的情况下，不能确定是什么疾病时，按照经验和推理判断，进行治疗的一种手段，来帮助医生证明其对病情的判断是否正确。简单地说，就是一种不能确诊的情况下进行的试验型治疗。

**4. 预防性治疗**　为了防止出现继发疾病或某种疾病复发而对现有疾病进行的治疗称为预防性治疗，如对高血压进行治疗防止出现脑血管意外，对高血脂进行治疗防止出现心梗、脑梗等。

**5. 姑息治疗**　世界卫生组织对姑息治疗的定义是：对那些对治愈性治疗不反应的病人完全的主动的治疗和护理。控制疼痛及患者有关症状，并对心理、社会和精神问题予以重视。其目的是为病人和家属赢得最好的生活质量。姑息治疗特别强调症状控制、患者支持、提升生活质量等内涵。需要注意的是：姑息治疗应在"病程早期"与放化疗共同应用，是放化疗的有效补充，让临床医生从癌症治疗的初始就可以"更好的了解和管理令人痛苦的临床并发症"。

**6. 支持治疗**　支持治疗是为了顺应人体对疾病的代偿性反应，以便使人体不会消耗更多的能量及产生其他的机体损伤的治疗，以便使病人更好的恢复，如卧床休息、营养支持、心理疏导等。

**7. 康复治疗**　康复治疗是指综合、协调地应用医疗的、工程的、教育的、职业的、心理的、社会的和其他措施，对患者进行治疗、训练、辅导，并运用辅助手段尽可能补偿、提高或者恢复其已丧失或削弱的功能，促进其适应或重新适应社会生活。康复治疗一般包括物理治疗、运动治疗、作业治疗、营养治疗、心理治疗以及必要的手术措施等。

### （二）根据治疗手段进行分类

**1. 药物治疗**　指用一切有治疗或预防作用的物质用于机体疾病，使疾病好转或痊愈，保持身体健康。它是最常用的治疗手段。药物有不同的分类，按药物性质来分，有中药饮片、中成药、化学药、生物制品等；按照法律规定的是否必须由医生开具，可分为处方药和非处方药；药物性状可为片剂，胶囊剂，注射剂，外用酊、膏、贴、粉剂，外用涂剂、栓剂，以及其他剂型。

**2. 手术治疗**　指医生用医疗器械对病人身体进行的切除、缝合等治疗。以刀、剪、针等器械在人体局部进行的操作，来维持患者的健康。是外科的主要治疗方法，俗称"开刀"。目的是医治或诊断疾病，如去除病变组织、修复损伤、移植器官、改善机体的功能和形态等。早期手术仅限于用简单的手工方法，在体表进行切、割、缝，如脓肿引流、肿物切除、外伤缝合等。故手术是一种破坏组织完整性（切开），或使完整性受到破坏的组织复原（缝合）的操作。随着外科学的发展，手术领域不断扩大，已能在人体任何部位进行。应用的器械也不断更新，如手术刀即有电刀、微波刀、超声波刀及激光刀等多种。因之手术也有更广泛的含义。

**3. 介入治疗**　指在数字减影血管造影机、CT、超声和磁共振等影像设备的引导和监视下，利用穿刺针、导管及其他介入器材，通过人体自然孔道或微小的创口将特定的器械导入人体病变部位进行微创治疗的一系列技术的总称。目前介入治疗学已经成为与传统的内科、外科并列的临床三大支柱性学科。

**4. 内窥镜治疗**　指利用内窥镜进入人体，对病变组织、赘生物等进行切除、缝合、止血等治疗。其特点是创伤小，出血少，病人痛苦比以前小，恢复快，常用于消化系统、呼吸系统、女性生殖系统、泌尿系统。如用支气管镜夹出呼吸道异物，用腹腔镜进行病变胆囊的摘除等。

**5. 物理疗法**　是应用物理因子治疗病、伤、残的方法。既包括利用力、电、光、声、磁、射线、热、冷、气压等人工物理因素进行治疗的方法，也包括利用空气、日光、气候、海水、矿泉水、泥、沙等自然因素进行治疗的方法。如运动治疗、激光治疗、超声治疗、高压氧舱治疗、放射治疗、艾灸、冷冻、刮痧、拔罐、推拿、泥疗等。

**6. 作业疗法**　是采取生活、工作、休闲游戏、社会交往等形式，使用工具、设备来进行作业训练，以增强躯体、心理、社会功能，促进发育，使患者达到最大的生活自理，恢复工作学习和适应社会，提高其生存质量。

**7. 其他治疗方法**　随着医学的发展，涌现出了更多的新的治疗方法，如干细胞移植治疗、基因治疗、免疫调节剂治疗、血液透析治疗等。

# 第三节 临床急诊思维

## 一、急诊概念与特点

### （一）急诊概念

急诊是对病情紧急、可能危及生命的患者实施紧急诊断与救治，提供全面、紧急和快速的医疗服务，以最大努力减少或避免死亡和伤残的发生。急诊医学是专门研究急诊救治的学科，也是一个专门的临床学科。急诊科是对急诊患者提供专业急救诊疗服务的临床科室，保障急诊患者能在最快时间内得到专业、科学的救治。

### （二）急诊特点

**1. 疾病发生的突然性** 疾病的发生突然，快而迅速，此时去医院的患者往往到急诊科就诊。小儿的上呼吸道感染、扁桃体炎，会使体温短时间内迅速升高，尤其在季节交替时，晚上医院急诊科往往挤满了发热的儿童与家属。而心肌梗死、脑出血、脑栓塞、交通事故导致的骨折等严重损伤也往往突然发生，是急诊科常见的病种。

**2. 患者流量的不均匀性** 急诊患者的流量不是匀速的，常常尤其是晚上短时间内会有大量患者来诊，轻重不同的患者混杂在一起。这会给医生带来不小压力，造成对每位患者诊断治疗的时间很短，可能需要在 10 分钟甚至更短时间内完成病情的分析、诊断、处置和记录。同时，急诊医生必须在大量的患者中快速准确地甄别出危重患者，即"真正的"急诊患者，如体温降低、血压不断下降的患者，较快时间内昏迷的患者。

**3. 病情的复杂性** 急诊医生需处理各系统的疾病，涉及的专业范围大于任何一个其他临床专业。患者可能因为某一局部症状或体征来就诊，医生绝不可以仅以此局部为处理范围。某些局部表现可能是严重疾病的唯一表现或不典型表现，有些如急性心肌梗死的患者会只有腹痛的表现，有的只表现为肩痛或背痛，甚至表现为不能缓解的牙痛来就诊的。任何一种疾病都可能存在不典型表现，教科书所描写的典型表现只是疾病表现的一部分。急诊医生要熟悉通过不典型临床表现认识疾病的本质。

**4. 诊疗信息的缺乏性** 急诊医生进行诊断处置时所需的信息常常不足，如突发昏迷的老年患者是否患有其他疾病或患有多少种疾病不能快速获知，老年痴呆的患者不能清楚准确表达，幼儿语言表达正在发育中导致表达的信息有限或不准确，聋哑人、只会说方言的人以及不会说汉语的外国人都会带来疾病信息获取的困难。

**5. 处置方法的有限性** 急诊医生所能提供的治疗手段也常常受限，如急诊医生能进行简单的外伤缝合、包扎，但对交通事故导致多脏器损伤只能快速联系相关专业科室进行快速诊断与联合手术。

**6. 病患的法律纠纷性** 急诊医生常需面对涉及法律问题的患者，如交通事故、自杀、打架斗殴导致的外伤。有时护送者就是肇事者或实施伤害者。有些以急性腹痛就诊的未婚女性或在校大学女生甚至高中女生，可能是发生了性行为导致的宫外孕，需要进行相关询问或相关检查，涉及隐私问题，如果不进行相关检查而误诊导致严重后果，会产生医疗纠纷甚至医疗事故。因此急诊医生既要处理医疗问题，也要注意法律问题。

## 二、急诊思维特征

**1. 寻找证据时要专注** 急诊医生听患者主诉现病史时一定要围绕患者最痛苦的症状和事件刨根问底，不能漫无边际冲淡主题。在有限时间内获得大量、可靠的信息，需要扎实的临床基本功。

**2. 重视生命体征** 体温、呼吸、血压、脉搏、意识、心电监护仪上的实时动态心电图都是最能反映疾病发展情况的根本特征，准确获取这些生命体征的情况，对其变化进行分析，结合病理生理知识则能较好掌握疾病发展趋势和需要干预的重点。

**3. 危机值判读** 血常规、尿常规、血生化及血气、血电解质等反映机体内环境变化，其升高或降低到某一界限时，就能反映机体代偿、失代偿及生理储备的能力，超过其上下限代表异常程度，须进行积极干预。

**4. 正确利用辅助检查** 正确进行临床辅助检查并科学判读检查结果，特异性强的指标对疾病诊断有非常大的帮助，一些临床诊断的金标准对疾病诊断有决定性意义，如 SARS 病毒是诊断 SARS 的金标准，肺动脉造影是诊断肺动脉栓塞的金标准。

### 三、急诊诊断原则

急诊诊断主要遵循最佳证据、精湛技艺和以人为本三结合的准则，病史询问、体格检查、辅助检查的取舍要依靠精湛技艺的运用，如果基本功不扎实，在调查获取疾病信息中就难以准确可靠。只有本着对患者充满同情、善意、帮助的心理才能获得患者配合，并能获取真实的资料，在二者的基础上，才能找到最佳证据。

医生依赖于反复的资料收集和判读过程，迅速将可能的疾病缩小到几种初步的假设。医生通常使用概率推理过程（通常是无意识的），而临床检查结果只有医生对一种特定的疾病有正确的模版，对收集到的信息进行比较，才能正确地进行先验概率分配，如对于一例因突眼、兴奋、细微震颤和腹泻而就诊的青年女性，多数医师能正确地诊断为甲状腺功能亢进，这些症状使医生想起医疗训练中鉴别体征和症状的结合（即"甲亢"模版）。相反，在老年患者中甲状腺功能亢进常以情感淡漠为特征，使漏诊的可能性升高。

### 四、急诊思维的特殊情况

急诊患者病情不仅有危急重症的特点，而且具有明显的多样化特征，需要临床医生根据不同情况采取不同思维模式进行审慎诊查。

对于急性中毒患者，因为不少是自杀有故意隐瞒病史的倾向，亲属、同事多不在场，证据不足，处理此类患者要宁可信其有，不可信其无。若不如此，有时会延误时机，造成抢救不及时而带来患者严重损伤甚至死亡的后果。

对于多发伤患者，首要是评估生命体征，遵照 ATLS 原则反复评估，动态观察，随时发现蛛丝马迹，避免漏诊和误诊。

对有多种症状，看似很多疾病表现的情况下，要认真梳理，依据症状、体征产生的病理生理特征归类，找出共同的病理生理基础，尽量用一元化的方法解释。当患者的病史和体检结果对任何单一疾病都不典型时，要考虑该患者是否同时患有多种独立疾病的可能性。如南非外科医生塞恩特发现食管裂孔疝、胆囊疾病和憩室联合存在，以他的名字命名了塞恩特三联症，这三种疾病没有共同的病理生理学基础，因而需要多个疾病的诊断。随着人口老龄化发展，临床诊疗过程中会遇到越来越多患有多种急性和慢性疾病的患者。

作出诊断时要遵循重视发生概率较高的疾病，即常见病，在对待临床表现方面应当先想到普遍性，再想到特殊性，宁可认为是一般疾病的特殊表现，也不要认为是特殊疾病下的一般表现。

对于一时难以明确诊断的疾病，不管从哪一方面入手，均应遵循仔细观察，反复斟酌，认真思考，求得其解的原则。

对于有多种慢性疾病存在的老年患者，即使此次就诊暂时无威胁生命的原因存在，而只是上呼吸道感染，也可能像导火索一样引燃旧病急性发作或并发威胁生命的危重情况。因此，对这种情况一定要格外重视，认真对待。

## 五、急诊治疗的思维与决策

在救治措施上，急诊一定要遵循救命第一，保护器官第二，恢复功能第三的原则，要先救命后治病。

在做出治疗决定前要认真评估此种治疗给患者带来的好处和潜在的风险，二者孰轻孰重须认真权衡，急诊医生不但要评估即刻给患者带来的效果，还要考虑由此种治疗带来的远期潜在风险。最主要的目的是使效益最大化，风险降至最低。在处理患者时，能口服的绝对不肌内注射，能肌内注射的不静脉用药，能用物理方法就不用化学方法，能简单则不繁琐，能用廉价的就不用昂贵的。

在急危重病危及生命时，要采用"急则治其标，缓则治其本"的原则。此时应该应用遏制理论，即采取一切措施、手段、方法，尽量在短时间内将威胁生命的因素遏制住，由此产生的一切后果则容以后处理。如癫痫持续状态，应用全身麻醉也许是控制癫痫的第一选择，而由麻醉导致的肺部感染等不良反应则是次要的。因此，在疾病威胁生命时选择药物治疗要考虑其有效性，在不威胁生命时选择药物要考虑其安全性。

与急危重病用"猛药"医治不同，对于老年有多个脏器功能不全患者的治疗，最重要的是抓主要矛盾，威胁生命的主要问题得到解决，就为治疗其他疾病赢得了时间。在调整脏器功能方面要以"稳态"和"中庸"的方法使各个脏器构建"和谐社会"，争取在病理状态下达到某种暂时的平衡状态，使疾病得到缓解。此时若错误地用"猛药"会打破这种暂时平衡而发生"虚不受补"的后果，引发新的症状或疾病发作。此种情况下最好采用"和风细雨"的治疗方法，即慢慢地调理，直到达到目的。

在处理急危重病时宁可举轻若重，而不能举重若轻。即使病很小，特别是老年人有多种慢性疾病同时存在情况下，即便诱发因素很小，如"感冒"、"发热"也要认真对待，否则要犯大错，如老年人严重肺部感染可以没有发热、咳嗽、白细胞升高，喘憋不明显，此时如误认为病情不重而未采取积极措施，病情会急转直下，可能很快会发生休克或死亡。

在诊断不明确或没有把握时，治疗决策应是"中性"的，不能太偏激，如对脑出血或脑梗死一时难以明确时，最好用一些脱水药，维持水、电解质平衡，控制血压，防治并发症，而不是积极用止血药或抗凝药。待进一步明确诊断再应用确定性治疗。

重视治疗反馈作用，在给予治疗之后要注意观察反应。如果症状好转、体征稳定及各种生理参数改善，说明诊断和所用治疗方法均正确，如果无效果应考虑诊断是否正确，或药物应用是否不对症，如果恶化说明药物有不良反应，通过反馈可以反思诊断治疗决策的正确性，以利于总结经验。

对指南的理解与应用。诊疗指南的问世为临床诊疗决策起到指导作用，其目的是使诊断治疗规范化。在临床上对指南的应用，应遵循如下原则，即指南是概括某种疾病的诊断治疗的一般规律和方法，而不能涵盖特殊规律和方法，因此对指南应具体问题具体分析。在临床诊疗过程中，不遵循指南不是一个训练有素的好医师。但在任何情况下不分对象一味强调指南也会犯教条主义。因此要正确处理好普遍与特殊、群体与个体，既有原则性又有灵活性。

预后评估——预见性的及时沟通与交流，是指根据自己专业知识，作出诊断提出治疗意见等决策之后，依据疾病发展规律，患者本身条件（免疫、脏器功能、年龄、有无慢性疾病）和其家庭背景包括经济文化等，对患者病情发展和预后作出评估，将这种评估可能性及时与家属沟通，取得其配合知情同意，并作出决断，以免引起医疗纠纷。

## 第四节 误诊与临床思维

误诊必然导致误治，出现用药不合理、增加药物毒副作用、治疗结果不理想、患者辗转就医、增加经济负担，甚至可能造成更严重的不良后果，增加患者精神压力。误诊直接影响医疗服务质量，导致医疗纠纷，造成不良的社会舆论。临床工作中不仅要正视误诊的存在，而且应充分认识导致误诊的原因，尽量避免其发生。

### 一、误诊的概念与分类

#### （一）误诊的概念

误诊，就是在临床工作中对疾病作出错误诊断或未能全面诊断的现象。误诊是临床普遍存在的现象，可以说，有诊断，就有误诊发生的可能。它影响医疗治疗，妨碍患者健康的恢复，甚至可能危及生命，是临床上造成医疗事故、医疗差错和医疗纠纷的主要原因之一。随着医学的发展，各种先进的现代化检查设备与仪器广泛应用于临床，诊断方法和手段有了很大提高，但临床上误诊仍然十分严重，诊断手段的提高与误诊率的下降不成正比。研究并重视误诊问题，可以提高治愈率，降低死亡率，提高患者的生活质量。

#### （二）误诊的分类

结合临床上比较通用的分类，并根据误诊性质和程度的不同，将误诊分为五个类型。

**1. 诊断错误** 诊断错误包括完全漏诊和完全误诊。完全漏诊和完全误诊有两种情况。一种是把有病诊断为无病，称为完全漏诊；把无病诊断为有病，称为完全误诊。另一种是把甲病诊断为乙病，甲病被完全漏诊；乙病则是被完全误诊。

**2. 延误诊断** 各种原因所致诊断时间延长。由于时间拖延得太久，在拟诊过程中选择的治疗方法不利于康复，有时甚至导致疾病恶化，到最后确诊时已丧失了有效治疗时机，称为延误诊断。延误诊断的时间有长有短，短则几天，长则数月，甚至数年。因此确定是否为延误诊断，不应以时间长短为标准，应以导致疾病的转归为标准。

**3. 漏诊诊断** 指因各种原因引起的诊断不完全。如患者同时患有多种疾病，临床上表现出多种症状和体征，而医生只对其一种或几种疾病作出了诊断，并给予相应治疗，遗漏了同时存在的其他疾病，这就是漏诊诊断。有时只对次要疾病进行诊断，而遗漏了占主导地位的疾病。还有，患者因某一种诊断明确的疾病住院，在观察治疗过程中又发生了新的疾病或产生了并发症，医护人员未能及时发现导致诊断延误，也属于漏诊诊断。

**4. 病因判断错误** 对疾病的病变部位和性质以及疾病名称作出了正确的诊断，但对其病因作出了错误判断。临床上，病因诊断对疾病的治疗和预防具有重要意义，病因不明会严重影响治疗效果。

**5. 疾病性质判断错误** 对疾病的部位和病因作出了正确的诊断，但对病变具备的病理变化作出了错误判断。由于对病变性质判断不符合实际，选择了不恰当治疗方法，会对患者造成不良后果。

诊断目的在于确定疾病本质，并据此选择有针对性的治疗措施，使病情向好的方向转化，因此不仅应把不正确的诊断看作是错误的，而且要把不及时、不全面的诊断也看作是错误的。

### 二、误诊产生的原因

在临床工作中产生误诊的原因有很多，大致可将其分为患者因素、医生因素、护理因素、临床因素、辅助检查因素和社会因素。

### （一）患者因素

**1. 就诊动机不同**　在医生面前的就医者虽然是就诊看病，但不同人有不同的文化、社会和家庭背景，在就诊时，其心态、愿望、目的也不尽相同，因此他们在对自身疾病的陈述上会自觉不自觉地表现出一定的目的性。这种自身的主观性会影响病史和症状的真实性及体征检查的正确性，严重干扰医生的思维和判断，造成误诊。故意隐瞒病史，如未婚的妊娠女子，由于不提供或根本否认性生活史及停经史，医生就可能把正常妊娠误诊为包块。有意夸大病情，如工伤或人际纠纷致伤者，为提高伤残等级等，患者本人或家属常歪曲病史，夸大或编造伤情。讳疾忌医，有人因经济困难，有人怕影响工作，就医时把病情说得轻些，以少花钱或不住院，而使医生丧失警惕，增加误诊可能性。求医心切，因病情危重而被迫转院的患者在到达新的就诊医院时，患者和家属因担心讲实情会被拒收或想要及时入院治疗，会有意隐瞒在其他医院做过的检查和治疗。医生在临床上对某些拟诊的患者采取试验性治疗进而确定诊断，而如果患者不相信医生，或有医疗以外的目的，不配合治疗，甚至不吃所给的药物，会造成医生的错误判断。精神因素的制约，对疾病忧愁、恐惧，甚至悲观失望者，可能使小病变成大病，使本来正确的治疗难以取得预期效果，而医生会因此怀疑自己的判断从而导致误诊。

**2. 个体对疾病感受不同**　同一种疾病发生在不同患者身上，他们对疾病的感受和体验是不同的，即使有相似体验，由于文化程度不同以及语言表达能力不同，向医生陈述病情的准确性也会出现明显差异，如果医生没有注意，不进行客观分析，就可能造成误诊。不同年龄的人对疾病的感受不一样，如年轻人比老年人更敏感，老年人因感觉能力下降，疾病体征常比较隐匿，同时可能表达散乱，准确性差。不同体质、不同心理状态的患者对疾病的感受也不一样。

**3. 医学知识缺乏**　医学知识缺乏会造成患者就医时带有盲目性，其症状和体征最突出的部位，不一定与疾病部位完全一致，如果医生也把思维局限在突出症状和体征的局部，就可能发生误诊。

### （二）医生因素

**1. 医生的基本素质**　医生的仪表往往先入为主，具有第一印象的作用，进而影响患者信任，如患者会对不修边幅、胡子拉碴的医生产生失望和不信任感，进而对医生有所隐瞒，造成误导。医生的性格对患者影响很大，耐心听取患者倾诉的医生容易赢得患者信任，而性格傲慢又主观臆断的医生，会对文化程度低、理解能力和表达能力弱的患者不耐烦甚至轻蔑，会对病情未作深入分析就武断作出诊断结论，可能导致误诊。而医生的表情、语言的运用不当都会造成患者信息获取不全面、不真实，进而导致误诊。

**2. 医生的感知能力**　医生的感知能力正常，能把正确的符合患者实际情况的信息传递到大脑中去，对确立正确诊断有益；相反，如果所感知的信息错误、不全面，不是患者的本质反映，把错误的信息传递到大脑中去，会得出错误的、与实际病情不符的诊断结论。由于先天素质不同、医学训练情况不同、社会实践情况不同，不同医生之间的感知能力有很大差异。不同的身体状况也直接影响医生的感知能力，如长时间超负荷工作、经常加班或夜班，会降低医生的感知能力，导致误诊增加。不同的心理状态对医生的感知能力也会有不同的影响，如失恋、离婚、孩子的行为问题、家人去世、职称没有顺利晋升等负性事件都可能降低医生的感知能力，导致误诊增加。

**3. 医生的医学理论知识与经验**　临床上的诊断是医生科学运用已有的理论和经验具体地认识患者某一疾病的过程。诊断需要医生对患者进行观察，而任何形式的观察又总是渗透着自己的理论知识和实践经验。对同样一种疾病，知识和经验不同的医生会作出不同的诊断。

只有理论知识和实践经验都丰富的医生，才能作出正确诊断。而对于理论上既缺乏了解，又没有实践经验的医生，即使疾病的症状体征典型，也难以作出正确诊断，更不用说对于症状体征不典型、临床表现复杂的病例了。已有经验理论可直接指导医生对病史信息的采集和选择，影响对诊断信息分析的着眼点和注意力，有经验的医生能从零散资料中取得能够反映疾病本质的有用部分，为正确诊断奠定基础。如患者以咽痛为主要表现而就诊时，可能会诊断为慢性咽炎，实际上咽痛也可能是心肌梗死的非典型体征。如果接诊者是一位有丰富经验的心血管病专家，当发现同样的咽痛时，就可能会立刻注意到咽痛的时间特点及疼痛性质，并很快把咽痛与心肌梗死联系起来进行系统检查。医生的理论知识和实践经验直接影响到对病史信息的采集、辅助检查项目的选择和观察结果的评价，也制约着诊断过程中的思维方法。如果患者新发疾病是医学上极为罕见的疾病，医生在临床上尚未实践过，又缺乏此方面的理论知识，则难免发生误诊。

**4. 医生的服务态度**  有些疾病的误诊不是由于疾病本身的复杂性，也不是由于医生技术水平不高，而是由于医生的服务态度造成的。在诊断过程中，因为医生的粗心大意造成的误诊在误诊的病例中占有很大比例。粗心大意者往往表现为问诊不详细、体格检查不认真、收集病史信息不全面，仅凭有限资料得出诊断结论。目中无人，骄傲自满，自以为是导致误诊者也不罕见。也有贪便偷懒导致误诊的病例，如医生在诊断时已觉察到还有某些疾病不能完全排除，或现有诊断尚存疑问或还需要作一些必要检查和试验，但由于主观上怕麻烦或客观上工作忙等，常以"暂时观察"为名或抱有"大概不会"的侥幸心理，而省略了应当作的检查项目，就可能因诊断未确定，所选择的治疗方法无效，延误治疗造成不良后果。此外，医生的不良情感体验、不良作风以及医德问题，都会使误诊的可能性提高。

### （三）护理因素

护士处在医疗服务第一线，直接参加抢救急、危、重症患者，进行各种治疗护理，因而更了解患者实际情况。护士认真观察病情，可及时准确发现患者病情变化，为医生及早作出正确诊断提供依据，反之则可能延误诊断。护士技术水平差、粗心大意、责任心不强、弄虚作假，都会造成医生误诊。

### （四）临床因素

误诊最重要、最复杂的原因还是临床因素。疾病的临床表现非常复杂，常出现疾病表现与本质不一致的情况，疾病表现中的假象，疾病表现的不稳定性和动态性，以及多种疾病表现共存，不同疾病的类似表现，疾病真假表现的交叉和互相掩盖，出现互相矛盾的疾病表现，疾病体征的隐匿以及不典型，都增加诊断难度，提高了误诊可能性。未明确诊断时用药会掩盖疾病症状，临床用药不当会改变疾病典型表现以及并发新的疾病，也会导致误诊发生。

### （五）辅助检查

辅助检查是诊断过程中不可缺少的措施。但若不能正确选择和使用种类繁多的辅助检查，或不能正确对待辅助检查结果，会形成认识疾病本质的障碍，造成误诊。因此应对辅助检查的局限性有充分认识，辅助检查有可能出现假阳性和假阴性，每项辅助检查都有一定的正确诊断率，因此必须结合多种检查结果、病史以及具体临床表现进行具体分析。

医学的发展明显受到社会科学文化总体发展水平的影响。人们对疾病的认识，也受社会发展水平的制约，因此，从总体上讲，误诊也有其一定的社会原因。如经济水平落后的地区高水平医生流失、不能吸引高学历人才、先进医疗设备缺乏，医院的医际关系不良、管理制度不合理都会造成误诊发生。

### 三、容易导致误诊的思维习惯

误诊的原因虽然是多方面的，但就医生自身而言，最重要的是思维方法上的偏差。因此，加强临床思维方法训练，及时纠正和克服错误的思维倾向，是减少和避免误诊的重要途径。此处重点介绍几种常见的容易发生误诊的思维倾向。

#### （一）固守于局部

临床专科的形成与发展的一个方面，导致医生长期分割孤立地研究某一系统疾病，经常接触的都是比较熟悉的专科疾病，容易在认识疾病的过程中形成一种惯性（即比较重视局部，易忽视整体及机体各系统之间的相互联系）。当医生接触患者时，特别是患者又具有自己专科疾病的症状和体征时，就容易把思维局限于专科局部，表现为习惯于用局部的变化去解释面临的疾病现象，形成顾局部失整体的思维倾向，简称为固守局部。此种思维倾向一旦形成，会成为正确认识疾病的障碍，为误诊的重要原因之一。

### 案例讨论

**临床案例** 患者郭某，男，12 岁。7 年前玩耍跌倒时筷子刺入右侧鼻腔而流血，当地医院对症处理后，鼻腔流血停止。此后右侧鼻腔常有少量清水样"鼻涕"流出，以后7 年中每感冒时则出现发热、头痛、恶心呕吐，反复住院治疗 9 次，均诊断为脑膜炎，给予抗炎治疗。后在游泳后体温达 40℃，头痛、恶心，喷射状呕吐、抽搐、颈强直，到某市级医院就诊。家属详细提供了上述外伤、脑膜炎反复发作及住院治疗的病史，但接诊医生认为"伤后 5 年余，与脑膜炎关系不大"，给予抗炎治疗后 35 天痊愈出院。此后因鼻腔堵塞等在某县级医院就诊于耳鼻喉科，发现右侧鼻腔有灰白色新生物，诊断为"鼻息肉"，麻醉切除。当晚出现高热、恶心、呕吐等严重颅内感染症状，住院用大量抗生素治疗 41 天后症状缓解。最后于某市级医院检查发现，右侧鼻腔黏膜淡红色，中下鼻甲不大，嗅裂处有淡红色条索状新生物，质软，置麻黄素棉片无明显收缩，头前倾 15°时，右侧鼻腔有透明液体流出，化验符合脑脊液成分，X 线摄片显示右侧筛板处有一约 0.5cm 的骨质缺损区，诊断为外伤性脑脊液漏、脑膜膨出。经神经外科手术修复后痊愈出院。

**问题** 为何这么多次就诊未发现颅内感染的真正原因？

#### （二）拘泥于表面现象

现象在很大程度上反映事物的本质。医生在认识疾病的过程中，往往可以通过对疾病现象的分析研究而捕捉其本质。因此，在获得某些方面经验体会之后，当再次遇到同类现象时，就会不自觉地重复过去的经验体会，满足于已知现象，不再进行深入研究，从而形成一种拘泥于现象的思维倾向，就容易出现误诊。

以结肠癌为例，临床上结肠癌以腹泻黏液样便、便血、排便不畅和里急后重等为主要表现，与慢性肠炎、细菌性痢疾、胃肠功能紊乱的症状有共同之处。当出现上述症状时，患者本人，特别是医生，容易忽视结肠癌。据统计，60%的患者在就诊前其症状已持续 1 年之久，仅有20%的患者在出现症状之后 3 个月内就医，而且多数患者在确诊前已有多次求医的历史，但医生往往仅根据表面现象而误诊为其他疾病，这就是拘泥于现象的结果。

对于老年人脑出血诊断，有长期高血压病史，因情绪激动而突然出现偏瘫、失语、昏迷，查脑脊液为血性，脑脊液压力增高，于是可立即作出脑出血的诊断。但临床上还有另外一种情况，即同样是老年患者，有类似的病史，但仅表现为偏瘫，言语略微含混不清，而意识清楚，甚至脑脊液清亮。这些现象与脑出血的典型体征不很一致，如果诊断为脑出血，似乎依据不充分。后经证实，此例老年患者为囊外侧型脑出血。由此可见，现象虽然是本质的反映，但又不能完全代表本质。它所反映的也可能仅仅是本质的某一个或某些侧面。因此，医生在诊断疾病时，不能仅根据疾病的某些特征，将固定的模式套用于所有的疾病及每个患者，而应对针对具体患者的具体情况作具体分析。

### （三）迷信于仪器检查

作为医生，在运用检查仪器和检测方法的同时，应当清醒地看到，仪器和检测方法只能起到辅助作用，不能代替一切，不能迷信仪器和检测方法。临床上已出现过分依赖仪器和检测方法的趋势，而且现代化仪器和检测方法越多，对仪器检查的迷信似乎越明显。应当认识到，任何仪器和检测方法，都只是医生观察器官的延伸，它不可能也无法取代大脑思维。仪器和检测结果只是相对的，受操作者技术和操作方法，试剂纯度、样本采取时间、部位以及患者个体特点等因素的影响，即使同样功能的仪器和检测方法，得出的结果也会存在一定差异。检查者的专业知识与理论水平、思维方法和所遵循的检验标准也会直接影响结果。另外，任何辅助检查的结果都有一定数量的假阳性与假阴性。如肝癌患者甲胎蛋白检查结果大多数呈阳性，但某些胆管细胞型肝癌患者却出现阴性结果。任何仪器和检测手段所提供的结果都不是绝对的，它虽能为医生提供有力的诊断依据，但不能代替医生对病史的调查分析、观察和体格检查，更不能代替其临床思维。

### （四）静态思维

医生一旦根据主诉及症状体征对某种疾病形成了初步的诊断（拟诊）后，在分析症状和体征时始终围绕着初步诊断，在选择辅助检查项目时也服从于初步诊断，对初诊意见坚信不疑，即使发现病情有了新变化，仍不愿更改已有诊断，有时甚至听不进他人正确意见。此种一成不变的静态模式也是酿成误诊的一个重要原因。

### （五）思维定式

思维定式指人们在认识事物时由一定的心理活动所形成的某种准备状态，影响或决定同类的后继心理活动的趋势或现象。思维定式可使人们按照一种固定的倾向去反映现实，从而表现出心理活动的趋向性和专注性。临床工作中，由于经常接触和处理某些疾病而积累了一些经验体会以后，当再次遇到同类的或相似的疾病现象时，医生就会把思维束缚在以往熟悉的狭小范围内。这样就会阻碍其诊断思维的开拓，往往轻易地去重复过去经验的老路，而对一些比较生疏的疾病现象视而不见，从而导致误诊的发生。

### 案例讨论

**临床案例** 某女性患者，46岁，有多年的血管神经性头痛的病史。其丈夫是有近20年临床经验的医生。患者每次头痛发作常有疲劳和精神因素等诱因，经对症治疗和休息后能缓解。一天患者在劳累后又出现头痛、头昏现象，其丈夫给其测体温见不发热，遂按以往经验给予对症治疗。在其后的5天内病情加重，出现恶心、呕吐，并逐渐昏迷。会诊后，诊断为结核性脑膜炎。最后因确诊时间延误，治疗不及时死亡。

**问题** 有20年临床经验的丈夫为何会误诊？

## （六）主观臆断

主观臆断是主观主义在临床诊断过程中思维方法上的反映。具有此种思维倾向的医生，在诊断具体患者时，不是从实际出发，而是从主观愿望或某种偏见出发。在面对患者具体临床表现时，往往只看局部，不看整体，常把事物对立统一的两个方面对立起来，而不是全面地去把握疾病变化的本质。对患者症状、体征的观察，常常是过多地注意表面现象，或把现象与本质等同起来，而不是通过对现象的分析研究去把握本质。另外，持有主观臆断思维倾向的医生往往表现为拘泥于自己狭隘的经验，沾沾自喜于一己之见，盲目夸大经验的重要性，把有限的经验和体会套用于所有患者，甚至用经验去代替必要的临床观察和理论思考。用这种思维方法去诊断疾病，难免发生误诊。

### 案例讨论

**临床案例** 某男性患者，近年来有无规律性、无放射性的上腹痛，疼痛剧烈时有呕出蛔虫的病史，一次因上腹持续性疼痛4天而急诊入院。体温正常，右上腹隆起，可触及一包块，边界不清，质中度硬，压痛明显，无反跳痛，肝在肋弓下2~3cm。实验室检查：白细胞$6.25 \times 10^9$/L，中性粒细胞0.75，淋巴细胞0.20，单核细胞0.03，嗜酸粒细胞0.02。医生根据患者曾有呕出蛔虫的病史，便立即诊断为"胆道蛔虫症"。

**问题** 本例的诊断是否存在误诊？

## （七）满足于已知

在临床诊断过程中，许多复杂的疾病现象、不典型的症状体征以及缺乏特殊意义的化验结果和一些罕见的、尚未认识的疾病，常是医生作出诊断的障碍。但是，还有另外一些不大被人们注意的障碍，就是人们在一定程度上已经形成的理论认识。这种障碍的危害性有时更大、更隐蔽。因为未认识的障碍会不断地促使人们去思考研究，逐步认识；而自认为已经确定了的东西，则会对其放松警惕，放弃继续研究的思想准备。两者相比，后者的危害性可能更大。临床医生通过对某些症状体征的分析，一旦确立了某种诊断，投入了治疗，就容易满足起来，会放松对诊断的继续思考，常在病情发生了明显变化时方才发现原来的诊断是错误的或不全面的，但误诊已经形成。如颅内占位性病变或肾脏病患者，发生视网膜视乳头水肿，出现视力模糊，而就诊于眼科时，眼科医生可能仅满足于"中心性视网膜炎"、"视网膜病变"的诊断，不再继续追踪其原因；对肺癌或结核合并感染的患者仅满足于"炎症"诊断而给予抗炎治疗，等等，都是这种思维倾向的结果。

## （八）习惯于经验

正确的经验是临床医生的智能财富，但经验不是万能的，有其两面性。临床上，即使经验再丰富的医生，也不能用经验代替理论思维，因为经验与理论思维是关系密切但又相对独立的两个环节。有了某些经验，如果不能正确地运用和看待，过分地依赖经验，忽视科学的理论思维，就有可能因为经验而误诊。

**案例讨论**

**临床案例** 某患者，女，46岁。间断性右上腹痛20年，恶心、呕吐、黄疸、发热1天入院。检查：体温39℃，脉搏100次/分钟，血压14.6/9.3kPa（110/70mmHg），巩膜和皮肤黄染，右上腹压痛明显，有反跳痛及肌紧张，墨菲征阳性，未触及包块，肠鸣音正常，白细胞计数 $22 \times 10^9$/L，中性粒细胞0.9。诊断为胆石症，急性胆囊炎。根据是：患者有20年慢性右上腹痛病史；有明显的发热、黄疸；有典型的局部体征和实验室检查结果支持。在入院后给予青霉素静脉输入，总量1200万U，并解痉止痛。治疗后11小时，患者血压突然下降到10.6/5.3kPa（80/40mmHg），经抢救无效，于入院后14小时死亡。尸体解剖诊断为重症急性化脓性胆管炎，合并感染性休克。此时家属补述转院前患者血压已有下降，经用升压药物后转来本院，因担心不能被及时收治，在入院时隐瞒了此病史。

**问题** 本例误诊的原因是什么？

## 四、避免误诊的方法

误诊是医生对疾病本质的一种错误认识的反映。临床诊断过程始终涉及大量的认识论问题，这里主要介绍与误诊有关的认识论问题。

### （一）仔细观察

观察是取得感性认识的根本途径，是获得正确认识的起点。临床上，虽然病史具有指导观察和指引思维的作用，但正确的诊断、治疗不能满足于已收集到的病史，它还依赖于对患者症状、体征及其治疗反应的观察，观察是对病史收集的检验和补充，观察贯穿于诊断、治疗的全过程，是避免误诊的基本方法。

**1. 观察必须客观而具体** 观察时不能附加任何主观成分，必须摒除想当然的认识观点，才能使认识与客观实际相一致，这是由临床医疗特点所决定的。因为许多疾病的表现，既有一定的共性，又有独特的个性；且临床上存在大量的同症异病和同病异症现象，所以要求医生对患者要客观地、一个一个地观察。

**2. 观察必须系统而全面** 由于疾病的复杂性，要求医生对患者的观察必须是全面系统和多方面多层次的，这样的观察才能弥补客观条件限制所造成的局限性。疾病是不断发展变化的，疾病的不同阶段会出现不同的特征，各种疾病的表现既有连续性又有阶段性，因此观察也必须系统而全面。

**3. 观察尚需借助检查仪器** 避免误诊还要及时地应用现代化的科学仪器，以使观察客观化、定量化，这是现代临床医生获得正确认识的重要途径之一，它可帮助医生避免原始感官系统观察的片面性和主观性。

**4. 观察还有审查、验证的含义** 在诊断疾病时，如果医生只知道询问病史，完全听信患者的主诉，而不去认真地审查验证其主诉的真伪，也会造成误诊。

### （二）多方询问

要认识疾病本质，除了认真观察之外还要询问。询问是采集病史最主要的方法，它贯穿于临床工作的始终。面对具体患者，需认真询问患者及其家属，对导致疾病发生的原因、诱因和演变过程等，进行详细全面的了解，询问得越全面、越细致，对诊断越有利。询问过程中，要对患者陈述的琐碎、凌乱、缺乏条理的内容进行迅速的分析判断，权衡轻重主次，并综合整理，对正确诊断有重要意义。询问要按诊疗规范进行，排除主观因素干扰。询问时，要把与患者有关和无关的病史全部询问出来，有关的病史可以与症状体征相联系以验证真伪，无关的病史则能帮助医生开思路，排除其他疾病。单纯地围绕症状体征去追问病史，往往会把诊断的思路局限在十分窄小的范围内。

### （三）追本溯源

把患者所患疾病的病因、诱因以及所表现的症状、体征彻底弄清楚，也就是说，对每个疾病现象要既知其然，又要知其所以然，有刨根问底的精神，永远不能满足于已有的认识。这种认识方法称追本溯源法。追本溯源又利于减少或避免误诊。在临床诊断时，医生通过自己的感官最先接触到多半是疾病的现象（如患者体温、脉搏、血压、白细胞计数等的变化），而不是疾病本质。要明确认识本质，就必须通过现象深入本质。所以，无论是常见病还是疑难病，在认识方法上都应当力求追本溯源，不能轻易满足于已知的症状体征。

### （四）亲识其症

亲识，即亲自实践，正确的认识来源于实践，并随实践的不断深入而深化。临床医学的一个重要特点就是实践性强。因此，医生只有经过亲身临床实践，才能有正确的临床思维，对患者所表现出来的症状、体征只有亲识才能减少误诊。临床上，要正确地认识疾病，对一定范围内的疾病作出符合实际的诊断，首先需要掌握大量的医学基础理论知识。单纯地学好这些并不能成为一名优秀的医生，还需要通过实践把理论变成对疾病的认识。对理论知识、别人的经验不能照抄照搬，必须经过实践、观察（亲识），加以印证或改造，才能成为自己的认识，才能运用自如。亲识其症既是诊断过程中必须遵循的认识方法，也是全面提高工作能力和学术水平的必由之路。

### （五）治多知悉

一个医生能否在诊断过程中面对具体患者时最大限度地减少误诊，关键就在于能否进行有效的病史询问和体格检查，正确地选择和应用辅助手段以及对各项检查结果进行正确分析和判断。要准确完成诊断的一系列工作，一靠知识、二靠实践，三靠经验，而经验的取得则依靠师传和通过实践对理论的再认识。师传之后仍然要由自己去实践。因此，实践最为重要，而且实践越多越好，因为实践多才能知之悉。有经验的医生，其准确的判断能力就是靠大量的治疗经历得来的。这就是治多知悉。

### （六）勤于思考

许多医生具有丰富的理论知识但实践得少，诊断正确率也未能提高，误诊现象时有发生。而有些医生有扎实的理论基础，实践的机会也不少，但仍会出现不应有的误诊，甚至长期从事医疗实践而无收益，没有形成自己的经验理论，这就是不善于思考的缘故。思考，实际上贯穿于临床诊疗工作的全过程，对前人的经验理论，需要结合临床实践进行思考才能更好掌握，吸取精华；对别人的意见和见解，既不能拒不接受，也不能人云亦云，需要自己去思考；对具体患者，诊断、治疗的各个环节更离不开思考。是否勤于思考，是一个工作态度的问题，也是一个认识方法问题。不勤于思考的人，容易满足于已知的现象，不再继续深究；而勤于思考者不会满足于现状，总是把注意力放在病情变化中的疑点上，力争推理正确，诊断符合实际，在采取诊断、治疗的每一步之前都反复思考。有这种认识方法的医生当然容易使自己的认识完整全面，符合客观实际，因而会减少误诊的发生。

## 本章小结

本章根据临床诊断治疗工作的实际，首先介绍了一般情况下的临床诊断思维，临床治疗思维；其次介绍了急诊这一特殊诊断治疗的临床思维；最后介绍了会严重影响患者安全、医疗质量的误诊与临床思维。在临床诊断思维中，按诊断的先后顺序，介绍了诊断的诊查、断定和验证诊断三个基本过程，同时附上临床医生诊断程序图以使学生能更直观、动态、完整地了解诊断过程的步骤、环节以及相互关系；接下来介绍了临床诊断内涵、患者疾病的属性特征，临床诊断的基本形式和方法，其中重点阐述了患者疾病的属性特征，以使学生能初步了解诊断时所面对的疾病的复杂性。在临床治疗思维这部分，重点介绍了临床治疗思维过程，并用"基于证据的临床诊疗决策模式图"来辅助对临床治疗思维过程的理解，以使学生能对该过程有初步比较详细的认识；介绍了临床治疗思维原则，以使学生对临床治疗的出发点、根据能有所了解；介绍的临床治疗方法及其分类，是为了学生了解在何种情况下应该选择何种治疗方法。在临床急诊思维这部分，介绍了急诊的概念、特点，使学生建立对急诊工作的初步印象；介绍的急诊思维特征、急诊诊断原则、急诊思维的特殊情况以及急诊治疗的思维与决策，帮助学生进一步深入了解急诊，建立急诊诊疗思维的初步印象。在误诊与临床思维这部分，介绍了误诊的概念与分类，误诊的不良影响，避免误诊的方法，重点阐述了误诊产生的原因和误诊的思维原因，以使学生从一年级就能重视误诊这一在临床中经常发生的现象，也了解误诊如何产生以及误诊的思维情况，为以后临床工作避免误诊打下基础。

## 思考题

1. 请简述广义的诊断的基本过程。
2. 一般情况下的临床医生诊断程序是什么？
3. 医生面对就医者必须明确哪些问题？
4. 常见的临床诊断思维模式有哪些？
5. 临床诊断有哪些基本形式？
6. 请简述临床诊断方法。
7. 请简述临床治疗思维原则。
8. 请简述临床治疗方法与分类。
9. 急诊的特点是什么？
10. 急诊思维有何特征？
11. 急诊治疗的原则是什么？
12. 请简述误诊的类型。
13. 误诊会带来什么样的不良影响？
14. 避免误诊的方法有哪些？

（瞿书铭）

# 第十二章　现代医学研究方法

**学习要求**

**1. 掌握**　医学研究方法的基本类型；实验设计的基本要素、基本原则。

**2. 熟悉**　医学研究方法的特点、基本步骤。

**3. 了解**　医学研究方法发展简史、医学研究的概念及意义。

21 世纪是知识经济、信息科学和科技竞争日趋激烈的世纪，医学领域也不例外。由于医学研究的对象主要是人，而人类不仅有生理活动的自然属性，还具有心理活动和明显的社会属性，所以医学被认为是兼具自然科学和社会科学属性的综合性学科，其研究方法的要求更高、更严。

医学科学研究简称医学研究，是在医学专业理论、方法的指导下，围绕人类身心健康，对尚未研究或尚未深入研究的健康相关事物、现象进行探讨，旨在揭示事物的内部联系与客观规律，客观、全面、正确地提出新观点、新理论和新技术，并对其进行评价。它是提高对疾病、健康的认识和比较各种医疗保健方法效果的重要途径，目的是为改进医疗、预防、康复和保健措施等提供科学依据。

## 第一节　医学研究的意义

医学研究是探索人体生命本质和疾病转化的规律，寻求防病治病和恢复健康方法的认识活动过程，其核心任务是探索医学领域中的未知，提高医学科学水平，促进人类的健康。因此，医学研究的目的在于揭示人体生命本质和疾病的机制，认识健康和疾病相互转化的规律，并按此规律创造防病治病的医学技术。正如 17 世纪英国著名哲学家培根所说："跛足而不迷路，能赶过虽健步如飞但误入歧途的人"。只有掌握正确的科研思维和工作方法，才能实现这一目标。医学研究的意义包括以下几个方面。

### （一）发现未知医学事物、医学事件及其过程

人类和人类生存的外环境随着时间推移不断发生着变化，人类对自身和外界的认识也是一个循序渐进、永无止境的过程。发现未知医学事物和医学事件及其过程是医学研究的重要意义之一。医学研究的认识过程，可以区分为相互不可分割的两个阶段：经验层次和理论层次，前者是用科学方法收集事实资料的感性认识阶段，而后者则主要解决由感性经验认知到理性把握医学现象的本质问题提升。

从 20 世纪 50 年代发现 DNA 双螺旋结构到完成人类基因组计划，人类对生命本质的认识进入了一个全新阶段，许多医学事物和医学事件在基因水平得到了揭示。但目前我们对基因组中大部分基因的功能尚未明了或仅处于研究起步阶段。因此，功能基因组学即揭示每个基因的功能以及基因与基因、基因与环境的交互作用是后基因组时代主要任务之一。然而基因组计划的实现，并不能提供认识各种医学事物和医学事件直接相关的分子基础，还必须结合

蛋白质组学的研究结果。蛋白质组学研究不仅是探索生命奥秘的必须工作，也能为人类健康事业带来巨大利益。蛋白质组学作为医学研究的新兴领域，尚有大量问题亟待解决。

### （二）揭示已知医学事物和医学事件的未知规律

揭示已知医学事物和医学事件的未知规律也是医学研究的一个重要意义。只有认识事物本质，掌握它的规律性，才能进一步服务于人类健康事业发展。达尔文曾经说过："科学就是整理事实，以便从中得出普遍的规律或结论"。可见，医学研究不仅有助于认识医学事物和医学事件的本质，而且能够科学地揭示其内在规律。

随着医学的不断发展，人类对许多医学事物和医学事件的发生机制无论在广度上还是在深度上都有了进一步认识，不仅了解了一些疾病病因，还掌握了其发生发展规律。但是对于许多医学事件，仍然还停留在一知半解的阶段，如许多慢性非传染性疾病的病因和发病机制目前尚不明了，在世界范围内某些新发现和新流行的传染病的认识也极为有限。人类对疾病和遗传的研究已踏入后基因组时代，但只有一些单基因遗传性疾病在基因水平得到阐明。而许多由多基因联合作用或基因与环境交互作用而导致的疾病，人类对其发生发展的规律还知之甚少。因此，对已知医学事物和医学事件发生机制及转化规律的探索意义重大。

### （三）探索已知医学事物或医学事件规律的应用

发现未知事物和揭示未知规律，仅仅是认识自然的过程之一，医学研究的另一个重要意义是探索如何运用自然规律。因而，医学研究的任务之一就是利用医学事物和医学事件的发生发展规律，探索防治疾病的措施和策略，从而达到促进人类健康的目的。近年来，人类在防病和治病方面取得了较大的成功，但是对一些疾病如癌症，尚无根本性突破。迄今为止，人类对某些疾病的病因和发病机制已有一定的了解，可在治疗方面仍一筹莫展，如艾滋病。目前医学研究在疾病防治方面的热点之一是利用基因芯片进行基因诊断和基因治疗的研究。基因芯片可以定量监测大量基因，阐明基因功能，探索疾病病因和发生机制，发现可能的诊断及治疗的靶基因等。但目前对基因芯片的研究尚存在一定局限性，如基因治疗主要集中在免疫基因、肿瘤抑制基因和药物敏感基因治疗等方面，而且临床研究进展较慢。因此，在探索和应用已知医学事物或医学事件规律，尤其是应用于疾病防治方面人类还需不懈努力。

### （四）验证、改进和发展已有的医学理论和学说

实践是检验真理的唯一标准，因此检验医学理论和学说的唯一标准就是医学科学实践。医学理论和学说是在一定的历史条件和背景下形成的，必然也具有局限性。医学理论和学说的存在实际上是一个不断修正、补充和完善的过程，而其改进和发展则是通过反复开展医学研究实践来实现的。一成不变的理论和学说违背了科学发展规律。例如，人类对基因的认识就是一个逐步深入的过程，从遗传因子、染色体到基因，后又证明 DNA 才是真正的遗传物质，确定 DNA 双螺旋结构及基因是 DNA 分子上的一个区段，发现了结构基因、调控基因、断裂基因、重叠基因、假基因和移动基因等。由此可见，医学研究的另一重要意义就是验证和发展已有的理论和学说，促进医学进步，提高防治疾病水平。随着医学研究不断进步和发展，医学理论和学说的发展水平也将不断提高。

## 第二节　医学研究方法的发展

医学的发展，在历经了古代经验医学的奠基阶段和近代实验医学的诞生阶段之后，从 19 世纪末 20 世纪初进入第三个阶段——现代医学，也即医学的飞速发展阶段。社会生产力和自然科学技术作为医学发展的物质基础，其发展水平不同，对医学水平发展起指导作用的科学自然观和科学方法论的发展水平也不同，致使医学研究方法也经历了三个历史发展阶段，产

生了不同水平的科研成果和医学理论与技术。科学方法论是医学研究发展的向导。随着科学方法论的发展，医学研究方法经历着整体时代→分析时代→系统时代的发展历程。

## 一、医学研究方法的发展简史

纵观世界医学发展的历史，医学研究方法的发展可以划分为以下三个阶段。

### （一）古代经验医学——整体方法论（公元前 400 年至 16 世纪）

这一时期是医学方法论的奠基阶段。这一时期的医学根据朴素唯物主义的自然观，从整体上把握人体及其与环境的联系，采用整体观察的方法考察人体及其疾病。这种科学认识的整体方法论，强调对人体生命和疾病进行客观实际的整体观察，把观察到的客观现象综合概括为理性认识。古代经验医学通过对人体的生命现象和疾病现象的大量观察和综合概括，建立起第一个科学的人体观和疾病观，从而战胜了当时占统治地位的"鬼神致病"邪说，使医学从巫术中解放出来，上升为初步的科学。这一发展阶段的代表成果有古希腊医学家希波克拉底的"四体液说"和古罗马医学家盖伦的"肝为生命中枢"模型。

作为医学方法论的奠基阶段，古代经验医学不可避免有其局限性，这也是历史的局限性。由于社会生产力和自然科学技术的发展水平低下，当时的医学研究不可能对人体生命活动和病理过程有科学精准的解释和阐述，只能仅限于对现象进行描述，并进行猜测性思辨及经验总结。另外，虽然对人体结构和功能有了大体认识，但缺乏确切的概念和范畴，大部分仅仅是定性认识，尚未达到定量的水平。

### （二）近代实验医学——分析方法论（16 至 19 世纪）

这是医学方法论的诞生阶段。16 世纪后，随着社会发展和机器生产的需要，力学和物理学有了长足进步。16、17 世纪哲学家培根倡导采用实验分析方法，此方法后来在自然科学中得到广泛采用。这种科学认识的方法论强调归纳推理，即用实验的方法观察和分析个别现象，从中归纳出一般性认识。医学研究在这种分析性方法论的指导下，运用解剖分析方法和实验分析方法，对人体内部构造和生理功能进行深入探索，加深了对人体和疾病的认识，出现了许多具有划时代意义的科学成果。如 16 世纪维萨里的人体解剖学、17 世纪哈维的血液循环学说、18 世纪莫尔干尼的器官病理学说及 19 世纪巴斯德和科赫的细菌学等，特别是魏尔啸的细胞病理学说，是这一时期医学成果的杰出代表。

尽管近代实验医学的发展提高了人类的认识水平，使人类在器官、组织和细胞各个层次上都能开展对人体和疾病的深入研究。然而，由于过分依赖实验观察和分析技术，造成了当时普遍的形而上学的思维方式，其极端的表现就是疾病与防治的机械唯物论的局部、孤立和静止的观点。然而人体是个多层次、系统、复杂的物质系统，因此是无法仅用简单的物理化学规律来进行解释的。

### （三）现代医学——系统方法论（19 世纪之后）

这是医学方法论的飞速发展阶段。19 世纪后，自然科学迅猛发展，使自然现象过程的辩证性质逐渐被揭示出来。至 19 世纪 40 年代，马克思和恩格斯创立了唯物辩证法，为医学研究发展提供了更正确的思维方法和科学方法论，使医学研究进入了一个全新的历史发展时期。系统时代的医学研究不再是仅用分析法孤立、静止地研究医学，而是促使医学在整体与局部相结合的动态研究中得到迅速发展，并提出了"生物—心理—社会"医学模式。这一时期的代表学说有神经系统学说、内分泌学说、体液学说和免疫学说等。

20 世纪 40 年代后，起源于生命科学的系统方法，在经过了 30 多年的发展后，也逐步成为了医学研究一个崭新的科学方法论。其有三个主要的方法论原则：整体性、互相联系和动态原则。由此可见，系统方法就是把研究对象放在系统中，以系统、联系、变化的观点，运用辩证统一的思想，对其加以考察的一种方法。然而，人们也认识到，任何一种方法学在其发展过程中，难免存在着一些问题和局限。系统方法作为一类新的医学研究方法，在实际运用过程中还应注意与其他方法综合使用，如分析方法。分析方法可以为系统方法提供健康和疾病认识所需的细节，以观察和分析的科学事实为基础，再运用系统方法的辩证思维，才有可能对健康和疾病问题有更深入和科学的认识。

## 二、医学科学发展的几个重大前沿领域

科学研究的前沿领域往往代表一个时期科学发展的主流和方向。当今，生物医学飞速发展，研究领域变得十分宽广，并且不断拓展延伸出新的研究领域和方向。关注当前医学科学发展前沿热点，对推动医学科学发展具有十分重要的意义。

### （一）基因组学

基因组学是研究生物体内基因组、组内各基因结构、相互关系及其表达调控。人类基因组计划（human genome project，HGP）的提出、启动和草图的完成是基因组学发展的重要里程碑。而全基因组关联研究（genome – wide association studies，GWAS）则是目前基因组学最热点的研究领域。GWAS 是指在全基因组层面上，开展多中心、大样本、反复验证的基因与人类健康、疾病的关联研究，全面揭示疾病发生、发展与治疗相关的遗传密码。目前，随着HGP 草图的完成，在基因组学研究领域，科学家正就揭示遗传密码与人类健康、疾病的关联开展全球性国际合作研究。后基因组时代，开展基因组学研究的核心技术是 DNA 芯片技术或称基因芯片（gene chip）技术，基因芯片技术将改变生命科学研究方式，革新医学诊断和治疗，对改善人口健康素质有重要意义。

### （二）蛋白质组学

人类基因组计划的顺利实施，使生命科学研究的重心正逐步转移到生物功能的整体研究。作为基因研究的重要补充，蛋白质组学是在蛋白质的水平上定量、动态、整体地研究生物体，即是对在不同时间和空间上发挥功能的特定蛋白质组群进行研究，进而在蛋白质水平上探索其作用模式、功能机理、调节调控以及蛋白质组群内的相互作用，从而为临床诊断、病理研究、药物筛选、新药开发、新陈代谢途径研究等提供理论依据和基础。蛋白质组学的研究内容包括比较细胞在不同生理或病理条件下蛋白质表达的异同，涉及蛋白质分类、鉴定、翻译后修饰，蛋白质功能确定及发现新药物靶点等内容。

### （三）大数据背景下的生物信息学

生物信息学（bioinformatics）是 20 世纪 80 年代末随着人类基因组计划的启动而兴起的一门新的交叉学科。本世纪以来，随着高通量测序的技术发展和应用，生命科学领域的数据量极速增长，尤其是随着新一代测序技术的发展，更大数量级的基因组数据产出日渐增加（从GB、TB 级到 PB、EB 级），而对于海量数据的分析和应用需求日益迫切。以计算机和软件开发技术用于日益增长的 DNA 和蛋白质相关数据收集、储存、发行、提取、加工、分析，还可理论模型指导实验研究。通过生物信息方法揭示生命的起源、进化、遗传和发育的本质，破译隐藏在 DNA 序列中的遗传密码。生物信息学的研究内容包括：①收集、存储、管理与提供生物信息；②提取和分析基因组序列信息；③功能基因组相关信息分析；④生物大分子结构模拟和药物设计；⑤生物信息分析的技术与方法研究；⑥应用与发展研究。大数据时代正在深刻影响医学研究：生物与信息技术的融合可用于基础研究、药物开发、临床诊疗以及健康管理等很多领域。

### （四）克隆技术和人体组织工程技术

克隆技术是现代遗传学最伟大成就之一，有着十分广泛的应用前景。如美国、瑞士等国

家已能利用克隆技术培植人体皮肤进行植皮手术。在攻克遗传性疾病、研制高水平新药、繁殖重要基因、研制治疗糖尿病的胰岛素、使侏儒症患者重新长高的生长激素和能抗多种疾病感染的干扰素等方面发挥重要作用。

人体组织工程技术通过在体外培养干细胞，并定向诱导分化为各种组织细胞满足临床需要，也可在体外构建出人体器官，用于替代与修复性治疗。人体组织工程技术近年来发展迅猛，不少组织、器官的组织工程动物实验获得成功。软骨、骨、肌腱等组织再生成功，进一步展示了它广阔的发展和应用前景；血管、气管等复合组织的再生，标志着组织工程已从单一组织再生向复合组织预制迈出了重大一步；而胰腺、肝脏等组织再生研究取得了突破性进展，更说明通过组织工程人类有能力再生具有复杂组织结构和生理功能的器官。组织工程研究的不断深入和发展，必将给生命科学带来革命性变化。

### （五）数字虚拟人计划

生命科学与信息技术相结合，将人体模型、人体信息融合产生了"数字虚拟人"。"数字虚拟人"起源于1989年美国国立医学图书馆发起的"可视人计划"。虚拟人并不是真人，而是在电脑里合成的三维人体结构。科学家用精密切削刀将冷冻尸体横向切削成0.2mm薄片，利用数码相机和扫描仪对切片切面拍照、分析，将数据输入电脑，由电脑合成三维立体人类生理结构数字模型。把数据、生物物理、模型和高级计算法整合成一个研究环境，然后在这种环境中观察人体对外界刺激的反应。数字虚拟人的生物数据和人相同，可以三维形式看到人体数千个解剖结构的大小、形态、位置及器官空间关系，可以对数字虚拟人开展在自然人身上无法进行的诊断与治疗研究。这位"虚拟人"没有感觉和思想。

我国数字虚拟人计划2001年启动，由中国科学院计算所、原第一军医大学、首都医科大学、华中科技大学等协作攻关，分三个阶段实施：第一，虚拟几何人阶段。主要工作是高质量人体几何图像采集和计算机三维重构。目前，我国已分别成功构建了男女解剖虚拟人数据集。第二，物理虚拟人阶段。在拟人基础上附加人体各种组织的物理学信息，如强度、抗拉伸及抗弯曲系数等，使几何数字化虚拟人体现物理学性质，构成物理虚拟人，用以开发出人工关节、人工喉、人工心脏等实用软件。第三，生理虚拟人阶段。将生命科学研究的成果数字化，赋加到几何人体，可以反映生长发育、新陈代谢、帮助了解生理、病理规律。生理虚拟人是数字虚拟人研究的最终目标。在这一虚拟心脏平台上，可模拟各种心脏手术，各种药物对心脏的作用，从中筛选最佳手术方式和最佳用药剂量、给药方式，进行药效对比等。

"数字虚拟人"从根本上改变了医学可视化模式，为计算机图像处理和虚拟现实进入医学领域开启了大门。研究者可以利用来源于自然人的解剖信息和生理信息，集成虚拟的数字化人体信息资源，经计算机模拟构造出虚拟人，从而开展无法在自然人体身上进行的一系列诊断和治疗研究。

### （六）3D打印技术医学应用

3D打印技术，是近年兴起的一项新技术，它可将计算机模型数据"打印"输出形成实物。与传统制造方式相比，3D打印技术具有明显优势，它无需设计模具，不必引进生产流水线，同时，制作速度快，单个实物制作费用低。近几年，3D打印技术快速发展引起了广泛关注。学者指出，该技术引起较大影响，是制造业发展的一个新趋势。如今，3D打印技术已被应用于医学领域。可以用于医学模型快速建造、组织器官替代品制作、脸部修饰与美容等，3D打印技术的医学应用成效明显。3D打印技术还将有力克服组织损坏与器官衰竭的困难。当3D生物打印速度提高到一定水平，所支持的材质更加精细全面，且打出的组织器官免遭人体自身排斥时，每个人专属的组织器官都能随时打出，这就相当于为每个人建立了自己的组织器官储备系统。患者有需要即可进行更换，这样，人类将有力克服组织坏死、器官衰竭等困难。其次，表皮修复、美容应用水平也将进一步提高。随着打印精准度和材质适应性的提高，身体各部分组织将能更加精细的修整与融合，所制作的材质自然而然成为身体的一部分，有助于打造出更符合审美的人体特征。最后，当3D打印设备逐步普及后，在一些紧急情况下，还可利用3D打印机制作医疗用品，如导管、手术工具、衣服、手套等，可使用品更加适合个体，同时减少获取环节和时间，临时解决医疗用品不足的问题。

## 第三节　医学研究的特点及基本步骤

医学研究中不同课题有着各自不同的目的和任务，所采取的具体技术路线、方法以及措施也不一样，但都具有共同的基本特征和程序。医学研究同其他科学研究一样，创新性、科学性和客观性是其基本特点。

### 一、科学研究的一般特点

#### （一）探索性和创新性

科学研究是一类具有探索意义的社会生产活动，其主要任务即探索未知，生产和发展知识。科学研究的过程是科技知识从无到有，从少到多的过程。因此，创新性也是科学研究有别于其他一般性生产劳动的本质特征所在。

#### （二）科学性

所谓科学性是指科学研究揭示的是普遍规律、反映的是因果关系，其结果可验证。即强调了科学研究的连续和继承性。牛顿说过："如果说我看得比别人更远些，那是因为我站在巨人的肩膀上"。这也正体现了科学的一般发展过程，即科学知识是一个连续增长的积累过程。任何一项科学活动，无不是在前人的基础上进行的再开拓和再探索。因此，科学研究的另一个重要特征是科学性，即对前人知识的继承与继续深入研究。

#### （三）客观性

所谓客观性，是指研究所使用的一切方法和程序，均不受个人主观判断或无关因素的影响。主要表现在：首先，科学研究的对象来源于客观世界，来源于人类生产、生活的现实，是客观现实的需要。其次，科学研究的过程要求严格的客观性。科学研究是研究事实和事实的意义，用事实说明问题，从中找出规律性的东西，并且要用事实来检验我们的观点是否是客观真理，是否真正找出了规律性的东西。再次，科学研究的结论是可以检验的，能反映一定客观规律的结论，而非主观臆断。

### 二、医学研究的特点

#### （一）研究对象的特殊性

医学研究的对象主要是人。人是世界上最复杂、最高级的生命体，既具有生物性，又具有社会性；既具有一般性生理活动，又具有特殊性的精神活动。医学研究中的每个研究对象都是自然社会和人类社会中的一员，除遗传和变异使每个个体具有个性化特征外，还与研究对象的心理和社会环境有关。因此在医学研究中，除了要研究人类的生物因素以外，还要考虑其心理因素、自然环境因素和社会环境因素等对人体产生和可能产生的各种影响，而且，由于难以控制与预料这些因素和其他干扰因素，试验对象个体间的差异变大，试验结果变异程度加大。在对不同环境同一研究对象或同一环境不同研究对象进行试验时，可能会得到截然不同的试验结果。所以，医学研究研究对象的特殊性是其他学科研究难以与之相比较的。

### （二）研究方法的困难性

医学研究成果最终要被应用于指导预防、诊断以及治疗的医学实践中，在防病治病中发挥积极作用。但由于医学研究的研究对象是人，因而对其研究方法的要求倍加严格，即任何研究必须在确保对人体无害并征得研究对象知情和同意的前提下开展。这体现了医学研究的伦理道德和严肃性，但也给医学研究增加了其他学科研究工作中极少碰到的困难。其他学科可以直接向研究对象施加各种干预措施，甚至将其完全毁坏。医学研究显然不能这样，如果研究中存在可能对人体造成一定影响的任何处理措施，都必须先在动物中建立相应的模型进行研究，再将动物实验的结果外推到人。但由于动物体和人体存在较大差异，因此动物实验结果往往只能作为对人体的一种参考。此外，医学研究还必须遵循对照、随机化、重复、均衡和盲法等的原则。

### （三）研究内容的复杂性

为促进人类健康，各种医学研究大都以人体为中心而展开。人体生命现象既不能简单地用一般的物理化学运动规律来解释，也不能简单地用一般的生物学规律来解释。其研究内容的庞大和复杂远远大于其他学科，既涉及人体生老病死的每一个阶段，揭示人类生命运动的本质和规律，又要阐明疾病和健康状态的发生发展规律以及周围自然环境和社会环境中可能影响人体健康的各种因素，探讨疾病防治策略。近几十年来，随着医学飞速发展，许多新兴学科和边缘学科层出不穷，使得医学研究呈现出多学科交叉、宏观与微观相结合、向各学科深度和广度发展的格局，使医学研究的研究内容变得更为广泛和复杂。

### （四）统计分析的艺术性

作为医学研究的重要内容之一，统计学方法贯穿于医学研究的始末。在医学研究方案的设计阶段，统计学方法可被应用于实验方案的设计、样本量的估计和检验效能的估计等。而在医学研究的具体实施阶段，统计学方法可应用于质量控制和数据分析等。同时，依据不同的医学研究设计，在结果分析阶段，应有针对性地选择正确的统计学方法。此外，随着各类交叉学科的长足发展，在医学研究中交叉应用其他学科常用的数据挖掘与分析技术，如计算机随机模拟技术等，也有助于对医学研究活动中可能产生的海量数据进行深入挖掘和开发，获得更多的研究结果。可见单一的统计方法或许不能解决医学研究的复杂性，因此在分析实际问题时需要综合应用统计方法。

## 三、医学研究的基本步骤

与其他学科的研究过程相似，医学研究由五部分组成：科研选题、方案设计、课题实施、统计分析和结果的报告与应用。各个步骤丝丝入扣，紧密相连。其中科研选题和方案设计是医学研究中最关键步骤。确定一个立意新颖、设计周密、指标合理、科学性强又切实可行的实施方案是取得高新成果的根本保证。

### （一）科研选题

医学研究的选题就是确定所要探索的题目。它是科研的起点，也是关系到科研成败和成果大小的关键性问题。科研选题的基本程序为：文献复习，提出原始想法或问题→形成假说→文献评价→科研立项。如前所述，选题应遵循的基本原则包括创新性、科学性、可行性、需要性与效益性。

**1. 创新性**　是指思路要新，即要善于在疾病现象或错综复杂的矛盾中寻找新的切入点和突破口，科研思路要独辟蹊径，使人耳目一新。

**2. 科学性**　在国内外已有的理论知识和实践的基础上，通过深入的分析和反复的思考后形成的科学性较强的假设。

**3. 可行性** 是指方案可行，即技术路线新颖、简洁，方法先进而又具有实际可操作性。

**4. 需要性与效益性** 是指研究课题的方向应该是医药卫生领域中有重要意义的或迫切需要解决的关键问题，同时还要考虑课题所产生的社会效益及经济效益。

总之，确定一个选题的基本依据一是内容创新，未与前人重复；二是研究工作有意义，无论基础还是临床研究，要么具有理论价值，要么具有应用价值，三是具备研究条件，具有可操作性。

### （二）方案设计

方案设计是对科学研究具体内容和方法的设想和计划安排，是整个科研过程的纲领。医学研究方案设计的好坏不仅直接影响到科研的创新性、科学性和可行性，而且还决定了课题完成速度和经费开支等问题。

方案设计包括专业设计和统计学设计。专业设计是指运用专业理论和知识技术对课题进行设计；统计学设计是运用数理统计学理论和方法对课题进行设计。方案设计的内容概括以下三部分：①研究目的与内容，即研究什么？为什么要研究？该研究的意义与重要性；②研究方法，主要包括研究对象、实验方法、测定指标和偏倚控制，反映了研究者学术水平和科研素质的高低；③进度和经费预算，可以根据工作量大小和研究流程的需要来安排，时间进度既要紧凑，又要留有机动的余地；经费预算的基本要求是科学合理，适度有据，符合规范。

### （三）课题实施

按照研究对象的属性和研究场所不同，医学研究实施方法一般可分为观察、实验和理论三大类型。在实施阶段要按照前述制定的科研设计方案来开展研究，获得第一手客观事实资料，所以这个阶段也称为资料收集阶段。收集的资料必须能够全面、客观、准确地反映研究对象的本来面目，其中原始数据的保存是关键。同时研究者要十分关心资料的完整性、可重复性和真实性，切忌主观性和片面性。

### （四）统计分析

大多数情况下，医学研究通常是对研究对象总体进行随机抽样后，对抽取的样本来进行研究，依靠样本的结果来推断总体参数。这一过程中需要医学统计学方法，包括统计描述和统计推断。因此，在高质量的医学研究中，研究者不仅应具备丰富的专业知识，还需具备一定的流行病学和医学统计学等知识。

### （五）结果的报告与应用

结果的报告与应用是医学研究过程中最后一个步骤，即根据研究事实与统计分析结果，运用综合、归纳与演绎等方法，把感性认识上升为理性概念，从而得出科研结论，应用于实际的医学活动或生产活动中。论文是科研结果的最终表达形式，任何研究（除需要保密者外）只有以论文的形式公开发表，才能为社会所认可。围绕一个研究课题的多篇论文进一步可撰写为课题总结或经专家审议的成果鉴定报告。在撰写论文时应注意两点：①推理要基于已有的研究数据。既要尊重研究证据和客观公理，不可天马行空、凭空捏造，又要不拘泥于传统观念，敢于怀疑，推陈出新。②重视研究对象的固有特征，即只能推断出本研究设计的总体特征，切不可轻易外延推断。

## 第四节 医学研究的类型

医学研究有多种不同的分类方法。如按照科技活动类型可分为基础研究、应用基础研究和应用研究；按照医学专业属性，可分为基础医学、临床医学和预防医学研究等。一般来说，常按设计类型不同，将医学研究分为以下几种基本类型。

# 一、观察性研究

医学研究由于其研究对象的特殊性，在很多科研活动中，研究者往往无法主动控制研究因素。这种在自然状态下，观察疾病发生发展过程中表现出来的特点和规律，以阐述疾病的分布特征，认识疾病病因和影响因素的研究方法，称为观察性研究（observational study）。观察性研究分为描述性研究和分析性研究两大类。

## （一）描述性研究

**1. 现况研究**　也称横断面研究（cross‐sectional study）或患病率研究（prevalence study），是研究特定时点与特定范围内人群中的有关变量（因素）与疾病或健康的现况及其相互关系。其特点是研究过程中没有人为施加干预措施，而是客观观察和记录某些现象在某个时间断面上的现状分布及其相关特征。根据研究对象的范围，现况研究可分为普查、抽样调查和典型调查。

（1）普查　即对特定范围内人群中的每一成员于某一特定时间内进行调查，可避免抽样误差，了解全貌，但实施较为费时费力。

（2）抽样调查　在研究对象总体中随机抽取一部分有代表性的人群（样本）进行调查，对样本的调查结果来估计总体参数。这是以局部估计总体的调查方法，节省人力物力和时间，但要求所选取样本要具有较好的代表性，调查实施和数据分析比较复杂。

（3）典型调查　又称案例调查。指在对事物作了全面分析的基础上，选择特征典型和集中的观察单位进行进一步调查，有利于更深入了解事物特征。但典型调查由于没有经过随机抽样，观察单位不能代表总体，故不能用于总体特征的推断和估计。

**2. 常规资料分析报告**　常规资料一般指医疗卫生系统的工作原始记录，是医疗卫生机构不断积累并长期保存的可供随时查阅、提供医学研究信息和评价防治工作的资料。包括日常填写的工作记录和定期整理归档的统计报表两类，如传染病登记报告，医院病案、门诊登记资料，疾病监测资料，职业病、地方病防治资料和健康检查资料等。国家的任何一个部门一般都有它自己的常规性资料，如各级统计部门有人口资料和国民经济发展资料，公安部门有人口出生、死亡和交通事故等资料，气象部门有气象资料，环境部门有环境污染及治理的相关资料等。医学研究工作者可以根据实际需求，到相关部门查阅索取，与疾病资料进行结合分析。

**3. 生态学研究（ecological study）**　指在搜集疾病或健康状况及某些因素的资料时，不是以个体而是以群体为分析单位。它描述的是疾病或健康状况、各种暴露因素（特征）在人群中所占的百分数或比，分析人群中疾病或健康状况分布与人群中哪些特征分布相关，故也称为相关性研究。由于生态学研究是以人群为单位，缺乏个体数据，所以只是一种粗线条的描述性研究，只能提供病因线索。

**4. 病例报告/个案调查**　是研究疾病过程最基本的医学研究方法。通过对特殊病例个案进行资料收集和整理，了解其发病的"来龙去脉"。某些传染病往往还需要进行病例调查，包括对患者、患者家属和周围情况等的调查。

## （二）分析性研究

**1. 队列研究（cohort study）**　又称定群调查或前瞻性研究。指选择两组人群进行追踪调查，其中一组人群处在所研究的危险因素影响中（暴露组），另一组人群除了不处于这个危险因素影响中以外，其他方面应尽可能与前一组人群相同（非暴露组），两组对象在入组时都不患所要研究的疾病。通过研究这两组人群发病率的差异，来判定危险因素与发病有无关联以及其关联程度的大小。队列研究是"由因及果"的前瞻性研究，可直接获得发病率或死亡率，可靠性好，并可同时调查多种疾病与暴露的关系。

**2. 病例对照研究（case - control study）** 又称回顾性研究或病例比较研究。指根据研究目的，选定患有某病（病例）和未患某病（对照）的人群，分别调查其既往是否受过某种或某些致病因素的影响以及影响程度（即暴露于某个或某些危险因素的情况和程度），从而推测判断所暴露的危险因素与疾病在统计学上的相关性和关联程度，主要用于探索疾病的危险因素或病因，是对病因假设进行检验的一种方法。它是一种从"果"到"因"的回顾性调查研究，需要设立对照组。病例对照调查方法要求的样本量较少，省钱、省时、省人力与物力，一次调查可研究多个因素与疾病的联系，适合罕见病危险因素的研究。

**3. 其他衍生类型** 随着医学研究的发展，特别是分子生物学技术的引入，要求医学研究方法的效力有所提高和改进，因而分析性研究尤其是病例对照研究衍生出了许多经过改进、非传统的病例对照研究方法。主要包括巢式病例对照研究（nested case - control study）、病例 - 队列研究（case - cohort study）、病例交叉研究、单纯病例研究（case only study）等。

## 二、实验性研究

实验性研究（experimental study）是一类在人为控制一些条件和因素的基础上，主动给予研究对象某种干预措施，继而观察或观测由此引起的结构、功能、生化或疾病过程的变化，通过对相应指标进行分析，揭示客观事物发生发展规律的研究方法。其特点是研究者能人为设置处理因素；研究对象接受处理因素的种类或水平由随机分配决定，因而能较好地排除外界因素的干扰，有效控制误差，从而获得更为可靠的科学数据。

### （一）实验性研究的类型

广义的实验性研究包括实验室试验、临床试验和现场试验。

**1. 实验室试验** 实验室试验（lab experiment）主要包括动物试验和体外试验等。其中，动物试验是把动物作为研究对象，在动物身上施加处理因素，对其效果进行评价，再根据实验结果，逐步过渡到人体实验性研究，是临床试验的基础。动物试验较易进行随机化分组，设计对照组，研究者可以根据研究目的设计较为理想的实验条件。

**2. 临床试验** 由于人比动物情况复杂得多，因而不能简单地将动物试验结果外推到人，还需要专门进行针对人体的临床试验。临床试验（clinical trial）是一类经过精心设计、局限于对研究对象身心健康无害的实验研究方法。临床试验只能是造福人类的实验，即须是评价临床疗效的研究，如研究药物、手术或理化因素的效应，营养与护理等辅助措施与预防措施的作用，或对一整套治疗方案或某种特定形式的治疗措施的效果进行评价。常见的临床试验设计类型包括：随机对照试验（RCT）、随机自身交叉同期试验、半随机同期对照试验、单个病例的随机对照试验、自身前后（阶段）对照试验和交叉试验等。

**3. 现场试验** 现场试验（community trial）是以正常人为研究对象，通过在某一特定人群中，采取药物、健康教育、饮食或环境改变等干预措施，干扰某些致病因素或施加某些保护性措施，从而观察其对人群产生的效果，并对这些干预措施进行考核的一种试验。如观察疫苗接种或预防药物的效果，观察饮水中加氟预防龋齿或某些营养食品对儿童身体发育的作用等。由于现场试验有时难以将研究对象进行随机分组，因此又称为半试验性研究（quasi - experimental study）。

上述几种设计方法并非彼此完全独立，在某些医学研究中，需要两者或三者互相紧密结合。如新药开发必须经过低等动物→高等动物→人体试验（包括急性、慢性实验和毒理学实验等）的三阶段研究，如果是预防性药物，还需开展人群预防性干预试验。

**知识链接**

### 新药临床试验概况

新药的临床试验一般分为四期。临床试验分为Ⅰ、Ⅱ、Ⅲ、Ⅳ期。新药在上市前，应当进行Ⅰ、Ⅱ、Ⅲ期临床试验。经国家食品药品监督管理总局批准后，有些情况下可仅进行Ⅱ期和Ⅲ期临床试验或者仅进行Ⅲ期临床试验。各期临床试验观测点如下。

Ⅰ期临床试验：初步的临床药理学及人体安全性评价试验。观察人体对于新药的耐受程度和药代动力学，为制定给药方案提供依据。

Ⅱ期临床试验：治疗作用初步评价阶段。其目的是初步评价药物对目标适应证患者的治疗作用和安全性，也包括为Ⅲ期临床试验研究设计和给药剂量方案的确定提供依据。此阶段的研究设计可以根据具体的研究目的，采用多种形式，包括随机对照试验（randomized controlled trial，RCT）。

Ⅲ期临床试验：治疗作用确证阶段。其目的是为进一步验证药物对目标适应证患者的治疗和安全性，评价利益与风险的关系，最终为药品注册申请的审查提供充分的依据。试验一般应为具有足够样本量的随机对照试验。

Ⅳ期临床试验：新药上市后的应用研究阶段。其目的是考察在广泛使用条件下药物的疗效和不良反应、评价在普通或者特殊人群中使用的利益与风险关系以及改进给药剂量等。

### （二）实验性研究的基本要素

实验研究的目的就是要阐明某种处理因素对受试对象产生的效应。实验性研究包括的三个基本要素，即：受试对象（subject）、处理因素（treatment）和实验效应（experimental effect）。

**1. 受试对象**　受试对象是处理因素作用的客体，是根据研究目的来确定的研究总体。受试对象的选择对试验结果有极为重要的影响。根据受试对象的不同，实验可以分为三种类型。

（1）动物实验（animal experiment）　其受试对象为动物，也可以是器官、细胞或血清等生物材料。

（2）临床试验（clinical trial）　其受试对象通常为患者。

（3）现场试验（field trial）　其受试对象通常为人群。医学研究通常要先进行动物实验，在确定无害的条件下再进行临床试验。临床试验的受试对象大多是患者，应选择诊断明确、依从性好的病例，并应注意其性别、年龄、病情、病程等。现场试验选择受试对象应该有明确的纳入、排除标准。受试对象的选择应满足两个基本条件：一是对处理因素敏感；二是反应必须稳定。

**2. 处理因素**　处理因素是研究者根据研究目的而施加的特定实验措施，并能引起受试对象发生直接或者间接效应的因素，又称为受试因素。当处理因素为单个时，称为单因素；处理因素为多个时称为多因素。与处理因素对应并同时存在的是非处理因素。某些非处理因素可干扰所研究因素与实验效应间关系的观察及分析，又称混杂因素（confounder）。在确定处理因素时应当分清处理因素和非处理因素，处理因素应当标准化，在实验过程中同一处理组的处理因素应始终保持不变。

**3. 实验效应**　实验效应是处理因素作用下，受试对象的反应或结局，它通过观察指标来体现。如果指标选择不当，未能准确反映处理因素的作用，获得的研究结果就缺乏科学性，因此选择恰当的观察指标是关系研究成败的关键环节。所确定的指标应当灵敏而准确地反映处理因素的效应，经过观察指标的比较分析，能够较为圆满地回答研究假设所提出的问题。观察指标应当精选，不应列入与研究目的无关的指标，否则将会冲淡主题，影响研究结果。

**（三）实验性研究的基本原则**

在实验设计时，为了更好的控制非处理因素对结果的影响，以较少的受试对象取得较为可靠的信息，达到经济高效的目的，必须遵循对照（control）、随机化（randomization）和重复（replication）的原则。

**1. 对照原则**　在确定接受处理因素的试验组（experimental group）时，应同时设立对照组（control group）。只有设立了对照，才能较好地控制非处理因素对实验结果的影响，从而将处理因素的效应充分显露出来，将效应归因于处理因素。不设立对照往往会误将非处理因素造成的偏倚当成处理效应，从而得出错误的结论。对照的形式有多种，可根据研究目的和内容加以选择。

（1）安慰剂对照（placebo control）　安慰剂是一种无压力作用的制剂，不含试验药物的有效成分，但其外观如剂型、大小、颜色、重量、气味等与试验药物一样，不能为受试对象所识别。设置安慰剂对照的目的在于克服研究者、受试对象等由心理因素导致的偏倚。对于急、重或器质性疾病的研究不适宜使用安慰剂对照。

（2）空白对照（blank control）　即对照组不接受任何处理，在动物实验和实验室方法研究中最常见，常用于评价测量方法的准确度，评价实验是否处于正常状态等。在临床试验中，空白对照虽然简单易行，但涉及伦理方面的问题，且实施过程中容易引起试验组与对照组在心理上的差异，从而影响结果的可靠性，因此较少使用。

（3）实验对照（experimental control）　对照组不施加处理因素，但施加某种与处理因素有关的实验因素。如研究膳食中强化铁预防缺铁性贫血的试验中，试验组儿童使用强化铁酱油烹饪的饭菜，对照组为普通酱油。这里酱油是与处理因素有关的实验因素，两组除是否强化铁以外，其他条件一致，这样才能显示和分析酱油中铁的作用。由此可见，当处理因素的施加需要伴随其他因素（如铁加入酱油），而这些因素可能影响实验结果时，应设立实验对照，以保证组间的均衡性。

（4）标准对照（standard control）　用现有标准方法或常规方法作为对照。标准对照在临床试验中用的较多，因为很多情况下不给患者任何治疗是不道德的。另外在实验室研究中常用于某种新检验方法是否能替代传统方法的研究。

（5）自身对照（self control）　对照与实验在同一受试对象身上进行，如身体对称部分或实验前后两阶段分别接受不同实验因素，一个为对照，一个为实验，比较其差异。自身对照简单易行，使用广泛。不过，若实验前后某些环境因素或自身因素发生了改变，并且可能影响实验结果，这种对照就难以说明任何问题。

**2. 随机化原则**　随机化是采用随机的方式，使每个受试对象都有同等的机会被抽取或分配到试验组和对照组。随机化使大量难以控制的非处理因素在试验组和对照组中的影响相当，并可归于实验误差之中；它也是对资料进行统计推断的前提，各种统计分析方法都是建立在随机化的基础上。随机化应该贯穿于实验研究全过程中，随机体现在三个方面。

（1）随机抽样（random sampling）　每个符合条件的受试对象被抽取的机会相等，即总体中每一个体都有相同机会被抽到样本中来。它保证所得样本具有代表性，使实验结论具有普遍意义。

（2）随机分配（random allocation）　每个受试对象被分配到各组的机会均等，它保证大量难以控制的非处理因素在对比组间尽可能均衡，以提高组间可比性。

（3）实验顺序随机（random order）　每个受试对象先后接受处理的机会相等，它使实验顺序的影响也达到均衡。

**3. 重复原则** 重复是指在相同实验条件下进行多次实验或多次观察，以提高实验的可靠性和科学性。广义来讲，重复包括以下三种情形。

（1）整个实验的重复 它确保了实验的重现性，从而提高了实验的可靠性。

（2）用多个实验对象进行重复 它避免了把个别情况误认为普遍情况，把偶然情况或巧合的现象当成必然的规律，将实验结果错误地推广到群体。

（3）同一受试对象的重复观察 它保证了观察结果的精密度。

## 案例讨论

**临床案例** "硝普钠、多巴胺、多巴酚丁胺联合治疗难治性心力衰竭"研究中对 79 例难治性心力衰竭患者按照血压高低分为 A、B 两组，在原始治疗基础上，给予硝普钠、多巴胺、多巴酚丁胺联合治疗。结果：A 组有效率为 86.7%，B 组有效率为 65.5%，A 组有效率显著优于 B 组（$P < 0.05$）。由此可以认为"硝普钠、多巴胺、多巴酚丁胺联合治疗难治性心力衰竭有良好的效果"，治疗中观察到血压高的心衰比血压低或正常的心衰控制效果好。

**问题** 请问以上研究是否设立了对照组？如有，设立了何种对照？该设计能够达到研究目的？为什么？

## 本章小结

医学研究是探索人类生命和疾病现象的本质和规律，研究与制定维护和增进健康、防治疾病、促进身心健康、提高人口素质的策略与措施的开拓性活动。医学研究经历了整体时代—分析时代—系统时代的发展历程，形成了自身鲜明的特征和工作步骤。学习这门科学，了解科学研究的基本概念，以及它们之间的相互关系，对开展医学研究工作具有非常重要的意义。因此，医学研究方法应为广大医学研究人员和医务工作者所掌握和熟练应用。

## 思考题

1. 阐述医学研究方法的基本类型。
2. 实验设计由哪些要素组成、应该注意哪些设计要点？

（陆召军）

# 第十三章 医学教育

**学习要求**

1. **掌握** 医学教育体系构成；掌握医学教育、毕业后医学教育、继续医学教育的定义和意义；掌握毕业后医学教育的对象、内容、形式与原则。

2. **熟悉** 医学院校教育课程模式和课程设置的分类、评价考核的方式；熟悉继续医学教育的形式与原则。

3. **了解** 不同国家医学院校教育模式以及不同国家毕业后医学教育体系的特点。

医学教育是指以满足社会需要为目的，有计划、有组织的培养医疗卫生人才的教育活动。一定的医学教育受到一定社会的、政治和经济的制约，并且直接受到卫生和教育事业发展水平的影响。同时，医学教育反过来又可对它们产生不可低估的影响和作用，为社会培养医学人才、保护社会劳动力，把医学知识和经验世代积累、传递，实现医学知识的延续和再生产。由于医学专业的特殊性，使得医学教育形成了一套特殊的教育体系，即院校教育、毕业后教育和继续教育三个部分。一般而言，我国的学生在完成高中教育后直接进入医学院校接受五年的本科医学专业知识学习，取得相应的医学学历资质即院校教育；学生在医学本科毕业后进入临床具备一定住院医师经历，并在临床实践中接触一定数量的病例，积累相当丰富的临床经验才具备独立进行医疗活动的资格，同时也可选择继续接受硕士、博士教育，这就是毕业后医学教育；由于医学的不断更新发展，新的病例不断出现，即使医师在取得了独立行医资格后，也必须坚持终身不断的学习新知识、新技术，才能保证和提高其医疗水平，满足不断发展的医学需求，这就是继续医学教育。

我国自 1912 年成立第一所传授西医的学校至今，举办现代医学教育的历史已逾百年。新中国成立后，特别是改革开放以来，中国医学教育事业持续、快速发展，初步形成了多层次、多类型的教育体系，为我国卫生事业发展培养了大批合格医学人才，走出了一条具有中国特色的发展之路。毫无疑问，中国在医学教育领域取得了世人瞩目的成就，已经成为当之无愧的医学教育大国。

## 第一节 院校教育

中华人民共和国成立后，我国的医学教育基本上确立了一套完整的多层次、多类型的医学教育体系。从宏观上讲，我国医学教育体系的层次结构包括研究生教育、高等本科医学教育、高等专科医学教育与高等医学职业教育、中等医学教育、初等医学教育等；医学教育体系的专业结构包括基础医学类、临床医学类、口腔医学类、公共卫生与预防医学类、中医学类、中西医结合类、药学类、中药学类、法医学类、医学技术类和护理学类；医学教育体系的学位结构包括学士学位、硕士学位和博士学位；医学教育体系的类型结构包括院校医学教育、毕业后医学教育、继续医学教育、成人医学教育、远程医学教育等。从微观上讲，医学教育体系就是各级各类医学院校的内部构成及其规律，属于这一范畴的主要结构包括课程结构、人员及其组成结构、组织结构等。

当前，为提高世界各国医疗卫生保健水平，规范医学专业教育的管理，国际上很多知名医学教育组织长期致力于研究与制定国际医学教育标准。1999 年 6 月，国际医学教育专门委员会（the Institute of International Medical Education，IIME）在中华医学基金会（Chinese Medical Board，CMB）的资助和支持下，历经两年多的反复研究和论证，制定出台了《全球医学教育最低基本要求（Global Minimum Essential Requirements，GMER)》。2001 年 6 月，世界卫生组织（World Health Organization，WHO）和世界医学教育联合会（World Federation of Medical Education，WFME）通过并发布了《本科医学教育全球标准》。在这个标准的基础上，WHO 西太区办事处制订的区域性医学教育标准《本科医学教育质量保证指南》也于 2001 年 7 月出版。为促进我国医学教育的国际化、规范医学教育管理、提高医学教育质量，2002 年教育部召开医学教育标准国际研讨会，研究国际医学教育标准，部署国际标准"本土化"的研究工作，组建了"中国医学教育质量保证体系研究课题组"，课题组以教育部有关医学教育政策为依据，借鉴了 1994 年以来各项教育评估指标体系，以《本科医学教育全球标准》、《本科医学教育质量保证指南》和《全球医学教育最低基本要求》为参照，制定出台了中国《本科医学教育标准——临床医学专业（试行）》，于 2008 年 9 月由教育部和卫生部联合颁布。目前，我国已依据该标准在各医学院校临床医学专业中实施了认证工作。

## 一、医学院校教育概述

我国的教育体系分为学前教育、初等教育、初级中等教育、高级中等教育、高中后教育、高等教育和研究生教育，医学院校的教育属于高等教育。中国现代高等医学教育源于西方，迄今已逾百年。今天，从全球高等医学教育的总体状况看，不同国家和地区之间的差异虽然存在，但在大多数国家或地区，作为高等医学教育最重要的核心部分，医学人才培养模式和课程体系已经较为完善和成熟。

### （一）办学目标与宗旨

从医学教育标准对学校的办学目标要求来看，本着尊重地区差异性的原则，国家鼓励医学院校充分发挥各自特点，结合地区情况制定出各自特色鲜明、科学合理的办学宗旨和目标。但现阶段大部分本科院校的办学宗旨与目标均是围绕"培养适应我国社会主义现代化建设需要的，德、智、体、美全面发展的，掌握基础医学和临床医学基本理论知识，具有职业道德、创新精神和实践能力的，能够从事医疗卫生、医学教育和科学研究的宽口径医学专业人才"标准要求制定的。

### （二）医学课程

**1. 课程及课程模式**　课程从广义上讲，是指教学科目及其内容按照一定的结构和顺序组合起来的一种体系。狭义上讲，泛指一门课程。

课程模式是课程体系结构的具体表现，是学校为实现人才培养目标，为学生构建知识、能力和素质结构以及实现这种结构的具体落脚点。随着医学教育的不断发展，医学课程模式除传统的以学科为基础的课程模式（discipline - based curriculum）外，目前还发展了以问题为基础的课程模式（problem - based curriculum）、以社区为基础的课程模式（community - based curriculum）和以能力为基础的课程模式（competence - based curriculum）等新的医学课程模式。

以学科为基础的课程模式：是以学科为中心组织医学教学内容，所有学科都按一定的逻辑顺序排列，前期课程为后期课程打基础，注重学科知识学习的系统性，在设计上强调学科自成一体，分为比较明显的基础、临床和临床实习三段式教学。现阶段我国大部分医学院校基本上都是按照"基础—临床—临床实习"三段式来制定教学计划的。

综合性课程模式：综合性课程一般是指打破学科界限，将不同的学科相互结合或融为一体的一种课程模式。综合性课程可以分为水平综合和垂直综合。水平综合是在相互平行的学科，一般分别局限在基础学科领域或临床学科领域中。垂直综合是将传统模式中不同教学阶段的学科结合起来，一般是基础医学学科与临床学科之间的综合。

以问题为基础的课程模式：是指通过解决问题来学习。以问题为基础的课程模式将问题作为基本因素，将课程的内容相互联系起来，让学生积极参与学习过程。

以社区为基础的课程模式：是让学生在社区接受训练，主要目的是让学生熟悉初级卫生保健的内容。地点可以是社区医院、家庭诊所或是乡村医院等。

世界各国在医学院校教育过程中，均选择了不同的课程模式，并结合国家特点形成了有各自特色的医学院校教育体系。

美国医学院校基本上采取的是4年医学预科教育、2年医学基础教育加2年临床医学教育的8年学制结构。课程多采用基础与临床相结合、跨学科的整合课程组织方式。英国医学教育学制一般是5年，课程结构大致分为前2年的临床前期（主要讲授基础医学知识）和后3年的临床期（通常在临床科室、医院以及附属社区内进行，主要学习临床专业相关知识）。在临床前期课程主要采用以器官系统为中心的课程整合、以主题模块为中心的课程整合以及以疾病为中心的课程整合，教学全程高度注重选修课、人文社科类、早期接触临床类课程等课程的设置。

日本医学教育的标准学制是6年，通常包括4年的临床前教育和2年的临床教育。医学教育的课程设置可以概括为公共基础课程、专业基础课程、专业课程。在医学教育的最后一年，普遍开设了与临床工作紧密相关的病例讨论、临床讲义等课程，以帮助医学生在毕业前掌握基本的临床工作规范。

中国现阶段采用的是5+3医学教育模式，前2年为临床前期，主要讲授基础医学知识，之后是3年的临床医学相关课程以及3年住院医师规范化培训。我国与其他国家课程设置不同之处在于医学院校均开设了大学英语、体育、数学、物理、化学、计算机等属于理工学科范畴的特色课程，独立开设了细胞生物学、生物化学、解剖学、组织胚胎学、病理学、药理学、内科学、外科学、妇产科学及儿科学等医学经典课程，且开设中医学实习。

不同国家医学院校教育模式对比见表13-1。

表13-1　不同国家医学院校教育模式对比

| 国家 | 学程结构 | 医学课程设置内容和特点 | 优势 |
|------|----------|------------------------|------|
| 美国 | 4+2+2 | 采用基础与临床相结合、跨学科的整合课程组织方式<br>与整合课程相结合，多采用以问题为基础的学习等以学生为中心的教育教学方法 | 有助于培养医学生基于现象和经历进行批判性判断的技能<br>运用原理和技巧解决健康问题和疾病的能力，避免了重复和浪费，给学生以系统完整的知识框架 |
| 英国 | 5年 | 以整合课程模式为主，以学生为中心教学，注重培养学生的综合素质和能力<br>同时加强了人文社会科学以及与伦理道德、沟通交流、早期接触临床、科研训练等有关的课程的设置 | 提高学生的综合能力和学术科研能力，培养学生的社会责任感、职业精神，从而全面提高医学生职业素养 |

| 国家 | 学程结构 | 医学课程设置内容和特点 | 优势 |
|---|---|---|---|
| 日本 | 6 年 | 现行课程设置采取整合课程、优化内容、融入交叉学科和前沿知识、增设实践性课程<br>强化临床实践教学环节，实施"以问题为基础学习"教学与"以病例讨论式"教学，注重培养医学科学研究能力 | 打破原有壁垒式的僵化教学内容，转化为多学科密切联系、动态灵活的教学活动<br>培养了学生的实践能力，开拓学习视野和思路和持续培养学生的创新素质和科研创新思维和能力 |
| 中国 | 5 + 3 | 均开设了大学英语、体育、数学、物理、化学、计算机等属于中学范畴的特色课程，独立开设了细胞生物学、生物化学、解剖学、组织胚胎学、病理学、药理学、内科学、外科学、妇产科学及儿科学等等医学经典课程，此外还开设有中医学实习 | 此模式要求将医德教育贯穿于人才培养全过程，进课堂、进校园、进临床实习，教育引导医学生树立正确的世界观、人生观、价值观；着力加强职业道德、医学伦理、社会学、法律等职业素质教育；注重人文关怀精神和人际沟通能力的培养，使医学生具有高尚的职业道德情操和关爱患者、尊重他人、尊重生命、团队合作的良好职业素养 |

**2. 课程设置** 我国医学课程按层次分为公共基础课程、基础课程和专业课程；按学科类型可分为自然科学课程、人文社会科学课程、医学基础课程和医学专业课程；按学科的地位和作用可分为必修课程和选修课程。调查显示，我国医学院校五年制临床医学专业的必修课程门数基本控制在 45~49 门之间，必修课程学时数基本控制在 3200~3300 学时之间。

根据我国《本科医学教育标准——临床医学专业（试行）》以及课程在人才培养中的作用，可将现有的医学课程分为六类，即人文社科类、自然科学类、基础医学类、临床医学类、公共卫生类和一些其他课程。现阶段，我国医学院校各类课程设置情况如下。

（1）人文社科类课程 人文社会科学是人文科学和社会科学的总称。人文社会科学在本质上是关于人的科学，其中人文科学是以人类的精神世界及其沉淀的精神文化为对象的科学，而社会科学则是一种以人类社会为研究对象的科学。多数研究表明，以提高综合素质为目的，加强医学生的人文素质教育，是我国高等教育改革和发展的新趋势。

2012 年，哈尔滨医科大学的课题研究小组对国内 85 所医学院校进行调查结果显示，大部分院校都单独开设了英语、思想政治理论和思想品德修养、医学心理学、医学伦理学、卫生法学及人际沟通等 6 门主要人文社会科学基础课程（图 13 - 1）。

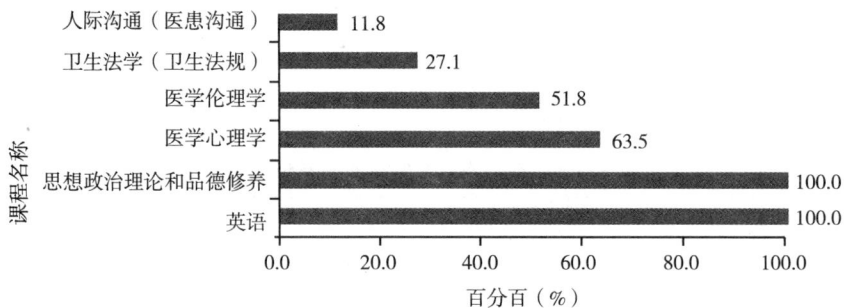

图 13 - 1 单独开设 6 门（类）主要人文社会科学课程的院校比例

（2）自然科学类课程 自然科学类课程一般包括数学、物理、化学、计算机等课程。随着医学模式的转变和高等医学教育教学改革的深入开展，人们越来越认识到自然科学类课程作为医学课程体系中的一个重要组成部分，对于医学生综合素质培养的重要作用。

（3）基础医学课程 基础医学属于基础学科，是现代医学的基础。它是研究人的生命和疾病现象的本质及其规律的自然科学，其所研究的关于人体的健康与疾病的本质及其规律为其他所有应用医学所遵循。如表 13 - 2 所示，我国医学院校现阶段主要开设的九门医学基础课程分别是人体解剖学、药理学、病理学、生理学、病理生理学、组织学与胚胎学、生物化学、免疫学和医学微生物（部分院校没有在必修课中单独开设生物化学、免疫学、医学微生物课程，但这些院校通过开设微生物学与免疫学、感染和免疫、病原生物学与感染性疾病、病原生物学等课程来讲授相关学科知识）。

表 13-2　我国医学院校基础医学课程开设情况

| 开设院校比例 | 课程数（门） | 课程名称 |
| --- | --- | --- |
| 全部开设 | 9 | 人体解剖学、药理学、病理学、生理学、病理生理学、组织学与胚胎学、生物化学、免疫学、医学微生物学 |
| ≥50% | 4 | 机能学实验、细胞生物学、人体寄生虫学、医学遗传学 |
| 10%~50% | 6 | 分子生物学、病原生物学、形态学实验、医学生物学、微生物学与免疫学、生物化学与分子生物学 |
| ≤10% | 11 | 生物技术实验、法医学、病原生物学与免疫学实验、神经生物学、生物化学实验、电子显微技术、实验动物学、生命科学导论、病原生物学与感染性疾病、感染和免疫、细胞生物化学 |

（4）公共卫生与预防医学课程　公共卫生与预防医学课程主要培养学生具备一定的预防保健和卫生管理学方面的知识和能力，一般包括公共卫生学、卫生管理学、环境卫生学与毒理学、健康教育学、流行病学与卫生统计学、卫生保健等课程。如图 13-2，现阶段多数医学院校在必修课中单独开设的公共卫生课程是预防医学，占 85 所院校比例的 70.59%，而其余几门课程开设的比例较小。

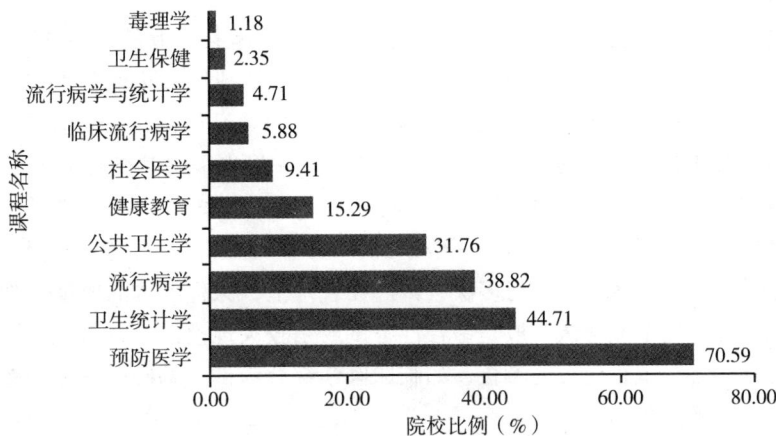

图 13-2　单独开设公共卫生与预防医学课程的院校比例

（5）临床医学课程　临床医学课程是为安全、有效从事临床医疗实践而学习的有关疾病的病因、诊断、治疗和预后的知识和操作技能的课程，包括诊断学、内科学、外科学、妇产科学、儿科学、传染病学、神经病学、精神病学、康复医学、急救和灾难医学、中医学、医学影像学、循证医学等课程。现阶段单独开设这些课程的院校比例见表 13-3。

表 13-3　我国医学院校临床医学课程设置情况

| 开设院校比例 | 课程数（门） | 课程名称 |
| --- | --- | --- |
| 全部开设 | 5 | 内科学、外科学、妇产科学、儿科学、神经病学 |
| ≥50% | 6 | 传染病学、中医学、医学影像学、诊断学、皮肤性病学、耳鼻咽喉科学、精神病学、眼科学、口腔医学 |
| 10%~50% | 9 | 临床基本技能训练、实验诊断学、急诊医学（急救医学）、循证医学、核医学、全科医学、麻醉学、社区医学、物理诊断学 |
| ≤10% | 13 | 放射医学、康复医学、危重病医学、护理技能、老年医学、肿瘤学、超声诊断学、高原医学、介入与微创治疗学、生殖医学、行为医学、急救与灾难医学、民族医学 |

（6）其他课程 其他课程一般主要包括入学教育、体育、劳动、安全教育和社会实践、就业指导和毕业教育等课程。具体院校开设情况见表13-4。

表13-4 我国85所医学院校其他课程的开设情况

| 课程名称 | 院校（所） | 百分比（%） |
| --- | --- | --- |
| 入学教育（含军事教育） | 85 | 100.0 |
| 体育 | 85 | 100.0 |
| 劳动 | 9 | 10.6 |
| 安全教育 | 1 | 4.7 |
| 社会实践 | 4 | 1.2 |

## （三）考核与评定

学生学业成绩考核是教学过程的有机组成部分，对学生、教师和教学管理人员都具有重要意义。对学生来说，学业成绩考核可以发现学生学习上的问题，及时补救，具有反馈作用；可以督促学生努力学习，具有激励作用；同时，考核的内容和方法对学生的学习具有明确的导向作用。对教师来说，学生的学业成绩在一定程度上体现了教师的教学效果，反映了教师的教学水平；可以帮助教师看到教学中存在的问题，具有反馈作用。对教学管理人员来说，学生的学业成绩考核是教学管理人员了解教学情况，实施教学管理的重要手段。

**1. 考核的分类**

（1）按要求程度 可分为考试和考查。考试课一般都是某专业的核心课程或主要课程，采用的测试方法较多，是对学生学业成绩的主要考核形式，成绩评定通常采用百分制或五级制记。考查课的内容并不是不重要，主要是考虑到学生的学习负担，在成绩评定上采取二级制记分，以减轻学生在学习上的压力，选修课成绩考核一般也采用考查方式。

（2）按考核内容 可分为课程考试和毕业考试。课程考试是对一门课程的内容进行考核，通常是在学期或学年结束时进行。一般来说，每门课程只有一次考试，但有的课程，如英语跨多个学期或学年，相应的进行多次考试。在管理上，课程考试的成绩是学生获得学位和毕业的重要依据。而毕业考试一般是综合性考试或是较大规模的单科考试。综合性考试是对同一学科性质的多门课程内容的考核，如临床医学综合考试、基础医学综合考试。毕业考试也对学位和毕业产生影响。

（3）按考核时间 可分为平时考试和期末考试。平时考试是在教学过程中进行的考核，方法包括日常观察、检查作业和书面测验。平时考试属于形成性考核，对教与学具有诊断和反馈作用。期末考试是在学期或学年结束时的考核，属总结性的考核。期末考试除检查学生达到教学目标的程度外，还要区分学生的优劣，为改进教学和教学管理提供依据。

**2. 考核的方法** 根据医学专业各学科的特点，医学课程考核可选用笔试、口试、实践性考试、标准化患者（SP）考试、计算机模拟病例考试等多种方法。

（1）笔试 可分为固定应答型（选择型）和自由应答型（供应型）两种。对于固定应答型试题，学生要在试题提供的备选答案中选择答案或在限定条件下回答试题，其类型包括单选题、多选题、判断题和填空题。自由应答型试题包括简答题、论述题和限制型论述题，其中简答题受到一定范围和字数的限制，而论述题和限制型论述题都可以自由发挥，但后者将大的问题分解为互相关联的相对小的问题，限制了回答范围，提高了客观性。

（2）口试 是一种教师和学生面对面的考试形式。口试可以了解学生的思维过程，可以考核学生分析问题和解决问题的能力。

（3）实践性考试 医学是一门实践性很强的科学，所以实践性考试在学业成绩考核中占有重要地位。目前大多数医学院校主要是在学生医学见习和实习阶段开展实践性考试，考试场所包括医院病房和医学院校的临床技能培训中心。在医院里主要考核学生对患者的实际管理能力，如病史采集、病历书写、身体检查技能、诊疗操作技能以及医德医风等。近些年来，我国医学院校均相继建立了临床技能培训中心，配置了大批临床模拟教学设备。一些医学院校已经开始采用客观结构化临床考试（objective structured clinical examination，OCSE）考核学生的临床技能。

（4）标准化患者（standardized patient，SP）考试　即用经过培训的模拟患者考核学生，一般由标准化患者根据事先制定的标准为学生打分。在客观结构化临床考试中也重视使用标准化患者。此外，标准化患者也应用在临床教学之中。

（5）计算机模拟病例考试（computer - based case simulations，CCS）　是以计算机模拟临床诊疗工作为出发点，通过考生与计算机的交互式应答，考查学生随着时间的推移、病情的发展、治疗场景的变化或根据诊疗决策后的信息反馈而确定下一步诊疗行为的能力，及其对辅助检查手段的筛选使用能力和使用时机的把握能力，注重考核学生的临床思辨能力，和在实际临床工作中分析问题、处理问题的能力。其显著特点是：病例过程是动态模拟的，题目是多向和开放的。目前，计算机模拟病例主要用于临床教学中，同时也已成为医学考试的一种重要形式。

**3. 考核成绩的评定**

（1）绝对评分法　该方法是以专业的人才培养目标或以课程的教学目标为评分的依据。成绩是根据学生对上述目标达到的数量和质量进行衡量。目前，绝对评分法主要采用百分制，我国习惯以 60 分作为及格线。一般的医学考试都以百分制评定成绩。此外，医学考试成绩的评定也采用等级制，通常使用三、四、五级记分制。采用的级数越多，对学生的区分程度越高，选修课一般都采用二级制，即及格或不及格。

（2）相对评分法　该方法是以受试群体的平均分作为评分依据，以此判断每一考生在该群体中所处的相对位置。相对评分法采用标准分数，有 Z 和 T 两种分数，这种评分法在学校的课程考试中较少应用。

（3）学分制评分法　这种教学计划的学生成绩评定是用学分和/或绩点来表示学生学习的数量或质量。学分是用来计算学生学习数量的一种单位，以一定的学时为标准进行计算，目前各高校对学分的计算标准不尽相同。但学分反映不了学生学习的质量。只有把学分与成绩绩点结合起来，运用一定的计算公式，求得学习的总成绩或平均绩点，才能表明学生学习的数量和质量。由于不同学分的课程成绩是不等值的，所以在计算时要考虑其权数。这就是与学分结合起来的绩点制，许多学校将其作为学生毕业与授予学位的标准。

## 二、医学院校教育面临的问题与挑战

随着我国和世界政治、经济、文化与科学技术的发展，我国的医学教育面临着各种挑战，大致可分为以下几点。

### （一）医学模式的转变给医学教育带来的新问题

随着生物医学模式转变为生物—心理—社会医学模式，健康决定因素的复杂性已经远远超出了传统医疗服务所能覆盖的范畴，单纯依靠临床医疗人员远远不能解决健康问题。同时，我国人口老龄化程度不断加剧，保健、康复等社区护理服务的需求日益增加，在慢性病和老龄化时代，疾病更少能够"治愈"，而更多需要"照顾"。此外，由于医疗环境并不完全由生物医学模式统治，如果医生仅仅接受了生物医学训练，而在与健康有关的社会、经济、行为、环境等影响因素方面训练不足，其诊疗行为可能仅限于生物技术方面，与家庭、社会工作者、学校等社区资源开展合作的可能性较小。以上问题都对现有的医学教育体系和模式提出了新的要求。

## （二）信息技术高速发展给医学生学习带来新挑战

人类社会已经进入知识爆炸的信息时代，新知识不断涌现，知识总量的积累膨胀速度史无前例。仅 20 世纪积累的医学新知识就超过以前数千年积累的医学知识总量的百倍以上，而且医学知识加速度增加与更新的趋势仍在延续，将进一步加大基础知识量与个人可掌握极限量之间的差距。正如哈佛大学医学院前院长 Burwell 所言：在学校所学的多数知识将在 10 年内过时。尽管高等医学教育学制之长已经居本科教育学制的首位，但面对知识爆炸的现实，所能传授的知识量仍然极其有限。为了适应信息时代的来临，一名好医生需要有一颗"探索的心"，以保持知识更新并不断进步。因此在高等医学教育阶段，一方面，应当培养医学生养成自我学习的能力与习惯，为毕业后的"终身学习"做好准备；另一方面，面对海量的医学知识，应当加强医学生获取、开发和利用信息等信息素质的培养。

## （三）卫生保健全球化对医学教育的全球化提出切实需求

与世界经济一样，健康问题和卫生保健也已经全球化。人、动物、食品、技术和病原体的流动越来越无国界，病原体有可能会在几个小时或几天之内传播到全世界。同时，新型病毒、生物恐怖威胁、动物传染病威胁着全球数千万人的生命和数十亿人的生活。在 21 世纪，全球卫生不可避免地与流行病学、生物学、政策、技术、文化、经济和行为等因素联系在一起，而这些健康决定因素正在迅速发生变化。与此同时，疾病谱和疾病传播的路径也随着全球化进程的深化而变化。变化中的生态系统正在对国家间、地区间和洲际间的健康问题和疾病谱产生重要影响。不论应对传染性疾病还是非传染性疾病，任何国家都不可能孤军奋战，需要医疗卫生人员对于全球卫生的理解与合作。全球化影响的日益彰显必将对我国医学教育的内容、途径、标准和能力要求等产生深远影响。

# 第二节　毕业后医学教育

毕业后医学教育是高等医学教育连续统一体中一个重要的阶段。我国毕业后医学教育起步相对较晚，20 世纪 80 年代末期才刚刚起步。2005 年 12 月，原卫生部成立了毕业后医学教育委员会，旨在提升国内医学教育整体水平，并对全国的毕业后医学教育工作进行全面指导、协调和管理。由毕业后医学教育委员会负责组织全国毕业后医学教育政策研究，同时负责设计和落实相关的管理办法和教育规划。目前，国内现有的毕业后医学教育的主要项目为全科医师的规范化培训、住院医师的规范化培训和专科医师培训等。

## 一、毕业后医学教育的概念

高等医学教育通常可划分成三大阶段，即学校教育阶段、毕业后医学教育阶段、继续医学教育阶段。在这当中，毕业后医学教育阶段起到了衔接上下阶段的桥梁作用，也是培养人才，提升人才综合素养和专业技能最关键的阶段。按照世界权威医学组织所制定的相关标准可知，所谓毕业后医学教育，指的是发生在基础医学教育阶段之后，为训练医生的独立工作技能而设置的一个培训教育阶段，它主要可以划分成注册前教育、专科医师培训、专业培训、职业培训、其他培训等内容，被培训者根据既定流程完成培训考核合格之后，被授予相关的证书、证明或者学位。

世界医学教育联合会（WFME）的《毕业后医学教育全球标准》按 9 个领域和 83 个亚领域来构建。

**1. 任务和成果**　包括职业素质和自主性、任务和成果描述、培训成果、参与任务和成果系统描述等。

**2. 培训过程** 包括科学方法、学习途径、培训和服务的关系、培训的管理、培训的组织、组成成分和期限、培训内容等。

**3. 受训者的考核** 包括考核和培训之间的关系、考核方法、向受训者提供反馈等。

**4. 受训者** 包括受训者的人数、入选政策和选拔、工作环境、对受训者的支持和咨询、受训者的代表等。

**5. 人员配备** 包括培训人员的任务和发展、聘任政策等。

**6. 培训环境和教育资源** 包括临床环境和患者、临床团队、设施和设备、信息技术、研究工作、教育学的专门知识和技术、在其他场所和国外的培训等。

**7. 培训过程的评估** 包括培训单位的审批和监控、受训者成绩的利用、来自受训者和培训者的反馈、培训评估的机制、各相关单位的参与等。

**8. 管理和行政** 包括专业领导、管理、行政、必要的条件和规章制度、资金和资源分配等。

**9. 继续不断的更新** 对培训工作进行定期审议，及时纠正已发现的缺陷。

《毕业后医学教育全球标准》自 2003 年 1 月颁布至今，得到世界各国的广泛重视，成为国际普遍公认的标准，其对改善和提高医学教育的质量具有重要的作用。

## 二、国外毕业后医学教育

**1. 英国** 英国的医学生在完成五年医学本科院校学业后不能直接从业，必须经过一整年的临床医师注册前培训（JHO）后才能正式注册临床医生，在注册之后才可得到行医资格，进而步入专科或全科医生培训阶段，也就是毕业后医学教育阶段。英国负责毕业后医学教育的部门主要是总医学委员会和各皇家专科医学会，其中，总医学会组织制定注册医师整体标准，并负责毕业后教育，评价和登记已经完成的注册医师，此外总医学会还负责指导医学院校开展 JHO；各皇家专科医学会主要培训各个医学领域的专科医师，并负责相关培训方案，目标和考核流程的制定与实施。

1993 年，著名的红皮书《明日的医生》问世，该著作是由英国总医学委员会所制定的，迄今依然被使用，它被英国各医学院作为制定医学人才教学计划与培养目标的根据。该书中对于医学教育的目标和要求有明确的阐述。在知识领域方面，要求医学生具备 12 种能力，重点涉及理解、获取知识的能力、疾病的特征、治疗的原则、疾病预防和健康促进以及人际关系医患关系等方面；在技能方面，要求医学学生必须可以对一些临床表现做出合理解释，会做体格检查和采集病史等，同时要给予个人意见等；在态度方面，要求医学生能够维护患者隐私，尊重患者、关爱患者，注重道德和心理问题，具备团队精神和奉献社会的高尚品质。《明日的医生》中没有要求各院校统一教学计划，但要求各院校必须能够达到其提出的不同领域的基本要求。

**2. 美国** 美国的毕业后医学教育包括第一年的毕业后培训和专科培训，都被称为住院医师培训，参加培训的医生统称为住院医师。医学生获得医学博士学位后通过全国住院医师匹配项目（national residency matching program，NRMP）获得毕业后培训的职位，在经认可的培训场所接受第一年的实习期培训，获得对临床医疗的初步认识。在通过美国国家医学考试委员会组织的全美医师执照考试（united states medical licensing examination，USMLE）的第三部分考试取得医师执照之后，可申请加入选定专业的住院医师培训。各专科的培养年限为 3～7 年，其中普通内科 3 年，普通外科 5 年。完成培训后必须通过相应专科委员会规定的考试，通过者获得该专科医师资格证书。若要成为亚专科医师还要参加 2～3 年的亚专科培训项目，结束后通过该亚专科的考试，方可获得亚专科医师资格证书。美国毕业后医学教育联合委员会（Liaison Committee on Graduate Medical Education，LCGME）负责确定各专科和亚专科的认定标准，确定各专科的培训目标，制定专科培训计划，组织和管理住院医师和专科医师的资格考试。2000 年，所有的委员会均同意实行再认定制度（Re‐certification），颁发有效期限为

7～10 年的资格证书，要想继续获得专科医师资格必须定期参加本专业的继续医学教育，接受资格审查，参加进一步的考试后，重新获得专科医师资格证书。

美国毕业后医学教育认定委员会是由 5 个会员组织组成的行业协会，即美国医学专科委员会（ABMS）、美国医学会（AMA）、美国医院联合会（AHA）、美国医学院协会（AAMC）和美国医学专科学会委员会（CMSS）。它和所属的 26 个住院医师培训评审委员会（Residency Review Committee，RRC）负责从本专业的角度提出对住院医师培训计划的一些"特殊要求"，对住院医师培训项目进行审议和认定，每一个 RRC 都有相对应的专科委员会。每年，LCGME 负责认定 26 个专科、83 个培训领域内大约 7800 个住院医师培训项目，美国医科专业委员会下设的 24 个专科委员会负责制定医师获准参加资格认证的标准和要求，全国统一的各专科住院医师培训的目标、大纲、期限和鉴定考试等，可颁发 36 种基本的专科医师资格证书和 88 类亚专科的专科医师资格证书。

**3. 法国**　法国高等医学教育也包含三大基本阶段，住院医师培训则是三个阶段中最为特殊的一个阶段，即最后一个阶段。通常来说，一般是由大中规模的国立医院如专科医院、综合医院等来承担住院医师轮转。住院医师培训阶段的培养体系不是某个医院或者学校制定的，而是由国家统一规定。在该阶段受训的医师仅仅是住院医师，其身份还是学生而不是真正的医师。住院医师要在卫生局完成注册，进而根据国家相关教学计划和规定来修习学分及完成课业，在导师指导之下开展实践工作，在这个阶段的住院医师有处方权，可以独立承担医疗责任并获取国家付给的工资。住院医师需要接受 3～5 年的理论和临床实践，期间每半年要轮换实习单位，临床轮转时间要达到 2 年以上。最终获得专业学习文凭并通过专家委员会答辩后，获得国家医学博士文凭。

大学医院中心为法国国内培训住院医师的专门机构，它通常包含医学院及其附属医院等部分，其总部位于巴黎。下设 22 个分中心，分布在全国各地，分中心组织完成住院医师的培训任务，并进行考核。法国大学和医院间不存在上下级或附属关系，而医院科室主任却能够兼具大学教授与医生双重身份。在法国，全科医学教育的实习基地有很多，主要包括：第一，正规（经过认可）实验室，卫生机构；第二，医学院的医院中心，且实习时间不得低于半年；第三，开业医师诊断中心等。对专科医师而言，常见教育实习基地可以是：其一，大学医院中心之外的其他正规卫生机构；其二，注册专科单位等。

**4. 加拿大**　加拿大毕业后医学教育由住院医师培训和专科医师培训两个阶段组成。前者主要是指医学生在毕业后进行的为期 1 年的实习期培训以及选择某专业后的为期 1～2 年的全科培训，完成了两期培训并得到了加拿大医师从业资格证之后，方可申请接受专科医师培训，通常来说，专科医师的培训时间是 2～7 年，这一过程中，全科医学需要 2 年的培训时间，内科亚专科需要 2～4 年的培训时间，大内科需要 3 年的培训时间，外科亚专科需要 5～7 年的培训时间，大外科则需 5 年培训时间。

住院医师培训和专科医师培训分别由 16 所医学院校和加拿大皇家医学会（RCPSC）负责。加拿大皇家医学会负责审定培训机构资质并确定培训住院医师的岗位数量、质量与计划标准、培训项目等，同时组织统一考试，并授予合格者相应的资格证。

加拿大医师执照是由各区域医师执照的权力部门来统一颁发。医学博士则需要完成多项指定考试方可得到相关证书和医师执照。

## 三、我国毕业后医学教育

### （一）我国毕业后医学教育概况

国内毕业后医学教育虽然兴起比较晚，但发展进程较快。2008 年 2 月，我国卫生部与教育部联合在北京召开了全国医学教育工作会议。会议指出，必须在科学发展观引领下，做好继续医学教育与毕业后医学教育工作，切实构建完整完善的卫生医疗人才培育体系，全面推动国内医疗卫生事业发展。卫生部和教育部在 2009 年又联合提出了一系列强化医教改革,提升医学教育教学质量的意见和办法,并强调须制定明确的医学教育阶段性任务与目标,分段实施,全面提升。对临床医师的培养来说,毕业后教育是关键阶段。因此,必须建立健全与我国实情相符的规范化医学教育及培训机制,制定完善的培训基地及培训标准。制定相关配套政策如筹资和人事管理政策等,将社团组织、卫生机构和大学的积极效应充分发挥出来,共同推动毕业后医学教育的发展。教育部联合其他五部委在 2014 年制定了《关于医教协同深化临床医学人才培养改革的意见》(简称《意见》),指出到 2020 年,基本建成院校教育、毕业后教育、继续教育三阶段有机衔接的具有中国特色的标准化、规范化临床医学人才培养体系。院校教育质量显著提高,毕业后教育得到普及,继续教育实现全覆盖。

## 知识链接

### 关于医教协同深化临床医学人才培养改革的意见

2014 年,教育部等六部门联合下发了《关于医教协同深化临床医学人才培养改革的意见》强调,要加快构建以"5 + 3"(5 年临床医学本科教育 + 3 年住院医师规范化培训或 3 年临床医学硕士专业学位研究生教育)为主体、以"3 + 2"(3 年临床医学专科教育 + 2 年助理全科医生培训)为补充的临床医学人才培养体系。2015 年,全国各省(区、市)全面启动住院医师规范化培训,到 2020 年,要在全国范围内基本建立住院医师规范化培训制度,所有未取得《住院医师规范化培训合格证书》的新进医疗岗位的本科及以上学历临床医师均须接受住院医师规范化培训。

《意见》重点从三个方面阐述了医教协同深化临床医学人才培养改革举措。

一是深化院校教育改革,提高人才培养质量。建立临床医学人才培养与人才需求的供需平衡机制;深化以岗位胜任力为导向的临床医学五年制本科人才培养改革;着力推进与住院医师规范化培训有机融合的临床医学硕士专业学位研究生培养改革,探索与专科医师规范化培训有机衔接的临床医学博士专业学位人才培养改革;推进面向基层的全科医生人才培养改革。

二是建立健全毕业后教育制度,培养合格临床医师。建立住院医师规范化培训制度;建立专科医师规范化培训制度,开展助理全科医生培训。

三是完善继续教育体系,提升卫生计生人才队伍整体素质。加强继续教育基地和师资队伍建设,优化继续教育实施方式,开展面向全员的继续医学教育。

此次医学教育改革最核心的内容为 5 + 3 临床医学专业硕士培养模式的制定,所涉及的内容有三部分,即:第一,自 2015 年开始,新招收的临床医学专业硕士研究生具备两重身份,在学期间完成研究生临床实践培训和规范化住院医师培训,以保障培训合格学生在毕业后能够获得四个证件,包括学位证、毕业证、培训合格证以及执业医师资格证。其次,自 2015 年开始,所有的医学院均不再招收七年制临床医学专业学生,统一把七年制临床医学专业教育更新为 5 + 3 模式,准许学生免试进入到硕士专业教育阶段。最后,同等学力者可根据新规定申请医学硕士研究生学位。针对 5 年制临床医学本科毕业并取得"住院医师规范化培训合格证书"的临床医师,创造条件,使住院医师规范化培训与同等学力申请临床医学硕士专业学位有机衔接,为医学毕业生多途径成才搭建立交桥。这项改革为我国医学专业人才的深层次培养提供了一个更宽阔的空间。

目前,国内毕业后医学教育的形式包括:住院医师规范化培训、全科医师规范化培训以及近几年开展的专科医师培训等。

住院医师规范化培训即对于本科毕业之后的临床医学住院医师的培训，主要的培训内容有：专业知识、临床实践、外语、职业道德与思想政治等，通常需要培训4~6年时间，可划分成两大阶段。阶段一是基础阶段，阶段二是专业阶段，时间均为2~3年。培训流程和要求依据卫生部现行相关办法及规定执行。

全科医师规范化培训即针对于医学本科毕业生所从事的社区医疗服务工作而开展的一种培训活动，主要培训内容有：社区实践、医院轮转、理论知识、计算机基础、职业道德、思想政治等，总培训时间是4年，可划分成三大阶段。阶段一是理论学习阶段，为期3个月，阶段二是医院轮转阶段，为期33个月，阶段三是社区实践阶段，为期12个月。对培训合格者颁发相关证书或者证明。培训流程和要求参照卫生部现行相关办法及规定执行。

国内专科医师培训试点工作开展相对来说要晚一些，自2006年才开始，主要针对的是医学专业、学历在本科以上的临床医疗工作者。主要的培训内容有：临床实践、传染病预防知识、人际沟通、临床思维、循证医学、相关法律规定、职业道德等。通常来说，其培训时间是3年。培训后合格的，则给予其相关培训合格证明。参照卫生部毕业后医学教育委员会于2007年8月印发的《专科医师培训基地标准》（试行）和《专科医师培训标准》（试行）实行（表13-5）。

表13-5 各国毕业后医学教育比较

| 国家 | 毕业后医学教育负责机构 | 毕业后医学教育内容 |
|---|---|---|
| 英国 | 总医学委员会 | 注册前培训：首先完成为期一年的注册前培训（JHO），成为正式注册医生，获得行医资格 |
| | 各皇家专科医学会 | 全科/专科医师的培训：①专科医师培训：训练者前两年为通科训练，之后需通过RCP会员资格考试成为皇家学会会员。之后进入高级培训阶段，不同专科时限各异，内科4年~6年，外科均为6年。结束后可获得专科医师培训合格证书注册为专科医师。②全科医师培训：专科训练为期三年，其中前两年在医院，最后一年在社区。训练结束时必须通过综合考核，成为全科医生 |
| 美国 | 美国毕业后医学教育认定委员 | 住院医师培训：①毕业后培训：在经认可的培训场所接受第一年的实习期培训，获得对临床医疗的初步认识。②专科培训：取得医师执照之后，可申请加入选定专业的住院医师培训。各专科的培养年限为3~7年，其中普通内科3年，普通外科5年。通过考试获该专科医师资格证书。成为亚专科医师还要参加亚专科培训项目（2~3）年，结束后通过该亚专科的考试，可获得亚专科医师资格证书 |
| 法国 | 大学（医学院）和所属的医院组成的大学——医院中心 | 住院医师培训：住院医师必须在大学、卫生局和劳动局注册，按照计划听课、修学分，在教授指导下参加科室的临床工作，并由国家付给工资，且需要接受3~5年的理论和临床实践的学习，其中必须每半年在不同的教学医院及专科或相关的科室中进行轮转临床训练，轮转临床训练至少需要2年以上；在获得专业学习文凭并通过专家委员会的答辩后，获得国家医学博士文凭 |
| 加拿大 | 由16所医学院校主办 | 住院医师培训：毕业后第一年的实习期培训，完成了规范化住院医师培训和一定期限的临床实践，并已取得医师资格证书，才具备专科医师培训的申请资格 |
| | 加拿大皇家医学会 | 专科医师培训：一般为2~7年，其中家庭医学2年，普通内科3年，内科各亚专科3+（2~4）年，普通外科5年，外科各亚专科5+2年 |
| 中国 | 教育部和卫生部 | 住院医师培训：培训时间4~6年，分两个阶段：第一阶段（2~3年）为基础培训阶段；第二阶段（2~3年）为专业培训阶段。经培训要求基本达到主治医师的基本条件及其他相应要求<br>全科医师规范化培训：培训时间为4年，分三个阶段：第一阶段（3个月）为理论学习；第二阶段（33个月）为医院轮转；第三阶段（12个月）为社区实践<br>专科医师培训：普通专科培训阶段一般为3年，亚专科培训阶段为1~4年。经培训要求达到《专科医师培养标准（总则与细则）》 |

### （二）我国毕业后医学教育面临的问题

受各方面原因影响，我国毕业后医学教育起步较晚，发展相对滞后，是高等医学教育连续统一体中最为薄弱的一环，还存在着一些亟待解决的问题。

**1. 地区发展不平衡**　我国的卫生机构受区域经济、社会等因素影响，条件千差万别。许多条件较差的卫生医疗机构，特别是县级以下医院、基层院所等受技术、规模、资金、人力资源等因素制约，无法开展相应的毕业后教育工作，而且输送有意愿参加毕业后教育的人员有限。

**2. 政策激励和引导有待加强**　受长期传统医学教育制度的影响，当前，国内医学高等院校与毕业后教育间存在严重的脱节现象。一方面，5 年制的本科医学教育在我国现行的高等医学教育学制中占主流地位，其培养目标基本定位在符合地方卫生事业发展现况的实用型医学人才，其本质目标是希望医学生经过 5 年医学专业学习后即能从业。另一方面，各级各类用人单位在职称晋升和引入人才等诸多方面多片面过度注重高学历人员，使接受毕业后教育的人员显得势单力薄，不具优势。

**3. 毕业后教育质量标准有待规范**　我国长期以来存在医学高等教育学制不统一、层次过繁、结构过于复杂等情况，尤其是临床医学专业学制包涵 3～5 年、7 年、8 年不等，这导致了毕业后教育难以进行统一和规范，进一步导致了毕业后医学教育难以顺利开展。

**4. 法律保障机制有待健全**　我国在 1999 年颁布实施的《执业医师法》中明确规定："具有高等学校医学专业本科以上学历，在执业医师指导下，在医疗、预防、保健机构中试用期满一年的"才可以参加执业医师资格考试，成绩合格，取得执业医师资格，并经注册后获得医师执业证书，方能从事合法的医师执业活动。然而医学生在实习生阶段必须通过接触患者和从事一定的医疗活动来进行临床实践。实习医学生的医学实践活动和国家依法行医规定间产生了矛盾。

综上所述，尽管我国的毕业后医学教育工作起步较晚，在很多方面还有待健全和完善，具体的实施过程尚存在一些问题，但相信随着国内医学教育水平的不断提高，国内毕业后医学教育模式也会越来越健全。基于我国当前实际情况，还需大胆探索，积极学习国外成功经验与先进做法，不断完善和改进我国医学教育管理机制与办法，努力构建符合我国未来发展的医学教育制度与模式，从而保障国内毕业后医学教育制度朝向健康化、规范化以及制度化的方向不断前进与发展，切实促进国内医学教育水平的提升。

# 第三节　继续医学教育

继续教育（continuing education）是一种新的教育理念，它的提出是针对现阶段的一次性高等在校教育而言。随着现代生产力水平的飞速提高，终身学习成为社会普遍需要。为主动适应生产力发展速度，满足人民基本卫生服务需求，全面提升职业素质，实现个人长期职业生涯发展规划，国家鼓励和要求已就业的卫生技术领域专业人才积极参与现阶段继续教育。继续医学教育是新时期医学教育体系的重要组成部分，在提升卫生技术人才专业技能、提高现阶段医疗卫生服务水平、提升医药科技创新能力等方面起到了巨大的推动作用，同时，该培养阶段对于推动医疗卫生事业发展、实现全民健康具有重要意义。

## 一、继续医学教育概述

继续医学教育（continuing medical education，CME）是继医学院校教育和毕业后医学教育之后，卫生技术人员为适应医学科学技术不断创新和卫生事业飞速发展的需要，在整个职业生涯中不断提升其专业素养，保证医疗服务质量，保持高尚的职业道德，以学习新理论、新知识、新技术、新方法为主的一种终身教育。继续医学教育的对象一般而言是指经过高等医学院校在校教育后，通过规范或非规范的专业培训，取得相应资质后，现阶段正在从事卫生专业技术工作的人员；或者未经过高等医学院校在校教育，但具有中级及以上职称的卫生专业技术人员。

在欧美等工业发达国家，继续医学教育在 20 世纪 50 年代已发展成熟，但继续医学教育的制度化和法制化则完成于 20 世纪 70 年代初。我国于 1980 年前后引进了继续医学教育概念。卫生部于 1991 年颁布实施了《继续医学教育暂行规定》，并在全国范围内选择了多个城市试点；1995 年，人事部制定了《全国专业技术人员继续教育暂行规定》，随后卫生部又先后颁布了《卫生部继续医学教育委员会章程》、《继续医学教育"九五"计划》、《国家级继续医学教育项目申报、认可试行办法》、《继续医学教育学分授予试行办法》、《继续医学教育评估体系与实施方案》、《继续护理学教育试行办法》、《公共卫生与预防医学继续教育试行办法》、《继续药学教育试行办法》等一系列文件来规范继续医学教育工作的开展；1996 年，卫生部成立了卫生部继续医学教育委员会和学科组，进一步指导和推动全国相关工作的开展。目前适合我国国情的继续医学教育制度已经初步建立，医疗卫生技术人员终身教育观念也已基本形成。卫生技术人员的专业素质普遍提升，医疗卫生水平进一步提高。

## 二、继续医学教育的形式与原则

继续医学教育的形式秉承灵活多样的原则，不同的地区和单位可以根据自身条件采取短期或业余学习为主的学习形式，同时，可以根据学员的时间、性质、专业安排学习内容。现阶段常见的办学形式主要有短期培训班、进修班和研修班；有条件的单位可以通过组织学术讲座、学术会议的形式开展继续医学教育；此外，业务考察和实地调研等也是继续教育的培训方式之一。无论采取何种方式，在整体的学习过程中应设定明确的培训目标并制定相应的学习计划。在继续医学教育学分授予上，由省级卫生行政部门负责地方继续医学教育的考核和学分授予。随着互联网的普及和继续医学教育发展，利用互联网进行现代远程继续医学教育也将成为继续医学教育的主要形式之一。

继续医学教育应坚持理论联系实际、按需施教、讲求实效等原则开展实施，其基本原则如下。

**1. 立足国情，遵循规律** 深刻把握国情特征，遵循卫生人才成长规律和医学教育规律，对各级各类医疗卫生机构中的卫生技术人员实施全员培训，发展和完善中国特色的继续医学教育。

**2. 统筹兼顾，协调发展** 以全科医生为重点，以农村、基层、中西部地区为重要着力方向，鼓励东部发达地区以更高标准发挥引领示范作用，全面推进区域、城乡、各级各类医疗卫生机构、不同学科和不同层次卫生技术人员的继续医学教育，大力培养基层卫生人才、医学杰出骨干人才和各类急需紧缺医学人才。

**3. 按需施教，重在实效** 以岗位胜任能力为核心，增强培训的针对性、适宜性、协调性和有效性，提高卫生技术人员的素质能力，改善医疗卫生机构和卫生体系的服务绩效。

**4. 完善管理，强化保障** 创新体制机制，强化政府责任，健全筹资机制，分级分类管理，完善政策措施，加强继续医学教育体系建设，保障培训工作有效、有序地持续推进。卫生部负责全国继续医学教育的管理监督，地方各级卫生行政部门依据有关规定负责本行政区域内继续医学教育的全行业属地化管理监督。

## 三、现阶段我国继续医学教育面临的主要问题

随着医学教育招生规模的扩大，我国现约有 600 万医疗卫生技术人员，卫生技术人员数

量有了明显提升，但在卫生人力资源配置方面仍然存在很多急需解决的问题，如：卫生队伍整体素质偏低、卫生人力资源结构失衡、缺乏创新人才等，这些情况在基层卫生人员配置中表现的尤为突出。我国乡镇卫生院中大专及以上学历卫生技术人员只占10.4%，高达36.4%的卫生技术人员无专业学历；在全国取得正、副主任医师职称者中，还有24.7%的卫生技术人员是大专学历，5.68%的卫生技术人员仅为中专学历。继续医学教育的实施与持续发展将有利于推动我国各级医务人员综合素质的提高。

近年来，按照全面深化医药卫生体制改革的要求，我国政府部门加强了对继续医学教育工作的领导与关注，形式多样、内容丰富的继续医学教育项目工作已然迈上了新台阶，但是总体来说，我国继续医学教育仍有一些不足之处需要完善。

**1. 教育发展尚不平衡**　我国中西部地区、农村、基层、全科医学的继续医学教育培训相对薄弱，区域、城乡、医疗卫生机构、学科和不同层次之间发展不平衡，初级卫生技术人员培训尚未纳入继续医学教育当中。

**2. 教育模式尚不完善**　我国继续医学教育模式还需要进一步完善，对培训内容的针对性、培训方式的适宜性、实施过程的协调性和实施结果的有效性等还需进行不断完善。

**3. 教育体系尚不健全**　现有继续医学教育的培训基地和信息化建设相对滞后、监督管理相对薄弱、对培训过程及培训效果的考核与评估工作仍需加强。

## 四、我国继续医学教育发展的展望与思考

**1. 转变观念、提高认识是根本**　目前，大多数卫生技术人员对继续医学教育的概念不清、认识水平不高、重视程度不够，在继续医学教育活动的开展过程中缺乏自觉性和主动性，"为晋升拿学分"、"为学分参加学习"的现象仍较为普遍。部分医院和基层单位领导对继续医学教育的重要性和组织继续医学教育活动的必要性认识不到位，解决职工继续医学教育工学矛盾的措施及配套政策还需完善。要解决此类问题，还需加大对终身教育理念的宣传力度，只有使各级领导、广大卫生技术人员真正认识到终身教育的重要意义，才能将继续医学教育的开展变为一种自觉的行动。

**2. 加强领导、规范体制是保证**　我国政府对继续医学教育的发展与建设十分重视。《中共中央关于制订国民经济和社会发展第十个五年计划的建议》中明确提出"完善继续教育制度，逐步建立终身教育体系"的战略目标。开展继续医学教育工作成为各医疗卫生单位提高竞争实力和实现可持续发展的重要措施。目前我国继续医学教育的法制建设程序已基本完成，今后如何加强毕业后医学教育、继续医学教育宏观层面的管理将成为重要的研究课题。

**3. 强化管理是关键**　虽然我国已经初步建立起继续医学教育的管理体系，但仍存在分工不明确、责任落实不到位的现象。学分管理和项目管理明显推动了继续医学教育的发展，但在分专业、分层次继续教育以及有计划、规范继续医学教育学习内容等方面依然存有诸多问题。继续医学教育的有效管理，不止应达到专业知识更新的目的，更应重视医疗卫生技术人员外语水平的提升、信息网络技术和循证医学知识的掌握以及医学人文知识的更新等多个方面。此外继续医学教育考核及评估体系的建设与完善也是目前所面临的重要任务之一。

### 本章小结

本章根据医学专业的特殊性，系统介绍了医学教育体系，即医学院校教育、毕业后医学教育和继续医学教育的概念、意义、形式和原则。在医学院校教育中，围绕国际医学教育标准和我国医学教育标准制定过程，重点阐述了医学办学目标与宗旨、医学课程体系及医学学业成绩考核与评定办法，指导医学生早期了解专业培养目标和教育计划，规划本科学业发展。

在毕业后医学教育中，围绕《毕业后医学教育全球标准》要求，通过各国毕业后医学教育的比较，引导医学生认识毕业后医学教育的重要意义，了解毕业后医学教育的形式、内容和要求，帮助医学生了解我国毕业后医学教育的开展情况，早期思考毕业后发展。在继续医学教育中，介绍了继续医学教育的目的、对象、形式和原则，以及继续医学教育面临的主要问题。通过本章学习，学生应掌握医学教育是涵盖医学院校教育、毕业后医学教育和继续医学教育三位一体的教育体系。树立终身学习理念，筑牢医学专业思想，是医学生成人成才的关键因素。

## 思考题

1. 请简述医学教育体系的构成。
2. 请简述医学教育、毕业后医学教育和继续医学教育的概念？
3. 请简述对国内外医学教育标准的认识？
4. 学业成绩考核的作用是什么？
5. 我国毕业后医学教育的形式有哪些？
6. 简述你对住院医师规范化培训的认识？
7. 简述继续医学教育的形式与原则。

（刘　涛　陈　煜）